哲　　学

● 看護と人間に向かう哲学 ●

白百合女子大学学長　　　　　東京女子医科大学大学院
　　　　　　　　　　　　　　看護学研究科教授

田　畑　邦　治　　　田　中　美　恵　子

編　集

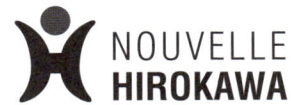

執筆者一覧 (五十音順)

飯嶋 正広	高円寺南診療所院長
岩﨑 清隆	NPO法人ぷねうま群馬理事長, セラピスト
大西 和子	鈴鹿医療科学大学看護学部教授・三重大学名誉教授
唐崎 愛子	元西南女学院大学保健福祉学部看護学科准教授
黒田 裕子	元徳島文理大学大学院看護学研究科教授
桑原 直己	筑波大学大学院人文社会科学研究科教授
小松 美穂子	元茨城キリスト教大学学長
鈴木 和子	家族支援リサーチセンター湘南代表
須藤 和夫	元文教大学講師
田中 美恵子	東京女子医科大学大学院看護学研究科教授
田畑 邦治	白百合女子大学学長 NPO法人「生と死を考える会」理事長
田村 恵子	京都大学大学院臨床看護学講座教授 がん看護専門看護師
丹木 博一	上智大学短期大学部教授
平尾 真智子	健康科学大学看護学部教授
山本 芳久	東京大学大学院総合文化研究科准教授

まえがき

　看護学は「臨床の科学」であり，科学である限り，知識を前提とします．しかしその知識は健康と病気をめぐる人間についてのものです．そればかりでなく，私たちを取り囲む物質的・精神的環境との関連についての知識をも前提にします．看護の対象は，単なる生物体ではなく病を負った個別的・人格的存在です．つまり，人間に関する自然科学だけではなく，心理学的・社会学的知識および精神諸科学の知識を応用します．看護学が「臨床的・学際的な学問」といわれるゆえんです．効果的な看護活動を行い，本来の目標を達成するためには，何よりもまず，人間についてできるだけ総合的な理解を深めていなければならないでしょう．事実，現代の指導的な看護理論や看護をめぐるさまざまな運動には，必ずなんらかの人間観が基礎になっています．この人間観は，広い意味で「哲学・思想」の領域に属します．

　哲学は，物ごとを複雑にしたり，概念を操作することではありません．また，現実や実践に対立する単なる思考の営みでもありません．物ごとのあるがままの姿を「原因にまでさかのぼって」とらえようとする，人間の最も人間的な仕事ともいえます．一見，抽象的に見えるとしても，それは形式上のことであって，内部に分け入ってみると，とても具体的なものであることに気づかされます．とりわけ，人間を考えるとき，それは精神的であるだけではなく，身体的であり，個別的です．

　具体的であるからといって，人類の知の遺産に学ぶ態度をおろそかにはできません．人間に共通する，理性や精神の対話的な営みを忘却してしまうと，判断を誤り，しばしば独断的で一面的な人間観に陥る危険があります．古来，哲学はそうした人間についての独断と視野の狭さと闘ってきたといえます．

　本書は，看護を学ぶ者が，人間存在についての幅広く，全人的な視野を獲得し，一人ひとりの患者にかかわることの意味や態度について基本的な理解を得られることを目的にして書かれています．現代は豊富な情報とは反比例して，人間の理解や，価値や倫理についての混乱が見られます．新しい情報や知識を積極的に学ぶとともに，古今東西の哲学や思想のすぐれた遺産や知恵にも精神の目を向け，よりバランスのとれた判断力を身につけたいものです．「知恵；sapientia」とは本来，物ごとを「味わうこと；sapere」を意味しています．世界と人間の一つひとつの現実の持つ意味合いを，より豊かに味わい，知識だけではなく，洞察力と知恵を持った人間として，病者に向かい合うことができるようになること，それが筆者らの願うところです．

2003年11月

編　者

目 次
CONTENTS

Part 1　序論　　1

第1章　看護と哲学　　（田畑邦治）　3

1　不安から自由になるために ……………………………………………… *4*
 1.1　現代社会における新たな不安や病理　　4
 1.2　掘り下げて考える合理的な精神　　4
 1.3　人間は多様な要素を複合的に持っている　　4

2　現代の医療・看護と哲学のつながり …………………………………… *5*
 2.1　看護は「人間」に向かう仕事　　5
 2.2　QOLとソクラテス　　6

3　「観察」は「見ること」としての哲学である ………………………… *7*
 3.1　「観察」の重要性　　7
 3.2　「見ること」と「哲学」の姿勢　　8
 3.3　「観照」することの幸福　　9

4　批判的精神（クリティカルシンキング）と自己の発見 ……………… *10*
 4.1　原理に基づく学問とクリティカルシンキング　　10
 4.2　クリティカルとは　　10
 4.3　カント──批判哲学の精神　　11

5　自分で考えるという意味 ………………………………………………… *11*
 5.1　未成年状態からの脱却　　11
 5.2　知恵を希求することが哲学　　12

第2章　看護理論と哲学　　（田中美恵子）　15

1　「看護とは」という問いの意味するもの ……………………………… *16*
 1.1　「看護」に対するイメージ　　16
 1.2　「看護とは」という問いの中に含まれるもの　　16
 1.3　実践行為としての「看護」　　17
 1.4　人間にとっての「看護」　　18

2　看護理論と「看護」の本質 ……………………………………………… *19*
 2.1　看護理論は何のためにあるのか──先駆者としてのナイチンゲール　　19
 2.2　ナイチンゲールの看護観とその思想性　　20

3　ナイチンゲール以後──アメリカにおける看護理論の発展 ………… *22*
 3.1　「人間関係の過程」としての看護理論の発展　　22
 3.2　看護独自の機能の明確化　　22
 3.3　新しい科学に依拠した看護理論　　25
 3.4　現象学が与えた看護理論への影響　　25

4 看護理論の根拠となる人間観・科学観と倫理 ... 27
- 4.1 人間観・科学観によって異なる看護の機能　27
- 4.2 看護理論と倫理　27
- 4.3 看護倫理の根幹をなすものとは　27

5 看護と哲学 ... 30
- 5.1 看護実践の質を向上させ，看護観を鍛えてくれる哲学　30
- 5.2 学び，模索し，見いだしていく　30

Part 2　哲学の歴史と現在　35

第3章　哲学の起源とその人間理解　37

Ⅰ　古代ギリシャ哲学の人間理解　（須藤和夫）38

ソクラテス　38

1 無知の知とはいったい何を意味するのか ... 38
- 1.1 フィロソフィアという言葉　38
- 1.2 万物の根源は水である　38
- 1.3 合理的に根源・原理を探究する思索　39
- 1.4 デルフォイの神託　39
- 1.5 知らないことは知らない　39
- 1.6 善美のことがら　40
- 1.7 知っているという思い込み　40

2 問答法は何をめざしているのか ... 41
- 2.1 知っている？　知らない？　41
- 2.2 どちらがすぐれているか　41
- 2.3 神託の真の意味　41
- 2.4 知恵を愛し求めよ　41
- 2.5 問答法は助産術である　41
- 2.6 より矛盾のない考えをめざして　42
- 2.7 知恵を愛することの言い換え　42
- 2.8 何より愛知，徳を優先すべき　43
- 2.9 倫理的判断力の主体としての魂　43

3 ソクラテス自身の生き様は ... 44
- 3.1 命にかかわるときにも，まず問答　44
- 3.2 言行一致，考え得る限りでの一貫した正しい生き方　44

プラトン　45

4 正しい国家のあり方，正しい人間のあり方とは ... 45
- 4.1 アカデメイアの開校と『国家』の執筆　45
- 4.2 魂には3つの部分がある　46

5 ギリシャの四元徳，知恵，勇気，節制，正義 ... 47

　　　　5.1　魂を支配するものは何か　　47
　　　　5.2　真に幸福な国家　　48
　　　　5.3　プラトンの描いた理想に学ぶ　　48

アリストテレス　49
6　幸福とは，徳とは何か……………………………………………49
　　　　6.1　生命を持つものはみな魂を持つ　　49
　　　　6.2　客観的に規定し得る人間の幸福とは　　50
7　最適の決定をなすための思惟………………………………………50
　　　　7.1　選択基準としての中庸　　50
　　　　7.2　思惟的な徳としての知恵と思慮　　51
　　　　7.3　人と状況によってさまざまに異なる中庸　　51
　　　　7.4　人間の人間としての徳と幸福　　52

II　古代ギリシャの医学思想　　（平尾真智子）　55
1　古代ギリシャの神話──医神アスクレピオスとその家族……………55
　　　　1.1　太陽神であり医術の神でもあったアポロン　　55
　　　　1.2　半人半馬で医術と音楽を教えたケイロン　　55
　　　　1.3　病人を治すだけでなく，ついには死人をも生き返らせたアスクレピオス　56
　　　　1.4　戦士にして外科医のマカオン，内科専門だったといわれるポダレイリオス　56
　　　　1.5　健康・衛生の神ヒュギエイア，万能薬の神パナケイア，鎮痛の神エピオネ　57
2　古代ギリシャ医学の祖ヒポクラテス…………………………………58
　　　　2.1　ヒポクラテスの医学　　59
　　　　2.2　ヒポクラテスの治療法の中心；養生法　　60
　　　　2.3　ヒポクラテスの唱えた自然治癒力とは　　61
　　　　2.4　ヒポクラテス主義とナイチンゲール　　61

第4章　中世における人間の尊厳の思想　　（山本芳久）　65
1　キリスト教の伝統における人間の尊厳………………………………66
　　　　1.1　「人間の尊厳」とは　　66
　　　　1.2　『旧約聖書』におけるダイナミックな人間観　　66
　　　　1.3　人間は考える葦である；パスカル　　67
2　主体的存在としての人間──人間の尊厳の能動的側面………………68
　　　　2.1　ペルソナとは　　68
　　　　2.2　理性的な本性を有することこそが人間の最大の特徴　　69
　　　　2.3　人間は，自らの働きの主人となることができる　　70
3　人間の弱さ──受動性の中に輝く人間の尊厳………………………71
　　　　3.1　弱い存在であることは苦しむ存在であるということ　　71
　　　　3.2　パッシオ（passio）というラテン語の意味の広がり　　71
　　　　3.3　お互いのかけがえのなさを受容することこそが人間の共同性　　73

第5章 近代・現代哲学における人間理解　　（丹木博一）　77

Ⅰ 近代哲学における人間観　78
1 規範的概念としての「人間」……78
 1.1 人間であることは自明なのだろうか　78
 1.2 人間は価値規範を含んだ概念でもある　78
 1.3 人間理解によって，人の見え方は異なってくる　78
2 現代における「人間」への問いと「近代」への問い……79
 2.1 人間の尊厳が脅かされることへの強い危機意識　79
 2.2 テクノロジーの発達がもたらしたさまざまな問題　79
3 「近代」とは何か……81
 3.1 多様な側面を持つ「近代」のどこに焦点を当てるか　81
 3.2 近代的人間観が確立された時代　81
 3.3 自立した主観，自由な個人，世界把握の原理　81
4 近代の不安……82
 4.1 無効となった伝統的な階層秩序　82
 4.2 社会の成立以前に自由な個人の存在が前提となる　82
 4.3 宇宙をいかにとらえるか　83
5 「個」としての人間における「超越論性」の発見……84
 5.1 知ることのうちにわれわれの尊厳を見る　84
 5.2 不安を克服する条件　84
6 「世界把握の原理」としての人間観……85
 6.1 内在主義；確実性こそがあらゆる真理の唯一の尺度　85
 6.2 構成主義；すべての知識を技術になぞらえてとらえる　87

Ⅱ 現代哲学における人間への問い　91
1 人間の本質への新たな探求……91
 1.1 負の遺産の大きさ　91
 1.2 近代的人間観にひそむニヒリズムとの対決　91
2 「内在主義」のうちにひそむ主客二元論……91
 2.1 私という存在と世界の二元論　91
 2.2 私という存在と他者の二元論　92
 2.3 こころとからだの二元論　92
3 二元論の克服に対する現象学の寄与……93
 3.1 私と世界の二元論を超えて；志向性　93
 3.2 私と他者の二元論を超えて；間主観性　94
 3.3 こころとからだの二元論を超えて；身体性　95
4 「世界内存在」という人間観……96
 4.1 世界全体へと広がる地平　97
 4.2 世界の現れ方　97

           4.3　近代的人間観へのアンチテーゼとしての「世界内存在」　98
5　「構成主義」のうちにひそむ主観性の分裂 ……………………98
           5.1　主観の側に求められる知の尺度　98
           5.2　自己認識に関する二元的分裂　99
6　「構成主義」の批判的展開としてのニーチェの試み ……………99
           6.1　人間を自己超越的な存在として把握する　99
           6.2　ニヒリズムと対決　99
           6.3　あらゆる事実は解釈の結果　100
           6.4　人間の存在が再び謎として立ち現れてくる　101
           6.5　決断への実質的な尺度への問いかけ　101
7　「生成する媒体」としての人間 ……………………………………102
           7.1　人間とは何であるかを新たに問う　102
           7.2　「世界内存在」としての自己認識　102
           7.3　世界が変わるという経験　103

第6章　東洋哲学と人間理解　　　　　　　　　（飯嶋正広）　107

1　東洋とは？　と考えてみる ………………………………………108
           1.1　古代文明の源流　108
           1.2　哲学の豊かな土壌をもたらした文明　108
           1.3　自然や共同体と一体化する東洋の思想　108
2　インドの哲学 …………………………………………………………109
           2.1　インド哲学の源流の歴史的背景　109
           2.2　バラモン教の人間理解　110
           2.3　仏陀の人間理解　110
           2.4　部派仏教と大乗仏教の人間観　111
           2.5　ヒンズー教の定着とインド仏教の衰退　112
3　中国の思想 ……………………………………………………………113
           3.1　古代中国の思想　113
           3.2　孔子の人間理解　114
           3.3　道家思想と人間理解　115
           3.4　孟子から董仲舒へ；陰陽五行説の成立　115
           3.5　朱子学と陽明学　116
4　古代インドの医学 ……………………………………………………117
           4.1　呪術から知としての体系へ　117
           4.2　アユル・ヴェーダ医学　118
           4.3　ヨーガ　119
5　古代中国の医学 ………………………………………………………119
           5.1　中国医学の基礎　119
           5.2　中医学　120

```
        5.3  「気」とは何か            120
        5.4  陰陽説              121
        5.5  五行説              122
        5.6  気功               123
        5.7  太極拳              123
    6  現代日本の医療と東洋医学について ........................................... 124
        6.1  臨床倫理・医療倫理とは       124
        6.2  全人的な医療と東洋医学       124
        6.3  相互に影響を及ぼし合う心理現象と身体徴候   124
```

Part 3 看護と哲学　　127

第7章　ケアの倫理と医療・看護　　（桑原直己）　129

1　コールバーグの道徳性発達理論 130
    1.1 「ケアの倫理」とは   130
    1.2 ハインツのジレンマ   130
    1.3 6段階の道徳性の発達   132
2　「ケアの倫理」の確立に向けて 133
    2.1 違和感が問題に   133
    2.2 隠された男性中心主義   134
    2.3 他者への共感と思いやり   134
    2.4 女性が示すもう一つの方向   135
    2.5 日本人でも同様の結果   135
3　「正義の倫理」と「ケアの倫理」との統合 135
    3.1 集団主義的文化における自律的な個   135
    3.2 「ケアの倫理」の発達段階   136
    3.3 「第2の視点」から「第3の視点」へ——「自己の真情」と自己の発見 136
    3.4 自己と他者との発見が統合の道へ   137
4　「ケアの倫理」の意義 137
    4.1 「やさしさ」「思いやり」の正当な意義づけ   137
    4.2 物語的な思考   138
    4.3 所与の状況からの出発   138
    4.4 医療・看護の現場と「ケアの倫理」   138

第8章　バイオエシックスと医療・看護　　（唐崎愛子）　141

1　バイオエシックス誕生の背景 142
    1.1 総合科学としてのバイオエシックス   142
2　バイオエシックスとは 143
    2.1 人類生存のための学問   143

　　　　2.2　バイオエシックスの課題　　143
3　現代の医療・看護問題 ……………………………………………………**144**
　　　　3.1　ゲノムブームの弊害　　144
　　　　3.2　近代西洋医学の特徴　　144
　　　　3.3　デカルトの心身二元論　　144
　　　　3.4　バイオエシックスの提言　　145
4　バイオエシックスの考えに基づいた医療・看護 ………………**145**
　　　　4.1　全人医療　　145
　　　　4.2　医療の主役は患者である　　146
　　　　4.3　ある看護師の詩から　　146
　　　　4.4　患者の自己決定権を大切に　　147
　　　　4.5　わかりやすいインフォームド・コンセントの提供　　147
　　　　4.6　生命至上主義からQOL重視へ　　148

第9章　哲学的考えに基づく看護の本質，専門職者としてのあり方（唐崎愛子）　**151**

1　6万年前のネアンデルタール人の「こころ」……………………**152**
　　　　1.1　ネアンデルタール人の助け合い　　152
　　　　1.2　人間らしい存在の証拠　　152
　　　　1.3　「人間とは何か」という問いかけ　　152
　　　　1.4　人間理解には哲学の力が必要　　153
2　看護の中における哲学の役割 …………………………………**153**
　　　　2.1　看護に必要な学問を統合する　　153
　　　　2.2　「人間とは何か」から看護のあるべき姿を模索する　　153
　　　　2.3　いのちの意味を考える　　154
　　　　2.4　自分自身を見つめる方法を学ぶ　　156
　　　　2.5　科学の限界を知る　　156
3　医療者に求められる態度 ………………………………………**157**
　　　　3.1　困難が豊かな人間性をつくる　　157
　　　　3.2　一人ひとりを理解し，創造的取り組みを　　157

第10章　ホリスティック看護と哲学　**159**

Ⅰ　ホリスティック看護の実践　（唐崎愛子）　**160**

1　ホリスティック看護が求められる背景 ………………………**160**
　　　　1.1　病気の原因を究明し根絶する近代西洋医学　　160
　　　　1.2　人間を全体として見る視点が失われてきている　　160
　　　　1.3　患者と家族-医師-看護師との間の全人的なアプローチ　　161
2　看護はもともとホリスティック ………………………………**161**
　　　　2.1　人を「心身の統合体」としてとらえる　　161
　　　　2.2　生理的働きかけこそが看護本来の仕事　　162

3 ホリスティック看護の実践 ································· **162**
 3.1 人間は自然の一部であるという考え 162
 3.2 患者のセルフケア能力を高める 163

II ホリスティック看護の哲学的考察 （田畑邦治） **166**

1 人間の全体に迫る道 ······································ **166**
 1.1 「全体」とは何か 166
 1.2 部分と全体を見直す 166

2 「全体」についての哲学 ································· **167**
 2.1 全体論の問題提起 167
 2.2 デモクリトスの原子論 167
 2.3 プラトンにおける人間の全体とは 168

第11章 看護実践における科学的方法の意味 （黒田裕子） **171**

1 看護における言語化の意味 ······························ **172**
 1.1 肯定的変化をめざした看護援助の提供 172
 1.2 看護の対象は思考する存在としての人間である 172
 1.3 言語・非言語的メッセージを感性豊かにとらえる 174

2 問題解決に必要な分析力，判断力 ······················ **175**
 2.1 どこに問題があるかを考える 175
 2.2 アセスメント・看護診断とは 176
 2.3 事例に基づいた検証 177

3 方法としての看護過程；クリティカルシンキングを含めて ······· **179**
 3.1 看護援助は有効であったかを評価する 179
 3.2 情報収集，アセスメント 179
 3.3 看護過程のステップ 180
 3.4 看護診断とは 181

Part 4　看護実践に向かう哲学 **183**

第12章 現代の家族問題と看護 （鈴木和子） **185**

1 家族を取り巻く外部・内部環境の変化 ················· **186**
 1.1 多様化した家族観 186
 1.2 弱まった家族の機能 186
 1.3 哲学的視点からの考察 186

2 家族援助のための二つの視点 ··························· **186**
 2.1 人としての存在と家族のあり方 186
 2.2 家族システムの構築 187

3 高齢者介護の家族援助事例 ······························ **187**

3.1　事例のアセスメント　188
　　　3.2　援助仮説と援助計画　189
　　　3.3　実際に行った援助内容　190
　　　3.4　事例の評価　191
4　事例についての哲学的考察の試み ………………………………… **192**
　　　4.1　対人援助論からの考察　192
　　　4.2　ナラティブモデルからの考察　192
5　家族へのかかわりにおける看護職の役割 …………………………… **193**
　　　5.1　家族の語りを聴き，生きる意味をつくり出す役割　193
　　　5.2　家族の関係性の仲介者となる役割　193
6　家族の固有の歴史という視点 ………………………………………… **194**
　　　6.1　家族の歴史・関係性の変化に注目する　194
　　　6.2　筆者の経験から　194
　　　6.3　「家族は関係存在」の象徴的な存在　195
7　弁証法的視点との一致 ………………………………………………… **195**
　　　7.1　哲学的視点からの解釈・考察　195
　　　7.2　あらゆる現象をあるがままに知ろうとする姿勢　196

第13章　母子関係の看護と哲学　　　　　　　　　　（小松美穂子）**199**

1　個別的な母子関係の価値観を尊重する ……………………………… **200**
　　　1.1　胎児・新生児は多くの能力を持っている　200
　　　1.2　親子ともに発達していく過程　200
2　母子関係に関する概要 ………………………………………………… **200**
　　　2.1　親になる過程　200
　　　2.2　胎児・新生児の能力はいかなるものか　201
　　　2.3　出産後早期の母子相互作用　202
3　事例1：出産後の母子関係への看護支援 …………………………… **203**
　　　3.1　事例紹介　203
　　　3.2　アセスメント：マタニティブルー　204
　　　3.3　看護支援：回復促進，心理的・教育的支援　205
　　　3.4　哲学的視点からの考察：経験の真の意味とは　205
4　事例2：未熟児を出産した母親への母子関係づくりの支援 ……… **206**
　　　4.1　事例紹介　206
　　　4.2　アセスメント：自責の念にかられた母親　207
　　　4.3　看護支援：母親のこころのケア　208
　　　4.4　哲学的視点からの考察：共時的な相互接触とは　208

第14章　発達障害児への看護的ケアにおける哲学的問題（岩﨑清隆）**213**

1　発達障害とは …………………………………………………………… **214**

        1.1　心身の成長期に認められる発達障害　214
        1.2　親子関係や子育てのあり方に向けたケアと支援　214
  2　ライフサイクルにおける発達障害児支援の課題 ……………………**214**
        2.1　幼児期の支援の課題　214
        2.2　学童期の支援の課題　215
        2.3　学齢期以降の支援の課題　215
  3　事例1：発達障害児の障害体験とその受容の意味を考える ………**215**
        3.1　事例紹介　215
        3.2　考察：障害が意味すること　217
        3.3　障害をいかに受け止めるか　218
        3.4　障害受容に向けた家族への支援　219
  4　事例2：超重症児の生存の意味を根本的に問う ………………………**220**
        4.1　事例の背景　220
        4.2　考察：生命をめぐるさまざまな議論　220
        4.3　人権を求める中での生命の位置づけ　222
        4.4　生命をめぐる議論の本質　222
  5　事例3：強度行動障害者の人間らしさとは何かを問いかける ……**223**
        5.1　事例の背景　223
        5.2　考察Ⅰ：育ちの構造と療育に携わる職種の責任　224
        5.3　考察Ⅱ：発達障害児の療育における意思決定と協業のあり方　225

第15章　加齢に向かう臨床の哲学　　　　　　（大西和子・田畑邦治）　**229**

  1　高齢者のQOL向上に向けて ……………………………………………**230**
        1.1　他の年齢層に比較して個人差が大きい高齢者　230
        1.2　消極的・積極的な生き方における違い　230
        1.3　自分にとってのQOL，"well-being"とは何か　230
        1.4　高齢者に対する肯定的認識　231
  2　事例1：認知症の初期症状が見られる独居高齢者 …………………**231**
        2.1　事例紹介　231
        2.2　問題：術後の回復経過中に生じた出来事　232
        2.3　アセスメント：①トイレ以外の場所で排尿したことによる「自尊心の低下」　233
        2.4　アセスメント：②退院後の生活における権利擁護の難しさ　234
        2.5　援助計画と実践　235
        2.6　評価：高齢者の自尊心・尊厳に配慮した援助を　236
  3　事例2：家族のかかわりによる自己概念の混乱からの回復 ………**237**
        3.1　事例紹介　237
        3.2　問題：回復が思うようにいかないことによる「自己概念の混乱」　237
        3.3　アセスメント：「自己概念（尊厳）の混乱」　237

3.4 援助計画と実践　238
3.5 評価：自己概念の混乱からの回復　238
4 事例についての哲学的考察 ································ **239**
4.1 すべての世代が尊重される社会に　239
4.2 高齢者への偏見・思い込み　240
4.3 相互関係の重要性　240
4.4 「老い」という思いがけないもの　241

第16章 ターミナルケアに臨む哲学・宗教　（田村恵子・田畑邦治）　**245**

1 ホスピスケアとは ·· **246**
1.1 その人なりのまなざしを大切に　246
1.2 人は必ず死ぬ存在である　246
2 死にゆく人の死とのかかわり ······························ **247**
2.1 長い旅路の，最後の休息が死である　247
2.2 生死に真摯に向き合う態度が不可欠　247
3 ターミナルステージにある患者の死の受容の援助事例 ······ **247**
3.1 卵巣がん転移のAさんの事例　247
4 看護の実際とその意味 ·· **248**
4.1 闘病の意味を問う　248
4.2 死の受け入れがたさ　249
4.3 否定的認識の前に必要なこと　250
4.4 「あなたを一人ぼっちにしない」という理念　250
5 自ら人生を振り返る ·· **251**
5.1 これまでの生活を表出させる　251
5.2 ライフ・レビューへの援助　252
5.3 周囲へのまなざしの意味　252
6 関係の中で生きることを確認する ······················ **252**
6.1 病気によって気づくこと　252
6.2 患者の安心のために　254
6.3 関係の回復を促す　254
6.4 社会的条件の中の死　254
7 死や死後の世界にともに思いをめぐらす ··········· **254**
7.1 「死」への認識　254
7.2 それぞれの死生観の尊重　256
7.3 患者の感情の内面に入る　256
8 ターミナルケアの基本的精神 ······························ **256**
8.1 ターミナルケアとは基本的ケアの徹底である　256
8.2 「その人らしい」最期を　256
8.3 死の現実から目をそらさない　256

8.4　真実への権利　　257
　　　8.5　細やかな患者理解　　257

第17章 精神看護の思想と看護　　（田中美恵子）　**259**

1　「こころとは何か」という哲学上の難問　　**260**
　　1.1　こころの病とは何か　　260
　　1.2　歴史的に条件づけられた精神看護　　261

2　近代以降の日本の精神医療の変遷　　**261**
　　2.1　精神医療の近代化　　261
　　2.2　「精神病者監護法」の成立から「精神病院法」の成立まで　　262
　　2.3　戦後精神医療の流れ──「精神衛生法」の成立と入院偏重医療の展開　　262
　　2.4　地域精神医療への志向とこれからの看護の役割　　264

3　西欧近代精神医学の成り立ちと発展　　**265**
　　3.1　西欧近代における「理性」と「狂気」　　265
　　3.2　精神病院の発祥からピネルの「鎖からの解放」まで　　266
　　3.3　ドイツにおける近代精神医学の発展　　268
　　3.4　20世紀における精神医学　　269

4　現代における精神看護　　**270**
　　4.1　「精神科看護」から「精神看護」へ　　271
　　4.2　精神看護理論の発展　　271
　　4.3　「精神看護」のアイデンティティの探求　　272

5　新人看護師の体験──精神看護実践の場における事例　　**272**
　　5.1　こころを通わせるとはどういうことだろう　　272
　　5.2　患者の中に人間を感ずること　　275

付録：用語解説　　（田畑邦治，丹木博一，田中美恵子）　**279**

索引　　**287**

Part 1

序論

第1章　看護と哲学
第2章　看護理論と哲学

看護と哲学

[学習目標]

□ QOLが意味するところの医療者の責任，患者の権利という意識について正しく理解する．

□ ただ目を開けて漫然と見る観察ではなく，対象の見えないところまでも見通すような姿勢をとれるようにする．

□ 根拠（明証性）に基づく医療（EBM）をめざし，患者の理解を重視する．

□ 先入観から脱却し，物ごとを冷静，客観的，論理的に考え，判断するクリティカルシンキングを理解する．

□ 世界や人間への注意深さと驚きのうちに，その根源・根拠まで探ることが，新たな自分自身につながることを認識する．

1 不安から自由になるために

1.1 現代社会における新たな不安や病理
　現代社会には，緊張する国際関係，戦争やテロ，そして続発する犯罪などによる不安と恐怖が渦巻いています．そしてまた，一人ひとりの個人の精神をみても，不安が渦巻いています．

　いつの時代でも，人間には不安がありました．しかし，現代における不安には特徴があります．科学技術の進歩や情報技術のめざましい発展は，本来ならば人間の生活を豊かにするはずでした．それなのに，あたかもそれに反比例するかのように，新たな不安や病理が生まれています．

　似たような現象は医療・看護をめぐる世界にも起きています．これほどまでに医療技術が発展し，寿命が延び，その恩恵を享受しながら，多くの人々は自分の健康や将来に不安を感じています．また，生と死の問題に確信が持てずに内的な不安を覚えているのです．通院したり，入院したりする多くの病む人たちも，医療・看護に対する信頼感を持てずに不信や不安を感じています．

1.2 掘り下げて考える合理的な精神
　こうした不安の現象には，多様な原因が考えられます．したがって，手っ取り早い特効薬などはないのです．しかしながら，そういうときにこそ問題を冷静に見つめ，問題の根っこ・本質を，できる限り掘り下げて考える**合理的な精神**が必要です．そしてそういう思考の態度を代表するのが「哲学」と呼ばれるものです[*1)]．

　不安は，ある場合には人間にとって必要なものです．それが本当の安全や平和を追求する原動力になることがあるからです．

　しかし，幻想や偏見や誤解に囲まれて必要以上の不安を抱くことは望ましくないことなのです．それを乗り越えて，できるだけ安全かつ自由に生きるためには，物ごとを根本にさかのぼって考えることが不可欠です．

　哲学とは，ほかでもない人間の，そのような自由を獲得するための道でもあるのです[*2)]．

1.3 人間は多様な要素を複合的に持っている
　本書は，看護職をめざす学生諸君の成長を願うとともに，以下のことを目的にしています．
①看護という職務や看護学という学問を追究するうえで，襲われるかもしれないさまざまな不安に打ち負かされないこと．
②自分の人生と職務を安定した精神と喜ばしい感情をもって肯定的に受け止めること．

[*1)] **哲学という思考の態度**
「技術の進歩で，現代人は大量の情報に囲まれている．それなのに，明日何が起こるか分からない不安の中にいる．それは，科学や技術の知には限界があるからなのです．たとえば生命科学がどんなに進歩しても，知ることができるのは人間の一部にすぎない．私とは何か，美や正義とはなんなのか．そうした人間の本質にかかわる問題を知るためには，古代ギリシャ人が哲学と名づけ，他の民族が英知と呼んだ，科学とは別の知が必要なのです」（朝日新聞，2001.1.16．コンスタンティノス・I・ブドゥリス発言より）

[*2)] **自由を獲得するための哲学とは**
後述する現象学の創始者エドムント・フッサールは「理論としての哲学が，研究者だけでなく，哲学的教養を持つすべての人を自由にするのである」と述べている．（エドムント・フッサール著，細谷恒夫訳（1980）ヨーロッパの学問の危機と先験的現象学，p.366，中央公論社）

③徐々に人間理解の幅を広げ，深めながら，自分がかかわる患者に対して，少しでも不安や苦痛を和らげられること．
④真に患者の安全と安楽に貢献できる専門職者となること．

　とりわけ哲学の中でも，より看護の課題と接点を持つ，**人間理解の哲学**に焦点を当てます．この場合の人間とは，自分のことであり，他者（特に患者）のことです．そして，その人間は抽象的な存在ではなく，「いま」という時間，「ここ」という空間に生きている身体的・心理的・社会的・精神的存在という，多様な要素を複合的に持っている存在です．

　ですから，可能な限り視野を広げ，人間という存在について断片的ではなく，できる限り全体的な理解を獲得したいと願っています．そのためには，哲学の歴史に学びつつ，同時に看護がおかれている状況や，各専門領域が独自にはらんでいる問題と哲学との対話を重視していきます．

2 現代の医療・看護と哲学のつながり

2.1　看護は「人間」に向かう仕事

　そもそも，看護と哲学の間にはどのようなつながりがあるのでしょうか．看護は，具体的に病んだ人を相手に行う医療的・実践的な行為であり，技術でもあります．

　これに対して哲学は，ごく一般的にいえば，存在するすべてのものの本質とその根拠，人間の存在の意味を問い求める学問です．そのため，見たところは一般的・抽象的な知識にとどまるものです．看護師は哲学者である必要はありません．また，哲学を学ばなければ，よい看護師にはなれないとまでは断言できません．

(1) 学際的・実践的な学問としての看護

　ところで，看護という行為に限定してみても，それが専門職として報酬を受けるものである限り，行っている行為が科学的根拠に基づいたものでなければなりません．また，看護の仕事のためには医学や生化学といった理系の諸科学だけではなく，心理学や文学といった文系の諸学問をも学ばなければなりません．

　例えば，患者とのコミュニケーションです．看護行為を実践していくうえで，死活的ともいえる重要性を持っている事柄です．コミュニケーションが適切に行われるためには，ただ相手（対象）を科学的・客観的に観察したり分析するだけではなく，自分自身のあり方についての反省や理解とともに，人間性と幅広い教養が不可欠になります．

　こうして見ると，看護（学）はきわめて学際的な仕事であり，そういう諸学問とつながりのある実践的な学問でもあるといえるでしょう．こうした種々の教養や学問の行き着く先に，あるいは根本には，すべての知識の根拠や存在の根拠と意味を問う学問である哲学が存在しています．

(2)「人間とは何であるのか」という哲学的テーマ

　哲学ということを意識しなくても，あるいは哲学が何であるかを知らなくとも，看護の仕事を真剣に行っていくうちに見えてくることがあります．この患者にとって最善のこととはいったい何だろうか，という問題です．これを看護の倫理的場面といいます．この場合，私たちは科学的データだけからでは判断できないことがわかっています．

　数学的な解答は得られないのです．それでもよく考え，あるいは話し合いながら，つまりは理

性を働かせて，よりよい方向を探っていきます．こうしたことを行っているとき，私たちは知らず知らずのうちに哲学的なアプローチをとっているのです．哲学の主要な課題の一つは，「善とは何か」ということだからです．

看護は，生きた人間，しかも病苦をかかえた人間を相手にする仕事です．そのためには，人間に関するどのような学問も有益ですが，哲学の最も主要なテーマは「人間とは何であるのか」「私（あなた）とは誰であるのか」ということなのです．

これは，決して終わりのないような問いです．それだからこそ，一時的・表面的な答えに安住せずに，よりよく，より正しい答えを探求することが必要になってくるのです．

2.2 QOLとソクラテス

(1) QOLという言葉の意味するところ

さて，現代の医療や看護のキーワードの一つは**QOL**（**Quality of Life**）です．「生命の質」とか「生活の質」と訳されています．入院患者についていえば，たとえ手術や治療のために自由な行動が制約されていても，ただ命が永らえればよいというのではなく，できるだけ人間的な命が保持されること，またできるだけ生活人としての条件が整えられていることが望ましいことはいうまでもありません．それに努めるのが医療者の責任であり，また患者の権利である，という意識がQOLの意味することです．

(2) 何が，よく生きることなのだろうか

ところで今から約2400年前，「哲学者」の代名詞のような人物**ソクラテス**（Sōkratēs B.C.470/69-399）は，亡くなる少し前に，「大切にしなければならないのは，ただ生きるということではなくて，よく生きるということである」と語っています[*3]．

また，何が「よく生きること」なのかについて，「徳その他のことがらについて，問答しながら自他の吟味をすること，……これが人間にとって最大の善であって，吟味のない生活というものは，人間の生きる生活ではない」といっています[*4]．

ソクラテスにとって「よく生きること」が何より大切であり，そのための道が，「問答しながら自他の吟味をすること」すなわち「哲学」であったのです．

このことから看護でいうQOLの追究と，ソクラテスの哲学の目的とがきわめて深いところで通じ合っていることに気づきます．

[*3] **よく生きるということ**
死刑の宣告を受けたのち，国法を守って平静に死を迎えようとするソクラテスと，脱獄を勧める老友クリトンとの獄中の対話集『クリトン』．プラトン初期の作であるが，芸術的にも完璧に近い筆致をもって師ソクラテスの偉大な姿をわれわれに伝えている．（プラトン著，久保勉訳（1950）クリトン，48b，岩波文庫）

[*4] **人間にとって最大の善**
ソクラテスは自分自身のことは一切顧みずに貧乏の中で生活し，何びとに対しても徳を追求するよう説いた．賢者の世評ある人々を試問しては，知らないくせに何か知っているかのような顔をしているだけなのを容赦なく暴露し，恨みをかった．死を目前に控えたソクラテスの言動に，"真の哲人"の姿を見たプラトンは，その驚きと感動をつづった．自己の所信を力強く表明する法廷におけるソクラテスを描いたのが『ソクラテスの弁明』である．（プラトン著，久保勉訳（1950）ソクラテスの弁明，38b，岩波文庫）

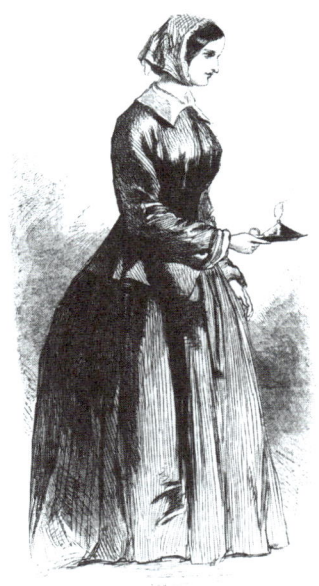

図 1-1 フローレンス・ナイチンゲール
(Florence Nightingale 1820 - 1910)

3 「観察」は「見ること」としての哲学である

3.1 「観察」の重要性

近代看護の創始者**フローレンス・ナイチンゲール**(Florence Nightingale 1820-1910, 図 1-1) はその『看護覚え書』第 13 章「病人の観察」の中で，観察の重要性を詳細に述べています．

> 身についた正確な観察習慣さえあれば，それで有用な看護婦であるとは言えないが，正確な観察習慣を身につけないかぎり，われわれがどんなに献身的であっても看護婦としては役に立たない，といって間違いないと思われる[*5)]．

このように語り，その観察力を身につけた看護婦（看護師）の特徴を次のように表現しています．

[*5)] **観察の重要性**
『看護覚え書』13 章には以下のようなことが述べられている．主な項目をあげる．
・「ご病人はいかがですか？」という質問は何かの役に立つだろうか？
・真相がとらえられないのは観察不足の結果である
・誘導的な質問は役に立たずまた誤解をまねく
・正確にしてすばやい観察を身につけさせる方法
・看護婦には正確にしてすばやい観察が必要
・英国の女性は緻密な観察の能力をもっていながら実際にはほとんど用いていない
・迷信は観察の誤りから生ずる
・患者一人ひとりの個別性
・看護婦は自分で観察すること，患者は看護婦に教えたりはしない
・看護婦の観察不足から生ずる事故
・観察の能力は衰えつつある？
(F.ナイチンゲール著，薄井坦子・小玉香津子他訳 (1988)，看護覚え書，p.169 以下，現代社)

> 綿密な観察者たちは誰でも，《見たところ》彼は健康だとか，病気だとか，良くなった，悪くなったといった類のよく言われる言葉は，真実よりも虚偽を伝えることのほうがはるかに多いと断言するであろう[5]．

ナイチンゲールは繰り返し「**正確な観察習慣**」とか「**綿密な観察者**」といっています．観察とは，ただ目を開けて漫然と見ていることではありません．《見たところ》にあざむかれず，対象の見えないところまでも見通すような姿勢，そのものなのです．

現代の医療・看護では，この観察の仕事の多くを医療機器に委ねるようになってきました．しかし，それだからといって看護師の目の仕事がなくなったわけではありません．医療機器は，病人のあれこれの科学的データをはじき出してくれます．しかし，それで患者の全体像がすべて見えるというわけはないのです．

病む人を取り囲むさまざまな要素をまんべんなく見ることは，やはり人間の肉眼や精神のまなざしによってです．例えば，病む人の不安な気持ちは科学的データには必ずしも現れません．むしろ微妙な表情や，押し隠したような沈黙，おびえた目の奥にひそんでいることが多いのです．ですから，看護師が寄せる関心と注意深い観察がなければ到底見通すことはできないでしょう．

3.2 「見ること」と「哲学」の姿勢

(1) 現実の本質をあるがままに見る現象学

ところで，ナイチンゲールより少しあと，近代から現代に移行するヨーロッパの哲学・思想界に，**エドムント・フッサール**（Edmund Husserl 1859-1938）の創始になる「**現象学**」（Phönomenologie）と呼ばれる哲学が生まれました[*6]．この現象学が現代の哲学に与えた影響は決定的なものがあります．フッサールの思想を抜きにして，たとえばシェーラー，マルセル，ハイデガー，サルトル，メルロ＝ポンティ，レヴィナス等々の哲学を論じることはできません．看護の世界でも「現象学的看護論」といったいい方がなされたりします．

フッサールの現象学のモットーは，「**事象（事柄）それ自体へ**」です．簡単にいえば，現実の本質をあるがままに「見ること」（直観すること＝shauen）をめざします．言葉では簡単なことですが，「あるがまま」に見るということは至難なことです．

(2) 本当にあるがままかどうかを疑うこと

なぜ至難なのかというと，まず，私たちにはさまざまな先入観や錯覚があります．それらがなくとも，私たちが身につけてしまっている「自然的見方」，いわゆる常識や一般通念，そして学問的理論でさえ，本当にあるがままを見ていることかどうかは疑おうとすれば疑う余地があります．

フッサールはそうしたものを否定するわけではないのですが，いちおうカッコでくくり，自然的見方で行っているさまざまな判断を中止しようとするのです．これを「**判断停止**（エポケー）」と呼びます．

この自然的な見方には自然科学も含まれます．私たちは，自然科学こそがいちばん確かな認識と思い込んでいます．ですが，自然科学もまた一つの特殊な見方なのです．自然科学は世界・対象をある特定の機器・道具を用いて精密に計測しようとします[*7]．

---

*6) **現象学の誕生**
　　（p.4，＊2），p.93 を参照）

つまり，人間の側から特定の尋問を行って，答えを引き出そうとする方法といえます．そこには人間に役立つ結果が得られることも多くあります．その半面，初めから相手を対象化（モノ化）していますから，そこでは相手・事柄との生きた接触や交流がなされているとは必ずしもいえません．

しかし，私たちの生は，本来そういう世界や事柄との接触や交流[*8]によって成り立っています．それに比べると，自然科学は第二次的な考察方法といえましょう．

(3) 思考することは EBM につながる

現象学は，そのような科学以前の事柄自体との生きた接触，事柄の現れの真相・明証性（evidence エビデンス）を徹底的にとらえようとします．そのために，さまざまな厳しい思考の道を探ってきました．思考するということは，対象のあるがままの姿（本質）が妨げなく，明らかに見えるようになることにほかならないとしたのです．この哲学の理想は，「**根拠（明証性）に基づく医療**」（evidence based medicine；EBM）をめざし，患者の理解を何よりも重視する看護の観察の理想と相通じるものがあります．

3.3 「観照」することの幸福

(1) 理論は見ることから始まった

見ることが哲学の精神とつながっていることは，古代ギリシャの哲学者**アリストテレス**（Aristotelēs B.C.384-322）の思想においてすでに考えられていました．アリストテレスは，人間の幸福とは何かを探求していく中で，人間に備わった固有の能力である理性的な働きが現実的に働いている場合こそが幸福な生活であるといいました．

こういう活動の状態をアリストテレスは「観照的な活動」と呼んでいますが，**観照**とは「テオーレイン」（theorein）すなわち「見ること」を意味します．ちなみにこの見る働き（テオーリア）から現代の「理論」をさす言葉「セオリー」（theory）が生まれたのです．

(2) 理性の働きとは

ここでいう「観照」とは，何か素晴らしいものを眺めてうっとりとし，時の経つのも忘れる，というような場合に例えられるものです．まわりの人にとっては，それは忘我状態で，およそ「理性」の働きと見えないとしても，本人にとっては，理性が最高に働いている幸福な状態であるに違いないのです．

アリストテレスも，こうした状態はほとんど「神的な生活」というべきものだが，人間の最もすぐれたところはそこにあるのであって，だから人間は「むしろ，われわれに許されるかぎりに

[*7] **自然科学的認識**
「事物そのものへとたち帰るとは，認識がいつもそれについて語っているあの認識以前の世界へとたち帰ることであって，一切の科学的規定は，この世界にたいしては抽象的・記号的・従属的でしかなく，それはあたかも，森とか草原とかがどういうものであるかをわれわれにはじめて教えてくれた［具体的な］風景にたいして，地理学がそうであるのとおなじである」（メルロ＝ポンティ著，竹内芳郎・小木貞孝訳（1967）知覚の現象学 1，p.4－5，みすず書房）

[*8] **接触と交流**
「科学的認識は何らかの個々の対象にかかわりをもち，そしてこれらの個々の対象について知ることはけっして万人にとって必要であるわけではないのでありますが，哲学においては，人間としての人間にかかわる存在全体や，一度開明されたならば，どの科学的認識よりもいっそう深く人の心をとらえるところの真理が重要な問題となるのであります」（ヤスパース著，草薙正夫訳（1954）哲学入門，p.8－9，新潮社）

おいて，不死なるものに近づき，われわれ自身の内にあるもののうちで最高のものにしたがって生きるようにあらゆる努力を尽くすべきである」（『ニコマコス倫理学』[*9] 第 10 巻第 7 章，1177b）とまで語るのです．

(3) 見ることから能動的なかかわりへ

「見る」ということは古代哲学においても，知的活動の象徴とみなされていたのです．観照こそが人間の最高の幸福と見なされていたということは，「学問」とか「哲学」が本来そういうものであることを教えてくれます．

しかしこの観照は，決してただ受動的に現実を眺めるというのではありません．現実との燃えるような出会いの経験であり，したがって，そこには見る主体の「現実」に集中する能動的なかかわりがあるのです．ですから，「見る」ということは，そこからまた現実や世界への活動・働きかけも生じてくるようなダイナミックな出来事です．

4 批判的精神（クリティカルシンキング）と自己の発見

4.1 原理に基づく学問とクリティカルシンキング

アリストテレスは「……学問的な知識は，原理に関する或る確信が得られ，原理がひとに知られてくる時，成立する」（『ニコマコス倫理学』第 6 巻第 3 章，139b）と述べています．この「原理」（archē アルケー）は「根源」「起源」「基本命題」などいろいろな意味があります．いずれにしても，ものごとの究極的な根拠が明証性をもって知られてくること・見えてくることが学問的知識の成立にとって不可欠です．

これはあらゆる学問にいえることですが，私たちが学んでいる看護学にも，ある程度あてはまることです．前述したように，看護の現場においても「根拠に基づく医療」（evidence based medicine；EBM）が求められているからです．そのために，現代の看護において強く意識されていることが**「クリティカルシンキング」**（批判的思考）です．これはまさに哲学的精神ときわめて近い関係にあるので，ここではそれが意味することを考えてみましょう．

4.2 クリティカルとは

クリティカルシンキングとは，「人間が陥りやすい思考の落とし穴や先入観による影響などを十分に自覚したうえで，そこから脱却し，物ごとを冷静に，客観的に，論理的に考え，判断していくこと」であり，「適切な基準や根拠に基づく，論理的で，偏りのない思考」であるといわれています．この定義はほとんどそのまま「現象学」や「哲学」一般にあてはまる定義といえます[*10]．

「クリティカル」とは「批判的」という意味です．この批判という言葉は，日本の社会ではどちらかというと，他人の欠点や落ち度を批判する，といった意味で用いられることが多くみられま

[*9] **ニコマコス倫理学**
倫理学を確立した著書．万人が人生の究極の目的として求めるものは「幸福」すなわち「よく生きること」であると規定し，あいまいともいえる概念を精緻に分析している．古代ギリシャにおける都市国家市民を対象に述べられたものであるが，ルネサンス以後では西洋の思想，学問，人間形成に重大な影響を及ぼした．（アリストテレス著，加藤信朗訳（1973）ニコマコス倫理学，岩波書店）

す．そのようなことから，あまり積極的な価値を持っていないようです．

しかし，critical の語源であるギリシア語 krinō（クリノー）には，「切り離す」「分ける」「決める・評価する」という意味があります．さらに，「問う」「吟味する」「裁判に付する」「非難する」などと多義的になっていきます．

全体としては，「あいまいなこと」を「明らかにする」，あるいは「おおざっぱなこと」を「きちんと整理する」といったニュアンスを持った言葉です．これは 2.2「何が，よく生きることなのだろうか」（p.6）でふれたソクラテスの「自他の吟味」とほぼ同じ態度といえるでしょう．

4.3　カント —— 批判哲学の精神

哲学の歴史の中で「批判」ということをもっとも鋭く意識していた哲学者は**イマヌエル・カント**（Immanuel Kant 1724-1804）です．彼の主著が『純粋理性批判』[*11)]『実践理性批判』『判断力批判』と，いずれも「批判」という言葉を用いていることからもそれがうかがわれます．

この「三批判書」は，人間の理性がもっている広い可能性とその限界を精密に追究すること，いわば「理性批判の法廷」という性格を持っています．

カントにとって，その「批判」とは，主として理性の独断論的なあり方を批判することでした．「独断論」とは，あらかじめ自分の能力を批判することなく，つまり自分の理性には何ができて，それはどういう条件のもとにあるかという吟味をしない態度です．

カントこそは，クリティカルシンキングの権化のような人物でした．それができたのは，彼が独断や幻想を超えて「実在に対する謙虚さ」という感情を豊かに持っていたからです．そして，この感情こそがカントの難解な**批判哲学**の背後に息づいていたのです[*12)]．

5　自分で考えるという意味

5.1　未成年状態からの脱却

先に述べた哲学者カントは 18 世紀のフランス・ドイツを中心に起きた「啓蒙主義運動」（Enlightenment, Illumination, Aufklärung）の一つの流れに位置づけられています．**啓蒙主義**とは，人間に与えられている理性によって，それまでの無知・盲信・独断的考えに支配されてきた民衆の無知蒙昧に「光を向ける」（enlighten）ことをめざす運動でした．

カントも『啓蒙とは何か』[*13)]という書を著しました．その中で，啓蒙とは人間が（他者の指導

[*10)] **クリティカルシンキング**
実際行動科学で用いられる言葉のようで，定義は書籍によって少々表現が異なるようだが，「先入観を捨て，物ごとを冷静かつ論理的，そして多面的に見るための思考技法である」といえよう．「物ごとを独断に走らずさまざまな角度から見て，本当にこれでいいのか，と自問自答を繰返して客観的によく考える」こととも.いえる．（E. B. ゼックミスタ，J. E. ジョンソン著，宮元博章他訳（1998）クリティカルシンキング―入門篇および実践編，p.ii, 4, 北大路書房）

[*11)] **純粋理性批判**
認識に関して経験的なものと先験的（ア・プリオリ）なるものを区別し，先験的認識の範囲と限界を明らかにした．哲学史的にはコペルニクス的転回をとげたとされる古典．カントの壮大な哲学体系の基礎であり，また総論でもある．（カント著，天野貞祐訳（1979）純粋理性批判，第2版序言，邦訳第1巻，講談社）

[*12)] J．ラクロア著，木田元・渡辺昭造訳（1971），カント哲学，p. 78, 白水社．

がなければ自分の理性を使用できないような）未成年状態を脱却することと定義しました．そして，自分の理性を使用する勇気をもち，大胆に考えることであるが，その実状は「古い制度や形式が足かせになって，人間はこの未成年状態を脱却することが困難であるだけでなく，むしろその状態に愛着すら感じていて，自分の理性を使用できないでいる」ともいっています．

5.2 知恵を希求することが哲学

人間が「自分の理性」を使うということは難しいことなのです．現代においても，私たちは自分の頭で考える労苦をいといがちです．大勢に合わせて流行の意見に盲従するか，あるいは反対に主観的な意見や思い込みに開き直るという傾向があります．

しかし，それではいつまでも自分が生き，自分が物ごとの真相（真理）に出会って感動することはできません．さらには，自分が新たに生まれたかのような経験は味わえないでしょう．

アリストテレスは「人間は生まれつき知ることを欲している」（『形而上学』冒頭）と述べています．哲学（philosophia）とは，この人間に備わった「知恵」（sophia）に対する「愛」＝「希求」（philia）をいつまでも持ち続けること，にほかなりません．自分が生きている世界やかかわっている人間への注意深さと驚きのうちに，その根源・根拠まで探ろうとするとき，自分自身が新しくされるのです．それはある意味で，いつも新たに始めることでもあるでしょう．

メルロ＝ポンティ（Merleau-Ponti 1908-61）は「哲学とは己れ自身の端緒のつねに更新されていく経験である」[*14)] といいます．これは，哲学がどこまでも開かれた探究であるとともに，**自己発見・自己更新**というよろこばしい知恵の経験であることを雄弁に語っているのです．

[*13)] **啓蒙とは何か**
カントの歴史哲学に関する論文．人類の究極の目的とは何か．それぞれの人が自己に応じて人類の進歩につくすことがいかに大切であるか，などを簡明に説いている．（カント著，篠田英雄訳（1967）啓蒙とは何か，p.7，岩波書店）

[*14)] **モーリス・メルロ＝ポンティ**
サルトル，ボーヴォワールらと交流があった．第二次世界大戦中は従軍・レジスタンス活動を経験し，レジスタンス運動のなかから生まれた知的記念碑のひとつともいえるのが『知覚の現象学』である．（メルロ＝ポンティ著，竹内芳郎・小木貞孝訳（1967）知覚の現象学1，p.13，みすず書房）

まとめ

　問題の本質を，できる限り掘り下げて考える合理的な精神が必要です．そのような思考の態度を代表するのが「哲学」です．患者にとって最善のこととはいったい何だろうか，ということを考えることは，哲学の第一歩でもあります．なぜなら，看護は人間に向かう仕事だからです．
　人間の本質については古来より多くの先人たちが探究を深めてきました．近代看護の創始者であるナイチンゲールは，正確な観察，綿密な観察ということを強調しています．人を見るためには自らの精神・感性を磨いておくことが重要です．

[学習課題]

□患者のQOL向上に向け，医療者としての責任が重要であることの認識を深めましょう．
□見えないところまでも見通すような綿密な観察を心がけられるようになりましょう．
□患者を全人的に理解することの大切さを理解しましょう．
□クリティカルシンキングとは単に批判的に見ることではないことを理解しましょう．
□新たな自分自身を創出していくためには，さまざまな事象の根源・根拠まで探ることが重要であることを認識しましょう．

キーワード

合理的な精神　人間理解の哲学　QOL（Quality of Life）　ソクラテス　ナイチンゲール　正確な観察習慣　綿密な観察者　フッサール　現象学　根拠（明証性）に基づく医療（EBM）　アリストテレス　観照　クリティカルシンキング　カント　批判哲学　啓蒙主義　自己発見・自己更新

参考文献

1．R.アルファロ・ルフィーバー著，江本愛子監訳，田原勇訳（1997）看護場面のクリティカルシンキング，医学書院．
2．荻野弘之（2003）哲学の饗宴──ソクラテス・プラトン・アリストテレス，日本放送出版協会．
3．加藤信朗（1988）初期プラトン哲学，東京大学出版会．
4．加藤信朗（1996），ギリシア哲学史，東京大学出版会．
5．E.B.ゼックミスタ，J.E.ジョンソン著，宮元博章他訳（1998）クリティカルシンキング──入門篇および実践編，北大路書房．
6．田畑邦治（1994）出会いの看護論──人間の尊厳と他者の発見，看護の科学社．
7．田畑邦治（1997）新訂ケアの時代を生きる──かかわりと自己実現，看護の科学社．
8．田畑邦治，明智麻由美（1999）ホリスティックケアとは，月刊ナーシング，第19巻，第7号，p.102-104，学習研究社．
9．田畑邦治，明智麻由美（1999）クリティカルシンキング Critical Thinking ──思考する看護者自身の幸い，月刊ナーシング，第19巻，第11号，p.94-97，学習研究社．

10. 中村雄二郎（1977）哲学の現在——生きることと考えること，岩波書店．
11. 野地有子，牧本清子編（2000）楽しく学ぶクリティカルシンキング——根拠に基づく看護実践ために，ヌーヴェルヒロカワ．
12. 藤沢令夫（1982）ギリシア哲学と現代——世界観のありかた，岩波書店．
13. プラトン著，田中美知太郎訳（1975）ソクラテスの弁明・クリトン，プラトン全集1所収，岩波書店．
14. プラトン著，山崎耕治訳（1986）カルミデス（プラトン全集第7巻），岩波書店．
15. J.M.ボヘンスキー著，桝田啓三郎訳（1956）現代のヨーロッパ哲学，岩波書店．
16. M.メルロ＝ポンティ著，竹内芳郎，小木貞孝訳（1967）知覚の現象学1，みすず書房．
17. K.ヤスパース著，草薙正夫訳（1954）哲学入門，新潮社．
18. 柳瀬睦男（1984）科学の哲学，岩波書店．
19. K.リーゼンフーバー（2000）西洋古代・中世哲学史，平凡社．
20. J.リード，I.グラウンド著，原信田実訳：考える看護——ナースのための哲学入門，医学書院．
21. 鷲田清一（2003）メルロ＝ポンティ，講談社（「現代思想の冒険者たち」）．

2

看護理論と哲学

[学習目標]

□「看護とは」という問いの意味について考える．
□ 自分の看護観を持つということについて考える．
□ 看護理論の根底にある人間観や科学観について理解する．
□ 看護理論と哲学の関係について認識する．

1 「看護とは」という問いの意味するもの

1.1 「看護」に対するイメージ
(1) なぜ「看護」を選んだのか
　あなたはどのような夢や期待を抱いて，「看護」という仕事を選び，そして「看護」を学ぼうとしているのでしょうか．あなたの中の「看護」に対するイメージは，どのようなものなのでしょう．そもそも，あなたはなぜ「看護」を選んだのでしょうか．

　「お母さん（ときにはお父さん）が，看護師だったから（または保健師や助産師だったから）」，「家族や親戚に医療関係者がいたから」，「自分が子どものときに病気（またはケガ）をした経験があるから」，「兄弟が病気がちだったから」，「おじいちゃん（またはおばあちゃん）が歳をとってきて，その世話をした経験があるから」，「一日看護体験をしてとても感動したから」，「ナースもののテレビドラマを見て憧れたから」などなど，理由はさまざまでしょう．

　しかし，こうした経験をとおして，「看護」を選んだあなたの中には，すでに「看護」に対する漠然としたイメージが形づくられているはずです．

(2) 看護に対する新たな興味
　これから「看護」について本格的に学んでいくと，学び始める以前に漠然と抱いていた「看護」に対するイメージと，学校で学ぶ「看護」が食い違っているように感じられ，とまどうこともあるかもしれません．

　「私の学びたいと思っていた看護はこういうものではない……」と感じることもあるかもしれません．または反対に，看護について学べば学ぶほど，自分の想像を超えた看護の奥深さに出会い，「看護って本当におもしろい」とますます看護に対する興味がわいてくるかもしれません．

1.2 「看護とは」という問いの中に含まれるもの
(1) 看護理論は先人たちの答え
　しかし，そもそも「看護」とはなんでしょうか．「わかっているようでわからない」，それが「看護」かもしれません．この簡単そうでいて難しい「看護とは」という問いに対して，多くの人びとがその答えを模索してきました．その結果が，今日あるさまざまな看護理論です．つまり，看護理論とは，「看護とは」という問いに対する看護の先人たちの答えであるといえます．

(2) 生老病死に付き添う看護
　ではなぜ，「看護とは」という問いに答えることが難しいのでしょうか．それは，たくさんの哲学者が問うてきたと同じ疑問が，その問いの中に含まれているからです．

　人は生まれ，老い，病み，そして死んでいきます[*1]．そして人間という種を引き継いでいきます．この「生・老・病・死」のすべての過程に看護は付き添います．したがって，看護の中に

[*1] 人は生まれ，老い，病み，そして死んでいく
　不幸にも生まれ落ちてすぐに死ななければならない，または老いる前に死ななければならない子どもというものもいるのですが，たとえそうした場合であっても，生と死はすべての人間に平等に訪れます．また胎児のうちに死ななければならない命もあるのですが，たとえ胎児であっても命であることには変わりないでしょう．そして命を失くした悲しみは周りの人に等しく訪れるものでしょう．

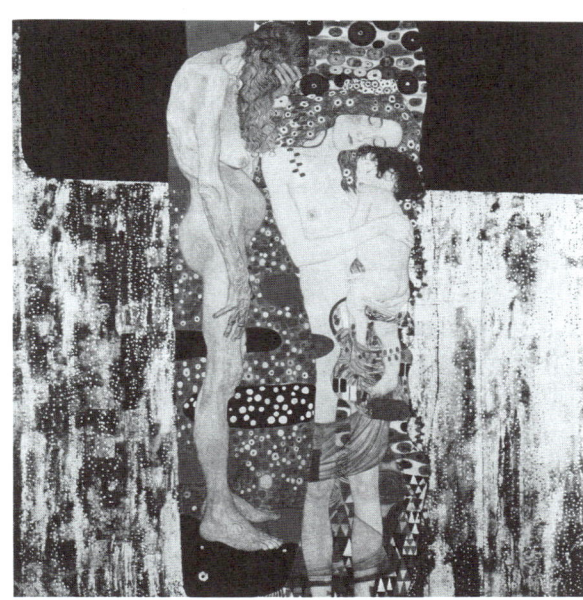

図 2-1 『人生の三段階』
(グスタフ・クリムト作)

は，「生きるとは」「老いとは」「病むとは」「死とは」という問いのすべてが含まれることになります．

また，その根底には「人間とは」という問いが，さらには「人を援助するとは」，「人と人とが助け合うとは」などの問いも含まれることになります．こうした問いは，古今東西の哲学者や思想家が探究し続けてきた問いそのものです．

図 2-1 は後期印象派の画家・クリムトが描いた『人生の三段階』です．人の一生を象徴しているといえます．

1.3 実践行為としての「看護」
(1) 人の日常の生そのものに出会うこと

このような問いが，否応なしに含まれる「看護」は，しかも実践行為という特徴を持ちます．それらについて考えるだけではなく，実際の行為として，他者に実施していかなくては何の意味もありません．見方を変えれば，「看護とは」，「生きるとは」，「老いとは」，「病むとは」，「死とは」という問いへの答えは，看護する者がそれぞれの行為をとおして，個人の限界の中で表現していくものともいえるでしょう．

しかも私たちは，それを，喜びとともに，軽やかにさりげなく行っていきたいのです．なぜなら，「看護」の行うすべて，「看護」が出会うすべては，人の日常の「生」そのものであるからです．

(2) 「自分がどのような人間であるか」にかかっている仕事

近代看護の創始者フローレンス・ナイチンゲール（Florence Nightingale 1820-1910）も次のように述べています．

> 　看護というものは，いってみれば小さな〈こまごま〉としたことの積み重ねなのです．小さな〈こまごま〉としたこととはいいながら，それらはつきつめていけば，生と死にかかわってくる問題なのです[1]．

一方で，ナイチンゲールは次のようにも述べています．

> 　教育の仕事は別として，世の中で看護ほどに，その仕事において《自分が何を為しうるか》が，《自分がどのような人間であるか》にかかっている職は，ほかにないからです[2]．

　このように考えてくると，私たちが選んだ「看護」というものの奥深さに身ぶるいがしてくるほどです．しかし，恐れ慄（おのの）いてばかりではいられません．なぜなら「看護」を必要とする多くの人々が確かに私たちの目の前にいるからです．いや，人は「看護」なしでは存在しえないとまで言い切ることも可能かもしれません．

1.4　人間にとっての「看護」
(1) "nurse" のもともとの意味は
　英語の「看護する」という言葉，すなわち動詞の "nurse" のもともとの意味（原義）は，「養うこと」であるといいます．そこから，「(子どもの)世話をする」，「授乳する」などの意味が生まれ，さらには「(病人を)看病する」という，"nurse" という言葉で私たちが一般的にイメージする意味が出てきます．
　「看護する nurse」をこのようにとらえれば，生まれ落ちたすべての人間はその生を全うするために，「看護」を必要とするといえるでしょう．

(2) 『看護覚え書』序文の意味すること
　ナイチンゲールは，その著書『看護覚え書』（Notes on Nursing : What It Is and What It Is Not, 1860. 改訂版）の序文で次のように述べています．

> 　この覚え書は，看護の考え方と法則を述べて看護婦が自分で看護を学べるようにしようとしたものでは決してないし，ましてや看護婦に看護をすることを教えるための手引書でもない．これは他人（ひと）の健康について直接責任を負っている女性たちに，考え方のヒントを与えたいという，ただそれだけの目的で書かれたものである．英国では女性の誰もが，あるいは少なくともほとんどすべての女性が，一生のうちに何回かは，子供とか病人とか，とにかく誰かの健康上の責任を負うことになる．言い換えれば，女性は誰もが看護婦なのである．日々の健康上の知識や看護の知識は，つまり病気にかからないような，あるいは病気から回復できるような状態にからだを整えるための知識は，もっと重視されてよい．こうした知識は誰もが身につけておくべきものであって，それは専門家のみが身につけうる医学知識とははっきり区別されるものである．
> 　さて，女性は誰もが一生のうちにいつかは看護婦にならなくてはならないのであれば，すなわち，誰かの健康について責任をもたなければならないのであれば，ひとりひとりの女性がいかに看護するかを考えたその経験をひとつにまとめたものがあれば，どんなにか汲めどもつきない，またどんなにか価値のあるものになるであろうか[3]．（訳文のまま）

ナイチンゲールは「女性は誰もが一生のうちにいつかは看護婦にならなければならない」と述べましたが，男性にも育児休暇*2)が認められた現代においては，この部分は「すべての人は一生のうちにいつかは看護師にならなければならない」と書き換えられてしかるべきでしょう．

(3) 本質把握の難しさ

このように考えてみると，すべての人にとって，「看護」は必要，ということになります．しかも，ほとんどすべての人が，その一生のうちに「看護」を行うことがあるといえるでしょう．

同時に，「看護」はこのように人間の「生」の営みにとって欠くことができず，あまりに人間の生活に近いところにあるからこそ，その本質を把握することが難しいともいえるでしょう．

2 看護理論と「看護」の本質

2.1 看護理論は何のためにあるのか
──先駆者としてのナイチンゲール

「看護とは」という問いに対するさまざまな人の答えが看護理論であると先に述べました．また私たちは，看護の実践をとおして，その問いに対する答えを個人の限界の中で表現していくとも述べました．「看護とは」という問いを問い続けるということは，言い換えれば，自分なりの看護観を探求し続けることであるといえます．

(1) 専門職としての自律性を与える看護理論

しかし，すでに多くの先人たちが，その経験をとおして看護について探求してきました．私たちは，自分なりの看護観を見いだしていく際に，これら先人たちの看護理論や看護観に学び，そこから道しるべを得ることができます．

では，看護理論はなんのためにあるのでしょうか．**アン・マリネ＝トメイ**（Ann Marriner-Tomey）編著の『看護理論家とその業績』の冒頭では，看護理論を自分たちの実践を根拠づけるものとして，また専門職に自律性を与えるものとして位置づけています．そして理論は，「現象を記述し，説明し，予測し，制御することを通じて，実践の改善に必要な知識をもたらす」ものであるとしています[4]．

(2) 看護独自の知識体系の基盤確立

「看護」の営みは人類の歴史とともにあるといっても過言ではありません．しかし，それが学問としてまた科学的実践として位置づけられる試みが開始されたのは，今から約150年前，1850年代に入ってからのことです．

1856年にクリミア戦争*3)から帰還したナイチンゲールは，その後の約40年間に，「看護」についての膨大な著作を残しました．現時点で残されているものは，印刷された文献で約150点，手書き文献は，1万2000点とも2万点ともいわれています[5]．

そうした著作の中でナイチンゲールは，看護の知識を医学の知識とはっきり区別し，命のあり方，人間のあり方を土台として，人間がその生を健康的に営んでいくための条件を生活のあり方

---

*2) **育児休暇**
育児介護休業法に基づき，生後1年未満の子を養育する男女労働者に認められている休業．事業主は，労働者からこの申し出があった場合，原則として拒むことができない．

と結びつけ，看護独自の知識体系の基盤を確立しました．
　ナイチンゲールは，看護について次のように述べています．

> 　看護とは何か？　この二つの看護〔「病人の看護」と「健康の看護」〕はいずれも自然が健康を回復させたり健康を維持したりする，つまり自然が病気や傷害を予防したり癒したりするのに最も望ましい条件に生命をおくことである[7]．
> 　私には他によい言葉がないので看護という言葉を使う．看護とはこれまで，せいぜい与薬とかパップを貼ること程度の意味に限られてきている．しかし，看護とは，新鮮な空気，陽光，暖かさ，清潔さ，静かさを適切に保ち，食事を適切に選択し管理すること——こういったことのすべてを，患者の生命力の消耗を最小にするよう整えることを意味すべきである[8]．

(3) 実践を根拠づけるための理論

　このようなナイチンゲールの先駆的努力によって，「看護」という行為の本質が明らかにされ，「看護」の実践を導く理論的枠組み，すなわち「看護理論」が登場しました．またそれによって，ナイチンゲールは，その後の専門職としての「看護」の発展の礎を築きました．
　「看護理論」は，私たちの実践を根拠づけるものであり，よりよい看護の実践を生み出すために，また専門職としての自律性を確保するためになくてはならないものといえるでしょう．

2.2　ナイチンゲールの看護観とその思想性

(1) 根底にあるヒューマニスティックな人間観

　ところで，前述したナイチンゲールの「看護」に対する考え方には，ナイチンゲールの生い立ちや当時の時代状況が色濃く反映していることが，その伝記等から推測できます[9][10]．
　ナイチンゲールは，イギリスの上流階級の令嬢として何不自由なく育ちました．しかしながら，利発で豊かな感受性を持ったナイチンゲールは，幼いころより世の中の弱者・貧しい人々に心を寄せていました（図2-2）．
　こうしたナイチンゲールが「看護」の道に突き進んでいった背景には，飢えと重労働，不潔と病気がまん延していた産業革命[*4]後のイギリスの社会的背景がありました[11]．ナイチンゲールは次のように書いています．

[*3] **クリミア戦争（1853〜1856）**
世界的な領土拡大競争が続く中，ロシアが温暖な南方への領土拡大をねらい，オスマン帝国内に侵攻，1853年オスマン帝国領内の聖地エルサレムの管理権をめぐってロシア・オスマン両国が開戦した．イギリスは自国の植民地インドへつながる道をロシアに断たれることをよしとせず，それぞれに政治的思惑をもつフランス・サルディーニャ（イタリア北西部の王国）と連合し，オスマン帝国に味方し，主にクリミア半島を中心にロシアと戦った．1856年，パリで講和条約が締結された．この戦争で，イギリス軍はコレラのまん延により思わぬ苦戦を強いられた．歴史上初めての従軍記者ラッセル氏から「タイムズ」誌に寄せられる戦地の報告を読み，ナイチンゲールは自ら看護師団を率いて従軍，黒海沿岸のスクタリの兵舎病院に赴いた．ナイチンゲールはそこで，看護の力により死亡率を劇的に低下させるなど多大の功績をあげ，伝説的な人物となった[6]．

[*4] **産業革命**
1770年代から1830年代にかけてイギリスで典型的にみられ，19世紀末までに主要工業国が経験した生産技術の急激な発展と，それに伴う社会・経済上の大変革．産業革命の結果，農業社会から資本主義的工業社会への劇的な変化がもたらされた．同時に人口の増加とその都市集中がおこり，そこでは劣悪な労働条件，スラム化した生活環境，種々の公害などの社会問題が発生した．

> 私の心は人びとの苦しみを思うと真っ暗になり，それが四六時中，前から後ろから，私に付き纏（まと）って離れない．まったく片寄った見方かもしれないが，私にはもう他のことは何も考えられない．詩人たちが謳（うた）い上げるこの世の栄光も，私にはすべて偽（いつわ）りとしか思えない．眼に映る人びとは皆，不安や貧困や病気に蝕（むしば）まれている[12]．

ここには，他者の苦しみを自己の苦しみとして受け止めるナイチンゲールの篤い共感心があふれています．そしてさらに踏み込めば，「この世に生を受けた人は，すべて同じ幸福を味わう権利がある」という「基本的人権」の思想にもつながるヒューマニスティックな人間観をそこにみることができます．

ナイチンゲールの看護観の根底には，このような彼女自身の人間観が横たわっているということができるでしょう．

(2) 深い人間愛に裏づけられた思想

ナイチンゲールの看護に関する思想はきわめて実践的，現実的であるという特徴を持ちますが，他方それが，こうした人間愛に深く裏づけられたものであるということは見過ごすことはできないでしょう．

金井は，「ナイチンゲールは，その時代の社会病理現象を，〈人々に健康のあるべき姿を示すこと〉で救おうとしたのです．（中略）まことに静かに世に溢れる女性たちの力を使って，人間の幸福を実現させようとしたところに，『看護覚え書』の際立った思想性があるように思えます」[13] と述べていますが，ナイチンゲールの「看護理論」の根底には，当時の社会を変革しようとするナイチンゲールの深い人間愛に裏づけられた思想性があるといえるでしょう．

このように，「看護理論」の根底には，人間をどのように見るかという人間観があるといえます．人間観とは，広い意味での哲学といえるものです．「看護とは何か」という問いへの答えを見いだすということは，人間に対するその看護者独自の視点があって，はじめてなし得ることといえるでしょう．

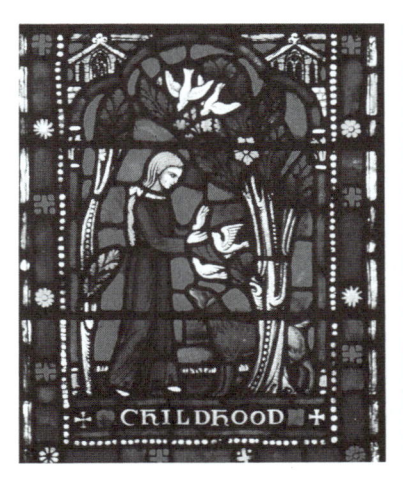

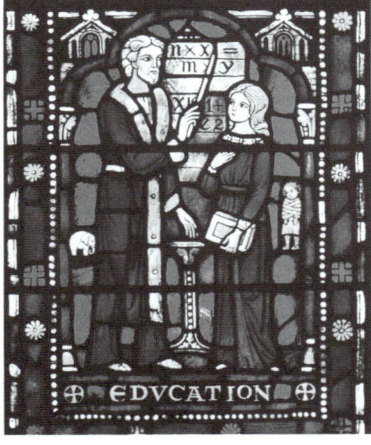

図 2-2　ワシントン大聖堂のステンドグラスに描かれたナイチンゲール
傷ついた小鳥を世話する少女時代のナイチンゲール（左）と父から教えを受けている姿（右）が描かれている

3 ナイチンゲール以後
——アメリカにおける看護理論の発展

ところで，ナイチンゲール以後の看護理論の発展はどのようだったでしょうか．残念ながら，ナイチンゲールがその代表的な著作『看護覚え書』を出版してから，次の看護理論の登場を見るまでには，約100年を待たねばなりませんでした．

1950年代に入って，看護理論はアメリカで盛んに開発されるようになりました．「看護」を学問として，また科学的実践として確立するための，熱意あふれる努力が再び開始されたのです．

3.1 「人間関係の過程」としての看護理論の発展

まず1952年に，ヒルデガード・E・ペプロウ（Hildegard E. Peplau）が『人間関係の看護論』（Interpersonal relations in Nursing）[14]を発表し，アメリカにおける看護理論発展の口火を切りました．ペプロウは，看護を「有意義で治療的な対人関係である」と定義し，「人間関係の過程」を看護の核心として位置づけました[*5]．

ペプロウのこうした考えは，アイダ・ジーン・オーランド（Ida Jean Orlando），アーネスティン・ウィーデンバック（Ernestine Wiedenbach），ジョイス・トラベルビー（Joyce Travelbee）など，さまざまな看護理論家に影響を及ぼしました．そしてその結果，人間関係を看護の中核にすえた数々の看護理論[16][17][18]が生み出されました．これらの理論は，看護実践の本質を人間関係の展開におくことから，心理学や精神医学など，人間の心理や精神に焦点をあてた他分野の学問の成果を取り入れて成り立っている点に特徴があるといえます．

「人間関係の過程」を看護の中核に位置づけるこうした考えは，看護の理論と実践において，今日なお有効です．そして，看護に対する考え方の基礎のひとつを形成しています[19]．

3.2 看護独自の機能の明確化

一方，ナイチンゲールの生活に対する考え方から影響を受け，生活に働きかけるものとして看護を位置づけ，看護の独自な機能を抽出した看護理論も多数発表されました．

(1) ヘンダーソンの基本的ニード

中でも，ヴァージニア・ヘンダーソン（Virginia Henderson）は，看護ケアの構成要素をなす患者の基本的ニードとして，①呼吸，②食事，③排泄，④運動，⑤休息と睡眠，⑥適切な衣服，⑦体温，⑧身体の清潔と皮膚の保護，⑨安全な環境，⑩コミュニケーション，⑪信仰，⑫仕事，⑬遊び，⑭学習という**14の基本的ニード**を明らかにしました（表2-1）．

また，そのうえで看護の役割を，①患者の代理人，②患者の援助者，③患者のパートナーとい

[*5] **ペプロウの看護論**
精神医学者サリヴァン（Harry Stuck Sullivan 1892 - 1949）の影響を強く受けて成り立っているといわれている．サリヴァンは，精神医学を対人関係の学として定義し，人格形成における社会・文化的要因を重視した．特に不安を人格形成の根本となる概念として位置づけ，人間は心理的な安定を追求するものであり，そこに自己体系（self system）が生じるとした[15]．このようなサリヴァンの対人関係理論に影響を受けたペプロウの理論は，人間の体験における不安という要素を重視し，対人関係をとおして患者の不安を軽減し，人格の成熟に向けて援助するという，看護の心理療法的な役割を概念化した．

う3つのレベルで明らかにしました[20]．ヘンダーソンの理論は，看護独自の機能を明確にした点で，その後の看護の専門職としての自律性の確保に多大な貢献をしました．

ヘンダーソンは，看護の独自な機能について次のように述べています．

> 看護婦の独自な機能は，病人であれ，健康人であれ，各人が健康あるいは健康の回復（あるいは平和な死）に資するような行動を行うことを助けることである．その人が必要なだけの体力と意志力と知識とを持っていれば，それらの行動は他者の援助を得なくても可能であろう．この援助は，その人ができるだけ早く自立できるようにしむけるやり方で行う[21]．（訳文のまま）

表2-1　ヘンダーソンの基本的看護の構成要素

訳　文	英　文
1．患者の呼吸を助ける．	1. Helping patient with respiration
2．患者の飲食を助ける．	2. Helping patient with eating and drinking
3．患者の排泄を助ける．	3. Helping patient with elimination
4．歩行時および坐位，臥位に際して患者が望ましい体位を保持するよう援助する．また患者がひとつの体位からほかの体位へと身体を動かすのを助ける．	4. Helping patient maintain desirable posture in walking, sitting, and lying : and helping him with moving from one position to another
5．患者の休息と睡眠を助ける．	5. Helping patient rest and sleep
6．患者が衣類を選択し，着たり脱いだりするのを助ける．	6. Helping patient with selection of clothing, with dressing and undressing
7．患者が体温を正常範囲に保つのを助ける．	7. Helping patient maintain body temperature within normal range
8．患者が身体を清潔に保ち，身だしなみよく，また皮膚を保護するのを助ける．	8. Helping patient keep body clean and well groomed and protect integument
9．患者が環境の危険を避けるのを助ける．また感染や暴力など，特定の患者がもたらすかもしれない危険から他の者を守る．	9. Helping patient avoid dangers in the environment ; and protecting others from any potential danger from the patient, such as infection or violence
10．患者が他者に意思を伝達し，自分の欲求や気持ちを表現するのを助ける．	10. Helping patient communicate with others——to ecpress his needs and feelings
11．患者が自分の信仰を実践する，あるいは自分の善悪の考え方に従って行動するのを助ける．	11. Helping patient practice his religion or conform to his concept of right and wrong
12．患者の生産的な活動，あるいは職業を助ける．	12. Helping patient with work, or productive occupation
13．患者のレクリエーション活動を助ける．	13. Helping patient with recreational activities
14．患者が学習するのを助ける．	14. Helping patient learn

（ヴァージニア・ヘンダーソン著，湯慎ます・小玉香津子訳（1995）看護の基本となるもの，p.31～32，日本看護協会出版会）

(2) 自助の概念で患者をとらえる

　ヘンダーソンの理論は，生理学や，心理学者**マズロー**（Abraham Maslow）の**階層的ニード論**[*6]などの影響を受け，人間をとらえる際に，生物学的，心理学的，社会学的，および精神的要素のすべての側面を考慮に入れている点に第一の特徴があるといえるでしょう（図2-3）．また，患者をとらえる際に，「自立を獲得するために支援を必要としている個人」とみなし，それによって看護に**自助**（self help）の概念を導入した点は，ヘンダーソンの大きな功績といえるでしょう．
　このようなヘンダーソンの理論は，21の看護問題を抽出した**フェイ・グレン・アブデラ**（Fay Glenn Abdellah）の看護理論[23]や，**ドロセア・E・オレム**（Dorothea E. Orem）のセルフケア不

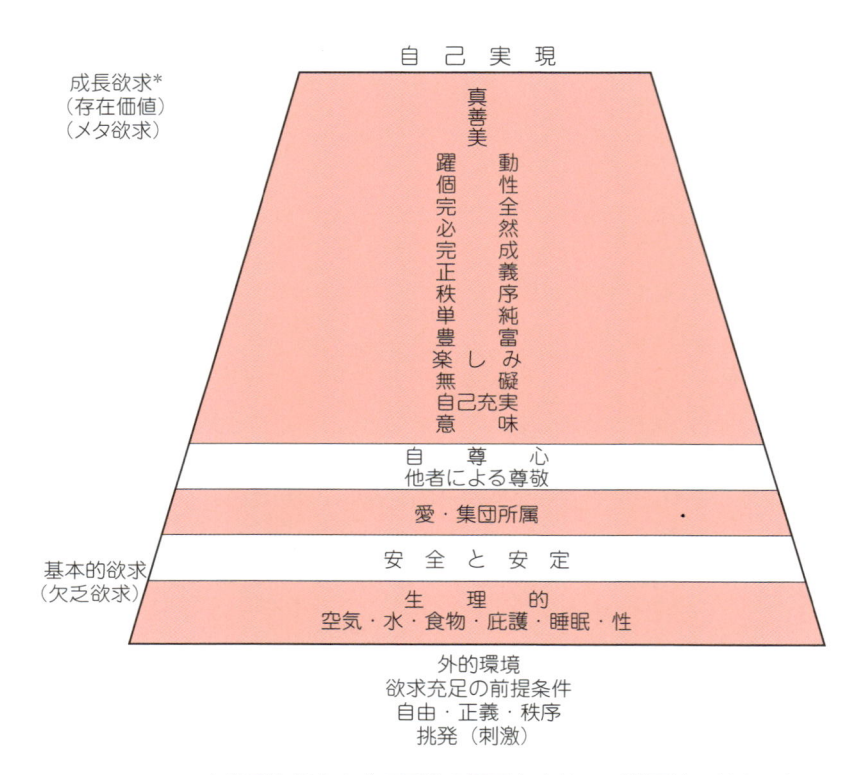

```
成長欲求*
（存在価値）
（メタ欲求）

          自 己 実 現
          真善美
          動性全然成義序純富み礙味
          躍個必完正秩単豊楽し無自己充実意
          
          自 尊 心
          他者による尊敬
          
          愛・集団所属
          
          安 全 と 安 定
          
          生 理 的
          空気・水・食物・庇護・睡眠・性

基本的欲求
（欠乏欲求）

外的環境
欲求充足の前提条件
自由・正義・秩序
挑発（刺激）
```

*成長欲求はすべて同等の重要さを持つ（階層的ではない）

図2-3　マズローのニードの序列
（フランク・ゴーブル著，小口忠彦監訳（1972）マズローの心理学，産能大学出版部）

[*6] **階層的ニード論**
　人間のニードは，①生理的ニード，②安全のニード，③所属感や愛情のニード，③社会的に評価されることへのニード，⑤自己実現のニードの5つの階層からなり，人間はその生存にとって最も重要なニードから充足するよう努め，しだいに高次のニードの充足を求めるとする理論[22]．

足理論[24]*[7] などにも影響を与えています．

3.3 新しい科学に依拠した看護理論

1970年代に入り，**マーサ・E・ロジャーズ**（Martha E. Rogers）の看護理論[26] に代表される，一般システム理論*[8]や電磁場理論*[9]などの新しい科学の成果を取り入れた看護理論も登場しました．

ロジャーズは，これらの理論の影響を受け，「**全体性**」という概念に着目し，「**ユニタリ・ヒューマン・ビーイングス**（unitary human beings）」という独自の人間に対する概念を提唱しました．

ロジャーズは，人間を，「独自の統合性を有し，部分の総和以上の，その総和とは異なる特性を示す統一体である」と定義し，「ユニタリ・ヒューマン・ビーイングス」と生命過程に密着したエネルギーの場としての環境に関する学説を打ち立てました[29]．

ロジャーズの理論は，**マーガレット・A・ニューマン**（Margaret A. Newman）[30] やジョイス・J・フィッツパトリック（Joyce J. Fitzpatrick）[31] などに影響を及ぼし，その後の新たな看護理論の発展を促しました．

さらに，他民族国家といわれるアメリカの実践を背景として，文化人類学などの人文科学の影響を受けた**マドレン・レイニンガー**（Madeleine Leininger）の看護理論[32][33]なども登場し，看護の実践のみならず研究領域にも多くの影響を与えました．

3.4 現象学が与えた看護理論への影響

(1) 「気づかい」が看護実践の本質

また最近では，**パトリシア・ベナー**（Patricia Benner）の看護理論に代表されるような，哲学の学派の一つである現象学の影響を受けた看護理論[34][35]も発表されるようになり，看護の実践や研究に大きな影響を与えるようになってきています．

---

*[7] **セルフケア不足理論**
オレムは，セルフケア（self care）を人間のニードとしてとらえ，「セルフケアとは，個人が生命，健康，および安寧を維持するために自分自身で開始し，遂行する諸活動の実践である」と定義している．オレムは，人間は健康であれば自分でも気づかないうちにセルフケアを行っているが，病気や障害などなんらかの理由で，セルフケアのニードに対し，セルフケアを充足する能力に不足が生じたときに，看護が必要となってくるとした．そのうえで，「セルフケア不足理論」という一般理論を明らかにした[25]．

*[8] **一般システム理論**
第二次世界大戦以後，フォン・ベルタランフィ（von Bertalanffy）によって提唱された「全体性」を基本概念とする総合科学の理論（von Bertalanffy, L.（1968）：General system theory, Foundation,development,applications. Geore Braziller.）．部分と全体との関係を一つのシステムとして捉え，自然科学，社会科学の枠を超えて，総合科学に共通する統一的なモデルを提唱した[27]．

*[9] **電磁場理論**
バー（Burr）とノースロップ（Northrop）によって唱えられた電気力学的場に関する理論．電気力学的場のパターンとオルガニゼーションの概念が提唱され，生体の活動は，全体性，オーガニゼーション，連続性を保っているとされた[28]．

ベナーは，「**気づかい（ケアリング caring）**[*10)]」を看護実践の本質とし，**マルティン・ハイデガー（Martin Heidegger 1889-1976）の現象学的存在論**（Part2 第5章Ⅱ参照）に基づき，「気づかい（ケアリング）」を中核概念とする現象学的な看護理論を生み出しました．

　ベナーは，気づかい（ケアリング）を「人がなんらかの出来事や他者，計画，物ごとを大事に思うということ」[36)]と定義し，「看護婦を看護婦たらしめるためには，単なるテクニックと科学的知識だけでは不十分であり，気づかいこそ，効果的な看護実践のよりどころである」と述べています[37)]．

　そして，気づかい（ケアリング）を看護における第一義的なものとする理由として，以下の3つをあげています[38)]．

① ある人にとって何が大事と思われるのかを決めるのが気づかいであるから．
② 実践を可能にする条件になっているから．
③ 援助を与えたり受け取ったりすることの可能性を設定するものであるから．

(2) 人間をいかにとらえるか

　このほかにも，ロジャーズの看護理論と実存的現象学を統合した**ローズマリー・リゾ・パースィ（Rosemarie Rizzo Parse）の看護理論**[39)]や，レイニンガーの看護理論を実存的現象学の影響のもとに拡大発展させた**ジーン・ワトソン（Jean Watson）の看護理論**[40)]なども登場し，独自の発展を遂げています．

　このように，さまざまな学問分野の考え方が，看護理論の中に取り入れられ，その基礎を形成していることがわかります．看護学は学際的な学問であるといわれますが，看護の対象となる「人間」をどのようにとらえるかによって，そのよって立つ学問にも違いが出てきます．ひいては，どのように対象にアプローチするかにも違いが出てくるといえるでしょう．

[*10)] **気づかい（ケアリング caring）**
　　　ベナーの「気づかい（ケアリング caring）」という概念は，ハイデガーの「気づかい Sorge」という概念に依拠している．ハイデガーは，「現存在」としての人間存在を規定するものとして，「気づかい Sorge」と「時間性 Zeitlichkeit」をあげた．さらにハイデガーは，「環境世界」における事物に対する「気づかい」を「配慮 besorgen」とし，「共世界」における他者に対する「気づかい」を「顧慮 fürsorge」として，両者を区別した．
　　　「気づかい」としての人間存在と，他の存在者との関係は，他の存在者は「気づかい」がなくては存在者として規定されず，「気づかい」は関心の対象としての他の存在者がすでに現れているのでなければ，自分自身を認めることができないという関係になっている．この点で，他の存在者と「気づかい」は，相互にその存在意味を証明し合うような関係であり，このことが「気づかい」の存在論的性格であり，かつ存在の意味を規定する原理であるとした．
　　　（Heidegger,M.,原佑・渡辺二郎訳（1927/1996）存在と時間，中公バックス世界の名著 74, p.155-332, 中央公論社.）

4 看護理論の根拠となる人間観・科学観と倫理

4.1 人間観・科学観によって異なる看護の機能

　ここまでに述べたようなさまざまな理論はすべて,「看護」の専門職としての自律を促し,同時にそれを科学的なものとすることで,実践の質を向上させようという目的のもとに開発されている点は共通しています.とはいえ一方で,それぞれの理論の基盤となる人間観や科学観によって,その焦点とするところや,それぞれの理論が示す具体的な看護の機能は,相互に大変異なったものとなっていることも事実です.

　「看護」を科学的実践とする努力はナイチンゲール以来続いているといえますが,「科学とは何か」という問い自体も,同時に探求されなければならないといえるでしょう[41].そうでなければ,「看護」を「科学」とするという行為自体も,「科学」に対する理解の仕方によって大いに異なったものとなってしまうからです.

　「人間とは」という問い,すなわち,人間をどのようにとらえるかという問いにおいても同じことがいえるでしょう.看護の本質を何に見るかは,その対象である人間をどのようにとらえるかに規定されてきます.また,人間をどのようにとらえるかによって,人間への歩み寄り方にも違いが生じてくるといえます.

4.2 看護理論と倫理

　現在は,「人間」「科学」「看護」に関するさまざまな理論的見解が混在している状況であるといえるでしょう.そうした中で,「理論とはなにか」という,「理論そのものについても考えてみよう」という「理論のメタ分析」といわれる研究も行われてきています.

　ディコフ（Dickoff, J.）らは,理論には,「記述的理論（descriptive theory）」,「説明的理論（explanatory theory）」,「予測可能理論（predictable theory）」,「規定理論（prescriptive theory）」の4つの段階があるとし,看護などの実践科学の理論は,あるべき方向性を指し示す「規定理論」を開発することが重要であるとしています[42].

　「あるべき方向性」,つまり看護のめざすべき方向性を指し示すということは,そこになんらかの価値観が前提としてあることを意味します.「看護は実践行為であるという特徴を持つ」と前に述べましたが,看護が人間に対する実践行為である以上,個人的な実践においても,学問的な探求においても,なんらかの価値観と無縁であることは難しいといえるでしょう.

　こうした看護の本来的な性質から,看護はまた,個人の価値観・道徳観など倫理の問題とも深いつながりを持つことになります.

4.3 看護倫理の根幹をなすものとは

　アン・デイビス（Ann J. Davis）は,「看護は道徳的アートである」とし,「ケアリングの倫理は看護の道徳的基盤である」と述べています.つまり,私たちの行うケアリングは,他者に対する尊敬・尊重に負うところが大きく,このような他者尊重を根底に持つケアリングこそ,**看護倫理**の根幹をなすものであると主張しています[43]（Part3 第7章参照）.

　看護実践の場においては,私たち個人の価値観やそれに基づく判断が,患者ケアに大きな影響

を及ぼします．したがって，実践行為としての看護というものを考えていくうえで，倫理の問題もまた，私たちが避けては通れない重要な主題であるといえるでしょう．

　国際看護師協会（International Council of Nurses；ICN）は，1953年に看護師の倫理綱領を提起し，その後何回かの改訂を経て，現在は，2012年に改訂された「ICN看護師の倫理綱領」（The ICN Code of Ethics for Nurses）が国際的な看護師の倫理規範として示されています（表2-2）．

表2-2　ICN看護師の倫理綱領

前　文

　看護師には4つの基本的責任がある．すなわち，健康を増進し，疾病を予防し，健康を回復し，苦痛を緩和することである．看護のニーズはあらゆる人々に普遍的である．

　看護には，文化的権利，生存と選択の権利，尊厳を保つ権利，そして敬意のこもった対応を受ける権利などの人権を尊重することが，その本質として備わっている．看護ケアは，年齢，皮膚の色，信条，文化，障害や疾病，ジェンダー，性的指向，国籍，政治，人種，社会的地位を尊重するものであり，これらを理由に制約されるものではない．

　看護師は，個人，家族，地域社会にヘルスサービスを提供し，自己が提供するサービスと関連グループが提供するサービスの調整をはかる．

倫理綱領

　「ICN看護師の倫理綱領」には，4つの基本領域が設けられており，それぞれにおいて倫理的行為の基準が示されている．

倫理綱領の基本領域

1　看護師と人々
- 看護師の専門職としての第一義的な責任は，看護を必要とする人々に対して存在する．
- 看護師は，看護を提供するに際し，個人，家族および地域社会の人権，価値観，習慣および信仰が尊重されるような環境の実現を促す．
- 看護師は，個人がケアや治療に同意する上で，正確で十分な情報を，最適な時期に，文化に適した方法で確実に得られるようにする．
- 看護師は，個人情報を守秘し，これを共有する場合には適切な判断に基づいて行う．
- 看護師は，一般社会の人々，とくに弱い立場にある人々の健康上のニーズおよび社会的ニーズを満たすための行動を起こし，支援する責任を社会と分かち合う．
- 看護師は，資源配分および保健医療，社会的・経済的サービスへのアクセスにおいて，公平性と社会正義を擁護する．
- 看護師は，尊敬の念をもって人々に応え，思いやりや信頼性，高潔さを示し，専門職としての価値を自ら体現する．

2　看護師と実践
- 看護師は，看護実践および，継続的学習による能力の維持に関して，個人として責任と責務を有する．
- 看護師は，自己の健康を維持し，ケアを提供する能力が損なわれないようにする．
- 看護師は，責任を引き受け，または他へ委譲する場合，自己および相手の能力を正しく判断する．
- 看護師はいかなるときも，看護専門職の信望を高めて社会の信頼を得るように，個人としての品行を常に高く維持する．
- 看護師は，ケアを提供する際に，テクノロジーと科学の進歩が人々の安全，尊厳および権利を脅

かすことなく，これらと共存することを保証する．
- 看護師は，倫理的行動と率直な対話の促進につながる実践文化を育み，守る．

3　看護師と看護専門職
- 看護師は，看護実践，看護管理，看護研究および看護教育の望ましい基準を設定し実施することに主要な役割を果たす．
- 看護師は，エビデンスに基づく看護の実践を支援するよう，研究に基づく知識の構築に努める．
- 看護師は，専門職の価値の中核を発展させ維持することに，積極的に取り組む．
- 看護師は，その専門職組織を通じて活動することにより，看護の領域で，働きやすい労働環境をつくり出し，安全で正当な社会的経済的労働条件を維持する．
- 看護師は，自然環境が健康に及ぼす影響を認識し，実践において自然環境の保護と維持を図る．
- 看護師は，倫理的な組織環境に貢献し，非倫理的な実践や状況に対して異議を唱える．

4　看護師と協働者
- 看護師は，看護および他分野の協働者と協力的で相互を尊重する関係を維持する．
- 看護師は，個人，家族および地域社会の健康が協働者あるいは他の者によって危険にさらされているときは，それらの人々や地域社会を安全に保護するために適切な対応を図る．
- 看護師は，協働者がより倫理的な行動をとることができるように支援し，適切な対応を図る．

訳注：この文書中の「看護師」とは，原文では nurses であり，訳文では表記の煩雑さを避けるために「看護師」という訳語を当てるが，免許を有する看護職すべてを指す．

（2013年，日本看護協会訳）

Copyright © 2012 by ICN-International Council of Nurses, 3, Place Jean-Marteau, 1201 Geneva (Switzerland)

ISBN: 978-92-95094-95-6

5 看護と哲学

5.1 看護実践の質を向上させ，看護観を鍛えてくれる哲学

さて，以上述べてきたような，「人間とは」「科学とは」「理論とは」「倫理とは」という問いを探求するということは，すなわち，人間のものの考え方（認識）やあり方（存在）の根本を問う「哲学」の領域に属することです．

学問としての「看護」の歴史はまだ始まったばかりともいえますが，私たちは学問としての「看護」を発展させていくうえでも，看護の実践の質を向上させるうえでも，そして，自分自身の看護観を鍛えるうえでも，「哲学」から多くを学ぶべきといえるでしょう．

突きつめれば，**看護を探求する**ということは，すなわち，「**哲学する**」ことに通じる行為であるといっても過言ではないでしょう．

5.2 学び，模索し，見いだしていく

「看護とは」という問いに対する，さまざまな人の答えが看護理論であるといえます．本章では，私たちは，日常の看護の実践をとおして，その問いに対する答えを個人の限界の中で表現していくと述べました．また，「看護とは」という問いを問い続けるということは，言い換えれば，自分なりの看護観を探求し続けることであり，それは突きつめれば哲学的行為であるとも述べました．

その答えは，看護理論に学びつつ，実践をとおしてそれぞれの人が自分で模索し見いだしていくものであり，すべての看護する者が生涯をかけて探求していく価値ある問いといえるでしょう．

ナイチンゲールも，先に引用した『看護覚え書』の序文の最後を次の言葉で締めくくっています．

> 私は，女性たちにいかに看護するかを教えようとは思っていない．むしろ彼女たちに自分で学んでもらいたいと願っている．そのような目的のもとに，私はあえてここにいくつかのヒントを述べてみた[44]．

まとめ

　人の一生，「生・老・病・死」のすべての過程に看護は付き添います．「看護とは」という問いには，人間にとっての「生・老・病・死」という体験の意味を問うことが含まれます．これは古今東西の哲学者が問うてきた問いそのものです．看護は人間の「生」の営みに欠くことができず，であるからこそ，その本質をつかむことが難しいといえます．

　近代看護の創始者ナイチンゲールは，看護独自の知識体系の基盤を確立しました．ナイチンゲールの看護理論の根底には彼女の人間愛に裏づけられた思想性があるといえます．「看護とは何か」という問いへの答えを見いだすことは，人間に対するその看護者独自の視点があって，はじめてなし得ることといえます．

　今日さまざまな学問分野の成果を取り入れた看護理論が多数開発されています．しかし，それぞれの理論が基盤とする人間観や科学観によって，その理論が示す看護の機能は異なっています．一方「看護」は実践行為であり，看護について考えるうえで，「倫理」の問題は重要な主題となっています．

　「人間」「科学」「理論」「倫理」について問うことは，人間のものの考え方（認識）やあり方（存在）の根本を問う哲学の領域に属することです．学問としての「看護」を発展させていくうえでも，看護の実践の質を向上させるうえでも，自分自身の看護観を鍛えるうえでも，私たちは「哲学」から多くを学ぶべきといえるでしょう．

[学習課題]

□これまでの自分の経験をとおして，「看護とは」という問いに対する現在のあなたの考えをまとめてみましょう．
□人間の「生・老・病・死」について，哲学はどのような考えを展開してきたのか探求していきましょう．
□看護理論の根拠となる人間観や科学観の変遷について調べてみましょう．
□「看護」と「哲学」のかかわりについて，「人を援助するということ」「人から援助を受けるということ」「自分の看護観を持つということ」などの観点から，ディスカッションしてみましょう．

キーワード

看護理論　看護観　生・老・病・死　実践行為　人間関係の看護論　看護独自の機能　基本的ニード　自助（self help）　セルフケア　全体性　現象学　気づかい（ケアリング）　人間観　科学観　倫理　価値観　道徳観　看護倫理

引用文献

1) フローレンス・ナイチンゲール著，湯槇ます監修，薄井坦子，小玉香津子，田村真，金子道子，鳥海美恵子，小南吉彦編訳（1872～1900/1977）ナイチンゲール著作集，第3巻，看護婦と見習生への書簡，p. 435，現代社．
2) 前掲1），p. 266.
3) フローレンス・ナイチンゲール著，湯槇ます，薄井坦子，小玉香津子，田村真，小南吉彦訳（1860/1983）看護覚え書，第4版，I‐II，現代社．
4) Ann Marrier‐Tomey: Nursing Theorists and Their Work, Third Edition, Mosby‐Year Book，都留伸子監訳，池田明子，稲田八重子ほか訳（1994/1995）看護理論家とその業績，第2版，p. 2，医学書院．
5) 小玉香津子（1999）ナイチンゲール　人と思想，p. 122-177，清水書院．
6) 金井一薫（1993）ナイチンゲール看護論・入門，p. 262，現代社．
7) フローレンス・ナイチンゲール著，湯槇ます監修，薄井坦子，小玉香津子，田村真，金子道子，鳥海美恵子，小南吉彦編訳（1893/1974）ナイチンゲール著作集，第2巻，病人の看護と健康を守る看護，p. 128，現代社．
8) フローレンス・ナイチンゲール著，湯槇ます，薄井坦子，小玉香津子，田村真，小南吉彦訳（1983）看護覚え書，第4版，p. 2-3，現代社．
9) セシル・ウーダム‐スミス著，武山満智子，小南吉彦訳（1981）フローレンス・ナイチンゲールの生涯，現代社．
10) サー・エドワード・クック著，中村妙子，友枝久美子訳（1994）ナイチンゲール——その生涯と思想，全3巻，時空出版．
11) 前掲6），p. 214.
12) 前掲9），p. 62.
13) 前掲6），p. 278-279.
14) Peplau, H. E.，稲田八重子ほか訳（1952/1973）人間関係の看護論，医学書院．
15) Sullivan, H. S.，中井久夫，山口隆訳（1974/1976）現代精神医学の概念，みすず書房．
16) Orlando, I. J.，稲田八重子訳（1961/1964）看護の探求——ダイナミックな人間関係を基にした方法，メヂカルフレンド社．
17) Wiedenbach. E.，外口玉子，池田明子訳（1964/1969）臨床看護の本質——患者援助の技術，現代社．
18) Travelbee, J.，長谷川浩，藤枝知子訳（1971/1974）人間対人間の看護，医学書院．
19) ライト州立大学看護理論検討グループ著，南裕子，野嶋佐由美訳（1980/1982）看護理論集——看護過程に焦点をあてて，p.109，日本看護協会出版会．
20) Henderson, V.，湯槇ます，小玉香津子訳（1966/1986）看護論，p. 16-17，日本看護協会出版会．
21) 同上，p. 7.
22) Maslow, A.，小口忠彦監訳（1954/1971）人間性の心理学，産業能率短大出版部．
23) Abdellah, F. G.，千野静香訳（1960/1963）患者中心の看護，医学書院．
24) Orem, D. E.，小野寺杜紀訳（1985/1988）オレム看護論，医学書院．
25) Orem, D. E.，小野寺杜紀訳（1991/1995）オレム看護論——看護実践における基本概念，第3版，p. 73-98，p. 149-182，医学書院．
26) Rogers, M. E.，樋口康子，中西睦子訳（1970/1979）ロジャーズ看護論，医学書院．
27) 池田央（1971）行動科学の方法，p. 22-23，東京大学出版会．
28) 前掲4），p. 212.
29) 前掲26），p. 47.
30) Newman, M. A.，手島恵訳（1986/1995）マーガレット・ニューマン看護論——拡張する意識としての健康，

医学書院.
31) Fitzpatrick, J.（1989）A life perspective rhythm model, In Fitzpatrick, J. & Whall, A. Eds., Conceptual models of nursing: Analysis and application（2nd ed.）, Appleton & Lange.
32) Leininger, M.（1978）Transcultural nursing concepts, theories and practice, John Wiley & Sons.
33) Leininger, M., 稲岡文昭監訳（1991/1995）レイニンガー看護論——文化ケアの普遍性と多様性，医学書院.
34) Benner, P., 井部俊子ほか訳（1984/1992）ベナー看護論——達人ナースの卓越性とパワー，医学書院.
35) Benner, P & Wrubel, j., 難波卓志訳（1988/1999）現象学的人間論と看護，医学書院.
36) 同上，p. 1.
37) 同上，p. 6.
38) 同上，p. 1 - 6.
39) Parse, R. R., 高橋照子訳（1981/1985）健康を-生きる-人間，現代社.
40) Watson, J. 稲岡文昭，稲岡光子訳（1985/1992），ワトソン看護論——人間科学とヒューマンケア，医学書院.
41) 前掲4），p. 27 - 36.
42) Dickoff, J., James, P & Wiedenbach, E.（1968）Theory in practice discipline, Part I. Practice oriented theory, 17（5）p. 415 - 435, Nursing Research.
43) Davis, A. J.Ethical（1992）Aspects of Human Caring，ヒューマンケアリングの倫理的側面，日本看護科学会誌，第 12 巻，第 4 号，p. 59 - 69, 1992.
44) 前掲3），Ⅱ.

Part 2

哲学の歴史と現在

第3章　哲学の起源とその人間理解
　　　　Ⅰ古代ギリシャ哲学の人間理解
　　　　Ⅱ古代ギリシャの医学思想
第4章　中世における人間の尊厳の思想
第5章　近代・現代哲学における人間理解
　　　　Ⅰ近代哲学における人間観
　　　　Ⅱ現代哲学における人間への問い
第6章　東洋哲学と人間理解

3

哲学の起源とその人間理解

[学習目標] I

- □ ソクラテス，プラトン，アリストテレスにおいて，人間が魂や徳や幸福の観点からどのように理解されているかを学ぶ．
- □ 3人の哲学者が説くような人間のよい生き方から，私たちがどのように生きるべきかの示唆を得る．

[学習目標] II

- □ 民族の原始的祖先が自然や世界や人間の不思議をどう解釈したか．
- □ 病気を身体の平衡の乱れととった，ヒポクラテスの考えの原点を知る．
- □ 人体に備わった自然治癒の働きに気づいた古代の医療思想がいかに現代に受け継がれているかを理解する．
- □ 熱と冷，湿と乾という対立した原理や人間の生命と宇宙との関係の考え方への認識を深める．
- □ ナイチンゲールの看護思想に息づくヒポクラテス主義を理解する．

I　古代ギリシャ哲学の人間理解

ソクラテス（Sōkratēs B.C.470/469-399）
知と徳と幸福とを一致させた哲学の祖

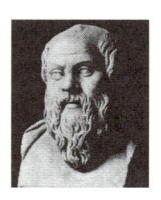

1 無知の知とはいったい何を意味するのか

1.1　フィロソフィアという言葉

　哲学（philosophy）という言葉はギリシャ語の**フィロソフィア**（philosophia）から出た言葉です．その意味は知恵（sophia）の愛求（philia）ということですから，短く直訳すれば**愛知**[*1]となります．しかし，知恵とは何でしょうか，愛し求めるとはどういうことでしょうか．このことについて古代ギリシャで最初に思索してフィロソフィアという言葉を自覚的に用い始めたのはアテナイの人ソクラテスでしたから，その意味では本当の哲学はソクラテスから始まるといってよいでしょう．

1.2　万物の根源は水である

　もっとも，普通に哲学史の本を見ますと，哲学はミレトスの人**タレス**（Thalēs B.C.624頃-546頃）から始まると書いてあります．これは，ソクラテスの弟子であるプラトンの，そのまた弟子であった**アリストテレス**が，哲学的見解の始まりをタレスに帰しているためなのです（『形而上学』983b）．

　タレス自身の直接の言葉はまったく残っていないのですが，アリストテレスはタレスの見解を要約して「万物の根源は水である」といったとしています．ここで大切なのは「水」という答えではありません．そこから万物が出てくるような自然の根源を探究しようとしたこと，しかもその根源を神話的宗教的にではなく，考える力のある人なら誰にもわかるという仕方で合理的に探究したこと，なのです．

[*1] **愛知**
本来は「愛知」という意味の言葉なのに，なぜ「哲学」と訳されるようになったのか．「哲学」という訳語は西周（にし あまね；1829－1897）が『百一新論』の中で用いたのが最初だといわれている．西周はより直訳的に「希賢学」「希哲学」とも訳している．「希」によって「愛求」の意味を，「賢」「哲」によって「知恵」の意味を表し，最後に学問だからということで「学」の文字をつけたのであろう．しかし，「希」の文字が落ちたほうの訳語が普及した．哲学という表現では愛し求めるという謙虚な姿勢は消えてしまい，知恵をすでに持っているのだという自惚れの印象が強くなってしまってはいないだろうか．

1.3 合理的に根源・原理を探究する思索

　アリストテレスの要約に従えば，哲学とは合理的な仕方で根源ないし原理（あるいは原因）を探究する思索だといえましょう（『形而上学』982a）．そこで，それを自然の領域で最初に行ったのがタレスであり，それを人間の領域で最初に行ったのがソクラテスであるということができるでしょう．

　ソクラテス以前にも人間や社会について論じた人はたくさんいたのですが，しかし，そのことを根源から論じた人はいませんでした．ソクラテスにおいて初めて，人間の知恵としての愛知が人間らしい生活の根源として主題になったのです．

1.4 デルフォイの神託

　ソクラテスは若いころは，それまでの自然哲学の研究に熱中したようです．しかし，しだいに人間の問題を論ずるようになりました．論ずるといっても，書物を書いたのではなく[*2)]，市民を相手に問答を繰り広げたのでした．

　当時のアテナイは民主政治でしたから，言論はかなりに自由だったのです．そのうちに，友人のカイレフォンという人物がアポロンの神を祭るデルフォイの神殿に行き，「ソクラテスより知恵のある者はいるか」というおうかがいを立てました．巫女の答えは，もちろん当時はアポロンの答えだと受け取られましたが，「いない」という答えでした．

　ソクラテスは，これを聞いてすっかりとまどってしまいました．自分が知恵があるなどとはまったく思っていなかったからです．しばらく逡巡したあと，彼は知恵があるという評判の人たちと問答してみることを思いつきました．

　自分より知恵のある人が見つかれば神託を反駁できると考えたのです．ところが，政治家であれ悲劇作家であれ，職人であれ，どんなに知恵の評判のある人でも，結局はソクラテスの問いに答えられなくなり，行きづまってしまったのでした．

1.5 知らないことは知らない

　そこでソクラテスはこう考えるようになります．

> 　私はこの人より知恵がある．なぜなら，私たちのどちらも善美のことがらは何も知っていないと思われるのに，この男は知らないのに何か知っているように思っているが，私は知らない通りに知らないと思っているからなのです．ですから，このちょっとした点で，つまり知らないことは知らないと思っている点で，私の方が知恵があることになるらしいのです．
> 　（『ソクラテスの弁明』21d，傍点引用者）

　ソクラテスがここで語っていることは一般に「無知の知」という言葉で要約されています．この場合の無知とは，むろん知恵がないということなのです．しかし，その知恵とは専門知識のこ

[*2)] **ソクラテスは著作しなかった**
　ソクラテスは著作を残さなかったので，業績や思想を知るためには，プラトンやクセノフォンなどの著作に頼らなければならない．プラトンの対話編に出てくるソクラテスは，必ずしも歴史上のソクラテスそのままではなさそうだが，一般に初期対話編のソクラテスは歴史上のソクラテスに近いとされている．以下の記述は主にプラトンの『ソクラテスの弁明』に依拠している．

とではありません．もしも法律解釈や作詩法や工芸技術について問答したのなら，そういうことに素人のソクラテスがかなうはずはありません．

1.6　善美のことがら

そうではなくて，ここでいわれているように，知恵とは「**善美のことがら**」(カロン・カガトン)[*3)]（kalon kagathon）についての知識のことなのです．「善美のことがら」というのはギリシャ語からの直訳です．日本語でも「善美をつくす」という言葉があるとおり，要は「立派なことがら」ということです．ただし，この文脈では「美」とは自然美や芸術美をいうのではなく，人間の行動の美しさをいうと理解すべきでしょう．

人間が人間らしい生活を送るためには，善悪の判断は欠かせません．善いとは何か，正しいとは何か，勇気とは何か，敬虔とは何か，こうしたことを知らなければ，人間の人間としての立派な生活は一日たりとも成り立たないでしょう．ですから，こうした善悪の知識こそは人間としての人間の生活の根源であるわけです．

1.7　知っているという思い込み

このような知識こそ，知恵と呼ばれるにふさわしいとソクラテスは考えているわけです．とすれば，これを知らないことは人間として恥ずべきことだと思われないでしょうか．ところが，ソクラテスは問答を通じて，多くの人々は，そして特に知恵があるという評判の人は，自分はそれを知っていると自惚れていながら実は知っていないということを，人前に暴露してしまったのです[*4)]．

ですから，彼らの無知とは単に知らないということではなく，本当は知らないのに，知っていると思い込んでいることなのです．つまり，彼らは自分が無知であることも知らないのです．これでは自分のありのままの姿を知っているとは到底いえないでしょう．ですから，知らないことはそのとおりに知らないとはっきり自覚する必要があり[*5)]，この自覚を「無知の知」と要約するわけです．

[*3)] 「**善美のことがら**」
　「善美のことがら」という言葉は正確には政治家についてだけ用いられており，作家や職人については専門以外の「他のことがら」とか「最も重要な他のことがら」という言葉が使われている．しかし，これらも「善美のことがら」をさしていると考えられる．

[*4)] **人前に暴露**
　ソクラテスは知恵があるという評判の人たち（すなわち社会の有力者）に恥をかかせたことになる．弁明の中で自分でも述懐しているように，有力者たちから憎まれるようになったことが裁判にかけられる一つの要因にもなった．ここではソクラテスの裁判について詳しくはふれられないが，ソクラテスは憎まれることを承知のうえで，いわば「アポロンの使徒」としてこのような「仕事」を続けたといえよう．

[*5)] **無知の自覚**
　ここで孔子の言葉が思い出される．孔子は弟子の子路に「これを知るをこれを知ると為し，知らざるを知らざると為せ．是れ知るなり」（『論語』為政篇）と説いている．

2 問答法は何をめざしているのか

2.1 知っている？ 知らない？

では，人々が無知だということはどのように知られるのでしょうか．それは彼らが問答の展開において矛盾したことをいうから，自己矛盾するからなのです．矛盾した考えを抱いているようでは知っている（知恵がある）とは，とうていいえないでしょう．

その人は，十分に考え尽くしてはいないのです．それなら，ソクラテス自身は十分に考え尽くして，自分のうちに無矛盾の見解を，したがって，その限りでの善悪の真理を持っていたのでしょうか．先の引用では彼は「私も知らない」と告白していました．これはそのとおりに受け取っていいのでしょうか．それとも，本当は知っているのに知らないふりをしているのでしょうか．

2.2 どちらがすぐれているか

しかしいずれにせよ，知らないことは，そのとおりに知らないと自覚しているほうが，知らないことを知っていると思い込んでいるよりもすぐれていることは確かです．

したがって，このような無知の自覚があるだけ，このちょっとした点だけで，ソクラテスは，ほかの誰よりもすぐれているわけです．

2.3 神託の真の意味

こうして，アポロンの神託の真の意味は次のように明らかになります．すなわち，人間のうちで最も知恵があるようにいわれたソクラテスでさえ，当の主題の内容について現実に知恵を持ってはおらず，単に知恵を持っていないと自覚しているというにすぎないのですから，現実に本当に知恵を持っているのは神のみということになるわけです．

そこで，人間においてあえて知恵ある者をいうとすれば，それは無知を自覚した者である，ということになります（『ソクラテスの弁明』23a-b）．

2.4 知恵を愛し求めよ

むろん，無知の知ですべてが終わるのではありません．自分が本来持つべきものが自分に欠けていることを自覚した者は，そのものを愛し求めるはずです．ですから，知恵がないことを自覚した者はその欠けている知恵を愛し求めることになるはずです．

これこそまさに，ソクラテスの意味での「愛知」であり，冒頭に述べた「哲学」の本来の意味なのです．そしてこの場合，愛知とは，人間としてできる限り「善美のことがら」についてよりよい判断ができるように常に努力し続けることなのです．求めつつある人間は，すでに持っている全能の神とは違いますから，どうしても「できる限り」「よりよい」「努力し続ける」という言葉を使うしかありません．こうして，「無知を自覚せよ」とはこのような意味での「愛知者になれ」という勧告であることが理解できるでしょう．

2.5 問答法は助産術である

しかし，「善美のことがら」についての知識である知恵は自らの思索によって追究すべきもので

あって，他人に言葉で教えてもらって覚えこめばよいというものではありません．なぜなら，これは単なる情報の知ではなく実践の知だからです．自分が本当に心底から納得[*6]したものでなければ，その知識ないし知恵は行動とはならないでしょう．

逆にいえば，知恵があるということは，その知恵のとおりに行動できるということであって，単に言葉でいえるというようなことではないのです．ですから，誰もが行っているように，人は善悪の問題では，人の行動からその人の本当の善悪の見解を察知するのです．決してその人の発言からではありません．

しかも，このことは実は，他人についてよりもまさに自分自身について厳しくなければならないことなのです．ソクラテスが自分の教えを（あったとしてですが）積極的に説かずに，自分の問答法を助産術と自称するわけは，まさにここにあったといってよいでしょう．

2.6　より矛盾のない考えをめざして

人はふつう自分に個人的に問いかけられ，そこで初めてまともに考えるようになるものです．ソクラテスは問答によって，他の人々が自分の力で考えるのを助けたわけです．市民の一人ひとりが矛盾を含む古い考えを捨て，より矛盾のない新しい考えを生み出すのを助けること，これこそが彼の終生の仕事となったのでした．

しかしそのためには，善悪をめぐる世のさまざまな見解（例えば「善とは快である」というような見解や，「正義とは強者の利益である」というような見解）をソクラテス自身が徹底的に考え尽くし，少なくともどこに矛盾があるかは，あらかじめ見抜いておかなければならなかったでしょう．ソクラテスが，自分なりの無矛盾の見解に到達していたかどうかはわかりませんが，しかし，このことだけでも相当な知恵者であったといえるのではないでしょうか．

2.7　知恵を愛することの言い換え

ところで，ソクラテスは，問答において絶えずアテナイの人々に次のように勧告し，言明してきたと自ら語っています．

> 世にも優れた人よ，君はアテナイという，知力[*7]においても武力においても最も偉大で最も評判の高い国の人でありながら，金銭をできるだけ多く自分のものにすることや評判や地位のことにばかり気をつかっていて，恥ずかしくはないのか．思慮や真実や魂をできるだけすぐれたものにするということには気もつかわず心配もしていないとは．
> （『ソクラテスの弁明』29d-e，傍点引用者）

つまり，私が歩きまわりながら行っていることは，ただ次のことだけなのです．すなわち，諸君のうちの若者にも年寄りにも，魂ができるだけすぐれたものになるようにと気をつかうべきであって，それより先にもしくはそれより熱心に身体や金銭のことを気にしてはならないと

[*6]　**心底から納得**
　　パスカルもまた『パンセ』の中で「人はたいてい他人のあたまのなかでできた理由によるよりも，自分自身で見いだした理由によっていっそうよく納得するものである」（断章10）といっている．

[*7]　**知力**
　　ここでは「武力」に合わせて「知力」と訳しておいたが，原語は「ソフィア」つまり「知恵」である．かなり皮肉がこめられているように思われる．

説くのであって，「金銭から徳が生じるのではなく，金銭その他のものが人間のために善いものとなるのは公的にも私的にも徳によってである」と言うのです．
（『ソクラテスの弁明』30a-b，傍点引用者）

これらの言葉を読みますと，「これらは無知の知を標榜するソクラテスの言葉とは思えない，なぜなら善悪についていろいろと断定しているではないか，自らの教えを積極的に説いているではないか」と思われるかもしれません．

2.8　何より愛知，徳を優先すべき

しかし，そうでしょうか．そうではなくて，これらの言葉はすべて，すでに述べた「愛知」ということの，知恵を愛するということの言い換えに過ぎないのです．つまり，「愛知」が「思慮や真実を気にかける」と言い換えられ，「魂をできるだけすぐれたものにする」と言い換えられ，「徳」と言い換えられているだけなのです．

そして，善悪の判断こそは人間の人間としての生活の根源であり，支えであることに思い至るならば，金銭や身体や評判や地位などよりも「愛知」ないしは「徳」をこそ優先[8]して気づかうべきなのだ，といっているのです．

2.9　倫理的判断力の主体としての魂

むろんソクラテスは，金銭や身体や評判や地位などを全然気にするなとか，そういうものは悪いものだとかいっているのではありません．例えば，金銭の問題と善悪の問題がからむときには，善悪の判断を優先し，金銭獲得[9]のことはこの判断に従属させよ，といっているのです．

なぜなら，金銭そのものは，それだけでは倫理的判断力の主体としての魂（こころ，あるいは人格）をよりよいものにしませんが，魂がよいものになればなるほど，すなわち善悪の判断を誤らないようになればなるほど，それだけ金銭はよりよいものになるからなのです．これは，ある意味では平凡な結論かもしれません．そのくらいのことは知っていると誰もがいうかもしれません．

しかし，その知っているとは，またしても言葉のうえだけのもので，実際の現場では忘れてしまっているかもしれない，と反省[10]してみることが必要なのではないでしょうか．だからこそ，ソクラテスの市民相手の問答の仕事は延々と続いたのです．

---

[8] 徳を優先
　儒教の古典の一つである『大学』にも同じように「徳は本なり，財は末なり」とある．ただし，これは民衆に語っているのではなく，為政者に語っているものである．

[9] 金銭獲得
　具体的にいえば，例えば，収賄事件では逆に善悪の判断よりも金銭獲得が優先されているわけである．

[10] 現場での反省
　すなわち一般論としては賛成するが，自分がかかわる特別な場合は例外にしてしまうということが絶えず起こり得る．それゆえ，いざというときが大事になる．夏目漱石の『こころ』の「先生」は，財産を乗っ取った叔父のことを念頭におきながら，人間はいざというときには善悪の判断を誤り悪人になるといい，しまいには自分もそういう一人であったことを認めざるを得なくなり，自殺してしまう．

3 ソクラテス自身の生き様は

3.1 命にかかわるときにも，まず問答

では，ソクラテス自身の生き様は，このような勧告をし続けた人にふさわしいものであったでしょうか．プラトンの報告を信ずる限り，「まさにしかり」というしかありません．ソクラテスは裁判にかけられて不当にも死刑の判決を受けます．友人たちは獄吏を買収し，脱獄させようと試みます[*11]．しかし，彼はこのような命にかかわるとき（まさに「いざ」というとき！）でさえ脱獄に誘った友人を引きとめて，そういうことをするのが善いことかどうか問答しよう，と腰を落ち着けてしまうのです．問答の結果，「それが善いことと決まればそのようにするが，善くないと決まればそうしない」と彼は言うのです．そしてこう付け加えます．

> 私は，今初めてではなく，いつもそうなのだが，自分のことに関しては，自分でよく考えてみて最善と思われる理法[*12] 以外どんなものにも従わないようにしているのだ．
> 大切にしなければならないのは，生きるということではなくて，よく生きるということである．
> （『クリトン』46b，48b，傍点引用者）

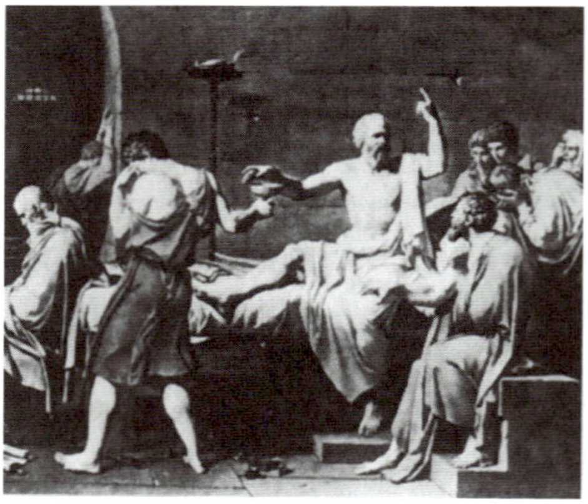

図 3-1
ソクラテスの刑死

3.2 言行一致，考え得る限りでの一貫した正しい生き方

こうしてソクラテスは，このような合意された一般原則（すなわち大前提）のもとに今の自分

[*11] 脱獄の可否
脱獄の可否をめぐる友人との問答の詳細についてはプラトンの短編『クリトン』を参照．もっとも『クリトン』についても『ソクラテスの弁明』と同様に事実としての発言を忠実に再現したものではなく，多少はプラトンの文飾が混じっていると思われる．

[*12] 理法
「理法」の原語はロゴス（logos）である．言論，結論と訳してもよいのだが，以下に述べるプラトンの魂の三分説の中の「理性」との関係からこのように訳しておく．

に降りかかっている個別の事態（すなわち小前提）について友人と問答し，検討し続けます．そして，彼はそこから導き出された結論（理法）に従い，脱獄を肯んじなかったのです．

　ソクラテスはまさに言行一致の人，人間に考え得る限りでの一貫した正しい生き方を身をもって示した人でした．自分が死刑になることを，不幸なことだとは思っていませんでした．もしも脱獄したなら，ソクラテスは命（生きる）は保持したかもしれませんが，魂のよさとしての徳（よく生きる）は失ったでしょう．彼にとって，そして彼の問答が示す限り，**徳の実現**（それは魂の出来事）こそが**人間の人間としての幸福**（それは魂の幸福）であったのです．

　ソクラテスにおいて，人間たる限りでのぎりぎりの知において，知と徳と幸福との一致が成しとげられたといえましょう．このことが弟子たちに，そして特にプラトンに大きな感銘と影響を与えたのはいうまでもありません．

プラトン（Platōn B.C.428-348）

真に幸福な国家の思想を提唱

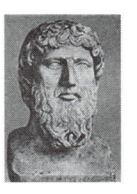

---

4 正しい国家のあり方，正しい人間のあり方とは

4.1　アカデメイアの開校と『国家』の執筆

　アテナイの貴族の家柄に生まれた**プラトン**は，最初は政治家を志しました．しかし，アテナイの民主政治は，しばしば衆愚政治や煽動政治や権力政治に陥りました．さらに，師のソクラテスは彼を理解できない民衆により裁判にかけられ刑死してしまいました．これらのことは，プラトンに政治を断念させる結果となり，最終的に哲学に転向したのです．

　プラトンは地中海沿岸各地を遊学しながら，誤った政治を正すためには，まず言論のうえで正義を（すなわち，正しい国家のあり方と正しい人間のあり方とを）示さなければならないと考えました[*13]．そして，そのことを二つの方法で果たそうとしました．一つはソクラテスを主人公とする大小さまざまな対話篇を執筆することで，もう一つは有為の人材を養成する学校を開くことでした．

　プラトンは，40歳のときにアテナイに帰国して**アカデメイア**[*14]という学園を開きました．次いで代表作『**国家**』を執筆します．この長い対話篇では，プラトンの分身である登場人物〈ソクラテス〉がプラトンの2人の兄である登場人物〈アデイマントス〉と〈グラウコン〉を相手に正義とその関連諸問題を延々と問答しています．その根本思想は，〈ソクラテス〉によって次のよう

---

*13) **言論のうえで正義を示す**
　　　ここで思い出されるのは，孔子が弟子の子路に「政治にたずさわることになったら何から手をつけますか」と聞かれて「必ずや名を正さんか」（『論語』子路篇）と答えていることである．孔子の，名と実の一致を求めるこの姿勢は，ソクラテスやプラトンの姿勢に通じるものがあると思われる．どちらも乱れた現実を概念的理想に引き上げ，それに一致させようとしている．

*14) **アカデメイア**
　　　この言葉は，英語のアカデミー（academy）の語源になっている．

に語られています.

> 哲学者たちが国々において王となるか，あるいは今日王とか権力者とか呼ばれている人々が本当にかつ充分に哲学するかして，政治権力と哲学とが一体化し，多くの人々がそのどちらかに別々に進んでいるという現状が強制的に妨げられるのでない限り，親愛なるグラウコンよ，国々にとっても，また人類にとっても，と私は思うが，禍の止むことはないのだ.
> （『国家』473d）

　これが有名な**哲人王**（哲学者＝支配者）**の思想**[*15]ですが，ここではそれに深入りすることはしません．また，哲学者に真理認識を保証する（プラトン思想の核心部分をなすとされる）イデア論にもふれることはできません．ここでは，この枠組の中で人間の魂ないしこころ[*16]がどのように把握され，どのような魂が正しいとされるのかだけを論じましょう．

　プラトンは国家は大きな魂で，魂は小さな国家だといって，両者の間に類比の関係を認めています．だからこそ，**魂**（psychē）の**話**（logos）である**心理学**（psychology）が国家論の中に描きこまれているのです．

4.2　魂には3つの部分がある

　プラトンは，**魂には3つの部分がある**と主張します．部分があることは次のように示されます．すなわち，ある単一のものは同時に反対の運動はできないが，そこに部分が存在するならば反対の運動が可能になるというのです．このことを前提として，魂は同時に反対の運動ができることから部分があるといえる，というのです．

(1) こころが分裂し，争っている状態が葛藤

　例えば，テストの前日に勉強しているとして，眠くなったとしましょう．そうするとこころの中で，眠いという気持と明日のためには眠ってはならないという反対の気持が同時に起こるでしょう．そうすると心は葛藤に巻き込まれます．葛藤があるということは，こころが分裂していて，分裂した部分同士で争っているということになります．そして，前者が勝てば眠ってしまうでしょうし，後者が勝てばなんとか頑張って起きているということになるわけです．ですから，これによってこころが少なくとも二つの部分からなるということがわかります．

(2) 欲望的部分，理性的部分，気概的部分

　眠いという気持は，自然に生じる非思惟的な部分ですから「**欲望的部分**」（epithymētikon）と名づけます．短く単に「**欲望**」といいましょう．眠るなと判断する部分は，自然には生じない思惟的な部分ですから「**理性的部分**」（logistikon）と名づけます．こちらも短く「**理性**」といいましょう．ところで，眠いのに眠るなと判断した場合には，この眠るなという判断に加勢する力がなくてはなりません．この力があってこそ，眠気に勝つことができるのです．そこで，この勝つことに向けられる心の第三の部分を「**気概的部分**」（thymoeides）と名づけます．これも同じように

---

*15) **哲人王の思想**
　この思想は，プラトンの真作とされる『第七書簡』（325a‒b）にも見られることから，歴史上のソクラテスの思想というよりは，登場人物〈ソクラテス〉によって語られるプラトン自身の思想だと思われる．

*16) **魂ないしこころ**
　以下，しばらくは「魂」といっても「こころ」と同じことだと理解されたい．

短く「**気概**」ということにしましょう．

(3) 欲望と理性のどちらにも味方し得る第三の部分，気概

　気概はこのように，もともと理性に加勢するものなのです．もっとも，気概が常に理性に加勢するのならば，気概と理性を区別する意味はありません．しかし，気概はときに欲望に味方することがあるのです．そこで先の例を続けて，うとうとしている自分を母親が叩き起こして，「明日テストでしょう，起きて頑張りなさい」といったとしましょう．子どもは怒って母親を撃退して眠り続けようとするかもしれません．あるいは，眠ってしまった自分自身に怒りを向け，母親の言葉に従おうとするかもしれません．目標が達成されないと怒るこの部分こそ，気概にほかなりません．

　気概は，前者では眠いという気持に味方していて，後者では眠るなという判断に味方しています．すなわち，この怒る部分は眠気に加勢して眠気を妨げる母親に勝とうとするか，理性的判断に加勢して眠気に負けている自分に勝とうとするかなのです．ですから，気概は他の二つのどちらの部分にも味方し得る第三の部分ということになるわけです．

　こうして，こころないし魂が欲望と理性と気概の三つの部分からなることが明らかになりました．そして，この三部分は，それらがめざすものによって区別することもできましょう．すなわち，欲望は快楽や利益や金銭を，理性は知恵や学問を，気概は勝利や名誉をめざす部分だということができます[*17)]．こうしてプラトンは，史上初めて（非常に素朴ではありますが）**心理学**というものを作り出したのでした．

5 ギリシャの四元徳，知恵，勇気，節制，正義

5.1 魂を支配するものは何か

　さて，欲望と理性と気概の三部分のうち，どれが魂を支配するのがよいのでしょうか．それは人間の全体を配慮し，善美のあり方を見抜くことができる部分でなければなりません．ですから，理性のほかにはありません．食べ過ぎが示すように欲望は近視眼的で過剰になりがちですし，また盗賊仲間で名誉を得てもそれは真に正しい名誉とはいえません．

　したがって，欲望は理性の指導下に節制されなければなりませんし，気概は欲望ではなく理性に加勢し，理性の指導を受けて本当の正しい名誉を得なければなりません．勇気とは，単に人にできないことに頑張れるということではなくて，正しいことに頑張れるということです[*18)]．そして，理性自体がその使命を果たしてよく思惟するならば，それは知恵があるということになりま

[*17)] **欲望，理性，気概の三区分**
この三区分が『ソクラテスの弁明』におけるソクラテスの言葉（p.42 の引用を参照）に対応することは明らかである．すなわち，「身体や金銭」が「欲望」に，「思慮や真実」が「理性」に，「評判や地位」が気概に対応している．後述するが，何よりも「思慮と真実」を求めるべきだというソクラテスの主張は，プラトンの「理性の支配」という考えにきちんと受け継がれている．このことから，プラトンはソクラテスが自覚していなかった魂の構造という観点から，ソクラテスの思想を明確にし，発展させたのだといえよう．

[*18)] **正しいことに頑張れる**
孔子は「義を見て為さざるは，勇なきなり」（『論語』為政篇）といっているが，これも勇気と正義の関係を示唆していると思われる．

す．このようにして，知恵と勇気と節制をもつならば，その人は正しい人（すなわち正義の人）であるとともに幸福な人ともなるはずです．

知恵，勇気，節制，正義をしばしばギリシャの**四元徳**[19]と称しますが，プラトンはギリシャ人の尊重したこの四つの徳を魂のよいあり方から体系的に導いてみせたわけです．

5.2 真に幸福な国家

ところで，心が三つの部分からなるのならば，人間は心のどの部分が大きいかによって三つの類に分けられることになります．理性が強い人，気概が強い人，欲望が強い人，「すなわち，知恵を愛する者，勝利を愛する者，利益を愛する者」（『国家』581c）の三つです．そして，個人において理性がその魂を指導すべきであるならば，同じように国家も理性にすぐれた人々が，すなわち哲学者が支配すべきだということになりましょう．

もちろん，このような哲学者は先の四つの徳をすべて具備しています．しかし，気概にすぐれた人々は哲学者の指導のもとに国家の防衛にあたって節制と勇気を発揮し，欲望の強い人々は哲学者の指導のもとに生産者として節制ある経済活動をするのでなければなりません．このような国家こそが正しい国家，正義の国家であり，真に幸福な国家であるとプラトンはいうのです．このようにして，魂と国家が類比的に論じられていることがわかります．

5.3 プラトンの描いた理想に学ぶ

プラトンはおそらくこう考えていたのでしょう．師ソクラテスは正しい人であった，この正義の人にあっては理性が気概と欲望を支配していて[20]，彼には知恵と勇気と節制が具わっていた，そしてソクラテスのような人物が国家を支配するならば，人類は正義と幸福を実現することができる，と．

『ソクラテスの弁明』だけがソクラテスのための弁明であったのではなく，おそらくはプラトンの著作の全体が師ソクラテスの弁明でもあり，顕彰でもあり補説でもあったとはいえないでしょうか．プラトンにあっては，それほどにソクラテスは理想の人間と見えたのでした．私たちもまた，この描かれた理想に学ぶことは多いといわなければなりません．

---

[19] **四元徳**
ギリシャの四元徳には愛にかかわるものがないことに注目すべきであろう．のちにキリスト教はパウロに従って「信仰と希望と愛」という三つの徳を加えているが，その中でも「愛」を最高の徳であると位置づけている．また儒教では五常として「仁義礼智信」の五つの徳を説いており，仁には愛の意味が含まれている．

[20] **理性**
p.44 の引用にあるようにソクラテスは「私は理法（ロゴス）にしか従わない」（『クリトン』46b）といっていた．このロゴスは「理性」と訳すこともできよう．

[21] **魂は身体のさまざまな能力の根源ないしは原理**
アリストテレスはこのことを『魂について』（412b）の中で「魂とは可能的に生命をもつ自然的物体の形相としての実体である」「魂は可能的に生命をもつ自然的物体の第一の完成態である」などと述べている．これを解説するためには，質料と形相，可能態と現実態ないし完成態といったアリストテレス哲学の基本概念にふれなければならないが，紙幅の余裕がないことからここでは詳細は省略する．ただし，次のように述べておく．象牙の印鑑があった場合，象牙という素材（質料）とそこに彫られている文字の形（形相）とは分離できない．文字の形がなければ，その象牙は印鑑ではないし，象牙から文字の形だけを引き離すこともできない．身体と魂は，この象牙と文字形の関係に例えることができる．

> **アリストテレス**（Aristotelēs B.C.384-322）
>
> 幸福の本質，諸条件を深く思慮

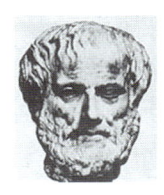

6 幸福とは，徳とは何か

6.1 生命を持つものはみな魂を持つ

　プラトンはピュタゴラス派の思想の影響を受けましたから，前記のような三つの部分からなる心ないし魂は**輪廻**すると考えていました．プラトンにとって**身体**（sōma）は，魂を閉じ込めている**墓場**（sēma）なのでした．魂が身体から解放され，輪廻から解放されることは，魂の救済を意味したのです．

　ところで，プラトンの弟子のアリストテレスは，魂と身体をともに実体化し，両者の結合と分離を考える師のこの説には同意しませんでした．アリストテレスは医者の息子でしたから，おそらくはそのためでしょう，動物に多大の関心を寄せました．哲学者である以前に動物学者であったといってもよいほどなのです．

　そこでアリストテレスは，**生命**（zōē）を持つものはみな**魂**（psychē）を持つと考え，人間以外の動物や植物の魂についても積極的に論じました．しかも，その魂はプラトン的意味での実体とは考えられず，物体が身体として生きているときのさまざまな能力の根源ないし原理として考えられています[21]．アリストテレスによれば，植物の魂は栄養能力を持ち，動物の魂はそれに加えて感覚能力を持っているが，人間の魂はそれらの能力に加えて思惟能力をも持っているとしています[22]．

　むろん，死ねばそれらの能力や活動はなくなりますから，不滅の魂などというものは原則として考えることができません．ただし例外的に，人間の魂にそなわる**知性**（nous）と呼ばれる部分については不滅の可能性を語っています[23]．いずれにせよ基本的には，プラトンが心身二元論の立場であるとすれば，アリストテレスは心身一元論の立場であるということができましょう．

---

[22] **思惟能力**
　植物人間といういい方は，人間としての思惟能力も動物としての感覚能力も失われて，ただ植物的な栄養能力しか存在していないときに用いられている．すでにアリストテレスによって「生涯を通じて眠っていて植物の生活を営んでいるだけの人」（『ニコマコス倫理学』1176a）という言葉が見いだされることは興味深い．

[23] **知性の不滅の可能性**
　アリストテレスは「知性は一種の実体であって，魂のうちに生じ，滅びないようである」（『魂について』408b）といい，そのすぐあとで「知性はおそらく何かもっと神的なものである」といっている．人間の思惟能力のうち知性だけは身体とのつながりがないと考えているようである．なお，アリストテレスは知性（ヌース；nous）という言葉を広義にも狭義にも用いているが，ここでは狭義に用いられている．その意味については注27を参照．広義の知性は思惟能力（ディアノイア；dainoia）とほぼ同義．ここでは混乱を避けるため，知性はすべて狭義に用いることとして，広義の知性については思惟ないしは思惟能力と訳す．

6.2 客観的に規定し得る人間の幸福とは

アリストテレスは心身一元論の立場で魂をとらえたうえで，人間の幸福という観点から倫理学をつくり上げます．プラトンはまず徳を考えてそこから幸福を導き出したのですが，アリストテレスはまず幸福とは何かを考え，それから徳に言及したのです．

アリストテレスにとっては，幸福こそが最高善であり，人間生活の最終目的なのです．人間の言行はすべて何かのためになされますが，しかしすべての言行は結局は幸福をめざしており，普通は幸福そのものを何かのための手段だとは考えません．彼はこのような常識に従っているともいえましょう．

むろん，人間の幸福は人間の人間としての幸福でなければなりません．人間が，単に栄養が足りているとか，感覚できるというだけでは，それは人間らしい生活ではありません．単に植物的ないし動物的な生活の幸福にすぎません．人間の際立った特徴が思惟することにあるとすれば，これを発揮しないうちは，とても人間的な幸福に近づいたとはいえないのです[24]．

人間が自らの思惟能力を十分に用いることこそが人間の人間としての優秀性である徳[25]にほかならず，幸福にほかならないのです．ですから，アリストテレスにとっては，幸福は「幸福感」というような単なる主観的なものではなく，もっと客観的に規定し得るものなのです．

7 最適の決定をなすための思惟

7.1 選択基準としての中庸（ちゅうよう）

では，人間の思惟（しい）能力はどのように発揮されるのでしょうか．それは三通りであって，「観想的，実践的，制作的[26]」（『ニコマコス倫理学』1139a）というように区別されます．観想的[27]とは自然の必然的真理を直観することですから，現代風にいえば理論的ということになります．これは多ければ多いほど，深ければ深いほどいいわけです．

一方，行為にかかわる実践の場面では，思惟はどのように働くのでしょうか．それは，状況を

---

[24] **人間的な幸福**
現代の生命倫理では「生命の質」（quality of life）ということをいうが，それはソクラテスの「ただ生きるのではなく，よく生きる」という考え方，そしてアリストテレスの「人間の人間としての幸福」という考え方にさかのぼることができる．ちなみに，アリストテレスは「幸福」の語義について「よく生きること，よく行うこと」（『ニコマコス倫理学』1095a）といっていることから，両者の考え方は無縁ではない．

[25] **人間としての優秀性である徳**
徳（アレテー；aretē）のもとの意味は優秀（優れている）という意味である．だから，本来は意味が広く，ナイフのアレテーはよく切れるというような言い方ができる．その意味で，人間のアレテーはよく考えることだといえる．ここで，パスカルの有名な言葉「人間は考える葦である」（『パンセ』断章347）を思い出す人もいるだろう．いずれにせよ，この「徳」を単に道徳的概念としてのみとらえるのは狭すぎるということになる．

[26] **制作的思惟能力**
ここでは「制作的」思惟能力については論じないが，制作にかかわる思惟能力が特に技術（テクネー；technē）と呼ばれるということは付言しておく．

[27] **観想的**
アリストテレスでは，根本原理としての真理を直観する能力が狭義の「知性」（注23参照）である．一方，直観された根本原理から諸々の真理を論理的に言論のうちに展開する能力は，「学問」（エピステーメー；epistēmē）といわれる．アリストテレスにとっては人間の「知恵」はこの直観的知性と論証的学問によって成り立つ．

正しく把握するとともに，その状況に応じて正しい選択をする，という仕方で働くのです．そのような選択の基準として，アリストテレスが特に強調しているのは，中庸[*28)]です．例えば，欲望は大きければ大きいほどいいのでしょうか，そうではなくて中庸がいいわけです．欲望の大きすぎるのは放縦というべきで，よい結果をもたらしません．また，欲望の小さすぎるのも（欲望は本性的に過多に傾くものですから，こういうことは実際にはめったにありませんが）よくないでしょう．

欲望にとっては中庸こそが徳なのです．思惟は，この中庸を見抜かなければならないのです．そして，欲望が中庸を得ているとき，この徳を特に節制というのです．気概についても同様に考えることができます．すなわち，気概の過多は無謀，気概の不足は臆病であり，気概の中庸が真の勇気なのです[*29)]．

7.2 思惟的な徳としての知恵と思慮

そこで，思惟の働きのうち，状況を見抜きつつ，その状況にとって最適の決定を，なすべきこととして選ぶ部分を**思慮**（phronēsis）と名づけ，自然の必然的真理を知ろうとする部分には**知恵**という名をつけましょう[*30)]．

思慮も知恵と同じく，そなわっていればいるほどいいのはもちろんです．しかも，知恵と思慮とはどちらも学ぶことができ，人から教えてもらうことができます．そこで，知恵と思慮とはまとめて**思惟的な**（dianoetikē）**徳**[*31)]ということができましょう．人間の人間としての幸福の根源が思惟の働きにあるのだとすれば，人間は知恵と思慮を持つことによってのみ人間らしい幸福[*32)]を手に入れることになるわけです．

7.3 人と状況によってさまざまに異なる中庸
(1) 何でも適度にということではない

ところで，中庸を見抜くことは一見すると容易に思えますが，それほど簡単ではありません．

---

*28) **中庸**
　漢語の中庸はもともと儒教の用語であるが，それを転用している．儒教に中庸の思想があり，仏教にも中道の思想があることと比較してみてほしい．

*29) **中庸こそが徳**
　アリストテレスは，プラトンが徳として列挙した節制や勇気などが徳である理由を中庸という観点から説明したのだ，とも受け取ることができる．

*30) **理論的な知恵と実践的な思慮**
　アリストテレスはこうして理論的な知恵と実践的な思慮とを区別したのだが，これはソクラテスやプラトンの用語法とは違っている．ソクラテスやプラトンはむしろ，理論的と実践的の両方の働きを含めて，しかも実践的な側面に重きをおきながら，知恵という言葉を用いたように思われる．儒教の「智」や日本語の「知恵」にも実践的な響きが濃厚なので，ふつうには「知恵」はソクラテスやプラトンの使い方のほうがずっとわかりやすいだろう．アリストテレス的意味の知恵はむしろ「知識」に近いといえる．

*31) **思惟的な徳**
　ふつうは「知性的な徳」と訳されるが，先に「ディアノイア」を「思惟」と訳したので，「ディアノエティケー」は「思惟的」と訳すしかない（注23参照）．

*32) **人間の人間としての幸福の根源**
　アリストテレスはさらに，必然的真理の観想は人間と神とに共通な思惟能力（つまり狭義の知性）の働きなので，観想の生活こそは神に似ることであり，人間にとって最高の幸福であると強調している．彼が人間の思惟能力のうち知性（狭義の）だけは身体から切り離されうると考えるのは，神が身体をもたない知性であると考えることと無関係ではない．

むしろ，両極端のほうがたやすいのです，ただひたすら，そちらに突っ走ればよいのですから．

中庸を見抜くことが難しいのは，それが人と状況によってさまざまに異なるからなのです．実践は，常に個別の人と個別の状況にかかわっています．例えば，どれだけ食べるのが中庸で，どれだけ眠るのが中庸なのかは，健康人と病人では異なるし，青年と老人でも異なるでしょう．そして，同じ人でも健康なときと病気のときとは違うでしょう．

怒りについて具体的に考えてみましょう．極悪非道に対しては激しく怒るが，些事にはあまり怒らないというのが，中庸なのです．これに対して，極悪非道に対してちっとも怒らないのは怒りの不足ですし，些事にも激怒するというのは怒りの超過なのだということになります．ですから，状況と無関係に「何事もほどほどに」怒るというのが中庸なのではありません[*33]．中庸とは「何でも適度」にということではないのです．

(2) 頭ではわかっているができない

このように中庸には個々の場合にそれを見抜く困難さがあるのですが，さらに加えて，個々の場合に中庸を実現する困難さというものがあります．なぜなら，何が中庸かを知ったとしても，それだけでは実現できないからです．どれだけ食べるのが中庸かがわかっていても，人はつい食べ過ぎてしまうものです．

それゆえ，人はたえずその目標を気にとめて自分を訓練し，そのように習慣づけなければならないのです．このような自己訓練や習慣づけがなければ，いくら思慮のうえで中庸を知っていても実現はできません．知っているができない，頭ではわかっているができない，ということになるわけです．その意味では，アリストテレスは知行合一を否定したことになります．そしてまた，訓練や習慣づけを必要とする節制とか勇気といった個々の中庸の徳の実現が学習や教示によって得られる思惟的な徳と異なることは明らかですから，アリストテレスはそれらの徳をまとめて**習性的な**（ēthikē）**徳**[*34]と名づけたのでした．

7.4 人間の人間としての徳と幸福

こうして，知恵が必然的真理を観想し，かつ思慮が正しい行為を選択するというだけでなく，正しい行為が習性として実現するならば，人間の人間としての徳と幸福とは，いっそうよく確保されることになります．

しかし，神ならぬ人間は身体をもち，その物質的必要から国家社会（ポリス）[*35]をつくっています．それゆえ，物質的・社会的諸条件もまた，人間の人間としての幸福な生活が成り立つための基本的な諸条件だといえます．

[*33] **中庸を見抜く**
アリストテレスは，「どのように，誰に対して，どんなことについて，どれほど長く怒るべきかを判断するのは容易ではない」（『ニコマコス倫理学』1109b）とすら述べている．

[*34] **習性的な徳**
このように思惟的な徳と習性的な徳を区別することもまたアリストテレスの倫理学の特徴である．なお，「習性的」を「倫理的」と訳す場合もあるので注意が必要である．倫理ないし倫理学を表すエシックス（ethics）という言葉は，さかのぼるとギリシャ語の習性（エートス；ēthos）になるからである．

[*35] **国家社会（ポリス）**
アリストテレスの有名な言葉に「人間は本性的にポリス的動物である」（『政治学』1253a）という一句がある．この「ポリス的」がしばしば「社会的」と訳されたり「政治的」と訳されたりする．そして，人間がポリスをつくるからこそ人間には言葉があるのだと述べている．

アリストテレスに従って具体的にいうならば，幸福であるためには，健康であること，衣食住が満たされていること，ある程度の富と余裕があること，ある程度の社会的な地位があること，友人がいることなども必要だということです．ただし，これらはあくまでも幸福の根源ないし原因ではなく条件にすぎません．ですから，むろん，これらがそなわっていればただちに幸福だというわけではないでしょう．逆に，それらの何かが欠けていても，それだけでただちに不幸であるとはいえません．

　幸福の本質[*36)]だけではなく，このような**幸福のための諸条件**にも目配りを怠らないというのは，アリストテレスが現実主義者たるゆえんだといえるかもしれません．

まとめ

　哲学とは，ギリシャ語のフィロソフィアから出た言葉で，その意味は知恵を愛し求めるということになります．古代ギリシャにおいて市民と問答を重ねることによって「知恵」とは何かを探究し，啓蒙していったのは，哲学の祖といえるソクラテスです．無知の知ということを唱え，当時の有力者たちに憎まれたことから刑死させられてしまいます．

　師の刑死に対して，弟子のプラトンは深く考えをめぐらせます．正しい国家・人間の姿を具現するために学園を開き，多くの著作を出して人々に問いかけたのでした．プラトンの弟子アリストテレスは，人間の幸福について倫理学をつくりあげました．

　これら先人たちの説いた人間としての基本的なことがらは，現代社会に生きる私たちにも深い感銘を与えてくれます．また，病める人を癒す看護職をめざす人たちに多大な指針を示してくれることでしょう．

[学習課題]

□哲学とは何であり，知恵とは何でしょうか．
□哲学がすべての人の問題だというのは，どういうことでしょうか．
□魂ないしこころは，ギリシャ以来どのように考えられてきたでしょうか．
□徳についてのギリシャ的な考え方と中国的な考え方を比較してみましょう．
□知と徳と幸福との関係は，どう考えたらよいでしょうか．
□よく生きるとは，どのように生きることでしょうか．
□アリストテレスの中庸，儒教の中庸，仏教の中道について比較してみましょう．

キーワード

フィロソフィア　愛知　善美のことがら　無知の知　徳の実現　人間の人間としての幸福　アカデメイア　哲人王の思想　魂　欲望　理性　気概　心理学　四元徳　輪廻　知性　中庸　思慮　思惟的な徳　習性的な徳　幸福の本質

---

*36) **幸福の本質**
　　前述のようにソクラテスは「身体や金銭や評判や地位」よりも先に「思慮や真実」を気づかうようにと，たえずアテナイ市民に勧告したのであるが，それは前者が幸福の諸条件をなすのに対して，後者が幸福の本質をなすからであると考えられる．その意味では，アリストテレスもまたソクラテスの主張を幸福論的倫理学の枠組の中で受け継いだものといえるかもしれない．

参 考 文 献

1．アリストテレス著，高田三郎訳（1998）ニコマコス倫理学，岩波文庫．
2．アリストテレス著，桑子敏雄訳（1999）心とは何か，講談社学術文庫．
3．荻野弘之（2003）哲学の饗宴――ソクラテス，プラトン，アリストテレス，日本放送出版協会．
4．F.M.コーンフォード著，山田道夫訳（1995）ソクラテス以前以後，岩波文庫．
5．竹田青嗣（1999）プラトン入門，ちくま新書．
6．藤沢令夫（1998）プラトンの哲学，岩波新書．
7．R.S.ブラック著，内山勝利訳（2002）プラトン入門，岩波文庫．
8．プラトン著，藤沢令夫訳（1979）国家，上・下，岩波文庫．
9．プラトン著，田中美知太郎・池田美恵訳（1983）ソクラテスの弁明・クリトーン・パイドーン，新潮文庫．
10．プラトン著，三嶋輝夫・田中享英訳（1998）講談社学術文庫．
11．山口義久（2001）アリストテレス入門，ちくま新書．

II 古代ギリシャの医学思想

1 古代ギリシャの神話
―― 医神アスクレピオスとその家族

有名な『ヒポクラテスの誓い』[*1)] の冒頭は，「医師アポロン，アスクレピオス，ヒュギエイア，パナイケアをはじめ，すべての男神・女神にかけて，またこれらの神々を証人として，誓いを立てます．そしてわたしの能力と判断力の限りをつくしてこの誓いとこの約定を守ります」というものです．古代ギリシャの神々に対して誓いを立てるというスタイルで始まります．

それでは，ここにとりあげられているギリシャ神話の神々とは，医療にどのように関係する神なのでしょうか．神話は文学ではありません．もとより哲学でもありません．ましてや科学ではありません．しかし，それらすべてを原初的なかたちで含んでいます．

ある民族の神話は，その民族の原始的祖先が自然や世界や人間の不思議をどう解釈し，説明しようとしたかを見せています[*2)]．まず，古代ギリシャの神々の横顔に迫ってみましょう．

1.1　太陽神であり医術の神でもあったアポロン

アポロンはギリシャ神話の主要な神のひとりで，太陽神です．予告，予言，弓術，そして芸術（特に音楽）の神です．疫病を運ぶと同時に，それを癒す医術の神であり，家畜の守護神であると同時に，牧人たちの敵である狼とも深いかかわりがあります[*3)]．

ホメロス（Homēros）の叙事詩『イリアス』[*4)] では，自分の神官の娘を奪ったアガメムノンを呪い，疫病を送ってギリシャ軍を困らせる恐ろしい神です．また，アキレウスの唯一の弱点である踵に宿敵パリスの矢を運ばせ，アキレウスを討ったのもアポロンです．医術を司る神としての役割は息子のアスクレピオスに受け継がれました．

1.2　半人半馬で医術と音楽を教えたケイロン

アポロンがアスクレピオスを預けたケイロンは半人半馬であり，馬の身体を持ちながら英雄たちに医術と音楽を教えるという，動物的なものとアポロン的なものを統合しています．アポロンの友人であり，アポロンからは弓術の才能を与えられました．

ケイロンの支配するペリオン渓谷には豊かな薬草がありました．この谷で，アスクレピオスは植物とその秘密の力に，さらには蛇にも慣れ親しみました．ここにはどんな蛇の噛み傷も，それどころか，ケイロン自身が苦しんだ毒矢の傷すら治したとされるケンタウレイオンという植物も

[*1)] ヒポクラテス著，小川政恭訳（1996）ヒポクラテス――古い医術について，（岩波文庫青 901 - 1）にはヒポクラテスの真筆を含む主要な著作 8 編が収録されており入手しやすい．「誓い」の全文も収録されている．
[*2)] 佐々木理（1992）ギリシャ・ローマ神話 序，講談社学術文庫．
[*3)] グラント，ヘイゼル著，西田実他訳（1988）ギリシャ・ローマ神話事典，大修館書店．「アポロン」の項目参照（p.58 - 64）．
[*4)] 『イリアス』は古代ギリシャのホメロスの二大叙事詩のひとつ．トロイアの王子パリスがスパルタ王妃ヘレネを連れ去ったため，ミケナイ王アガメムノンや勇将アキレウスが 10 年の攻囲でトロイアを攻略する物語．

生えていました．

　ケイロンは不死身でしたが，ヘラクレスの毒矢で攻撃されたケンタウロス族のひとりエラトスがケイロンの洞窟へ逃げ込んだとき，ケイロンは彼の傷を治そうとして，毒矢でかすり傷を負います．激しい苦痛に耐えかね，不死身であることを自らの意志で放棄してしまいました．

　大神ゼウスは，ケイロンをケンタウロス座として空に置きました[*5)]．神話学者ケレーニイ（Karl Kerenyi）によれば，このケイロンが代表する医術とは，治療を行う者が永遠にその苦しみを共有する傷の知識にほかならないといいます[*6)]．

1.3　病人を治すだけでなく，ついには死人をも生き返らせたアスクレピオス

　アスクレピオスは最も強大なギリシャの神々のうちのひとりであるアポロンとコロニスの間に生まれた息子です．コロニスはほかの男に愛情を向けたので，アポロンは彼女を殺させました．しかし，彼女の腹に宿った子どもはその亡骸から救い出したのです．アポロンは，少年アスクレピオスを医術に通じていたケンタウロス族のひとりケイロンに預け，このケイロンがアスクレピオスを養育しました．

　アスクレピオスには家族があり，それぞれに医療を分担していました．彼の妻エピオネは鎮痛の神です．エピオネとの間にマカオン，ポダレイリオスという息子たち，そしてヒュギエイア，パナケイアという娘たちをもうけました[*7)]．『イリアス』においてはアスクレピオスは有名な医師であり，彼の息子たちはトロイア戦争のギリシャ軍における外科医でした．

　アスクレピオスを祀る祭式の中心は生誕の地とされるエピダウロス（アテナイの南）にありましたが，そのアスクレピオス神殿には遠くから多くの患者たちが訪れ，儀式のために長い間そこに滞在しました．エピダウロスの祭式にはアスクレピオスの家族たちも参与しました．

　ケイロンから医術を学んだアスクレピオスは病人を治すだけでなく，ついには死人をも生き返らせるようになりました．そのため，大神ゼウスは自然の掟を犯すものとして怒り，アスクレピオスを雷で撃って殺し，医神は星座となりました．これが蛇つかい座[*8)]です．

1.4　戦士にして外科医のマカオン，内科専門だったといわれるポダレイリオス

　アスクレピオスの息子のマカオンは戦士にして外科医です．マカオンはメネラオスの傷を治しましたが，自身パリスに負傷させられネストルに介抱されました．ポダレイリオスはマカオンより有能であり，年上のマカオンから医術を学んだと考えられることもあります．彼はまたマカオンが外科医だったのに対し，内科の専門だったといわれています．ポダレイリオスはピロクテテスの足の傷を治し，彼がパリスを討ち取れるようにしました[*9)]．

[*5)] 前掲書3）より，「ケイロン」の項目参照（p.247）．
[*6)] ケレーニイ著，岡田素之訳（1997）医神アスクレピオス，p141，白水社．ケレーニイ（Karl Kerényi 1897 - 1973）はハンガリー出身の古典文献学者，宗教学者．ユング，トーマス・マン，ホイジンガーなどとの学問的交流を通じて実存的生の立場からの神話学を展開した．
[*7)] アスクレピオスの家族については神話であるため諸説がある．コス島ではエピオネは彼の妻である．彼の娘たちにはヒュギエイア，パナケイアとするもの，ヒュギエイア，アケソ，イアソ，パナケイアとするもの，ヒュギエイア，パナケイア，イーグル，メディトリナ，イアソとするなど地方や時代によって変化している．ここでは最も一般的なものとした．
[*8)] 免取慎一郎（1993）アスクレピオスとヒポクラテス，アズ，第29号．
[*9)] 前掲書3）より，「マカオン」（p.540），「ポダレイリオス」（p.528 - 529）の項目参照．

傷つけ傷つけられる出来事は治療の前提となる暗闇であり，これが医師という職業を人間の実在に不可欠なものにします．なぜならば，このあり方は人間を定義する多くの見解のなかでも，動物が傷つけ傷つけられるままにとどまるのに反して，傷つけ傷つけられながらも治療する生き物としての存在を許容するからです．

アポロン自身，殺害して治療する神でした．アスクレピオスの息子も戦士にして名医であることで，このアポロン的原理の一面を代表しています．それはアポロンの神託として知られた「負傷させた者が治療も行う」つまり，**殺傷力が治癒力に転換**するという原理です[*10]．

1.5　健康・衛生の神ヒュギエイア，万能薬の神パナケイア，鎮痛の神エピオネ

紀元前420年にアテナイでペストがまん延したとき，アスクレピオス祭礼が導入されました．アテナイにおいてアスクレピオスは娘のヒュギエイア（図3-2）とともに登場します．アテナイでは古くからの独立したヒュギエイア祭祀が存在していましたが，それがアスクレピオスの祭祀と融合したと考えられています．

ヒュギエイアは皿を手にしており，その皿からアスクレピオスの杖の蛇が水を飲んでいます．別のレリーフではアスクレピオスの背後に注意深く立っています．古代ギリシャの医師たちはひとりの経験豊かな医師につき従い，彼を観察し，そのアシスタントをつとめることによって修業を積んだのです．したがって，ヒュギエイアはひとりの弟子という役割についているように見えます[*11]．

アスクレピオスの家族のうち，女性であるヒュギエイアは健康・衛生の神であり，パナケイア

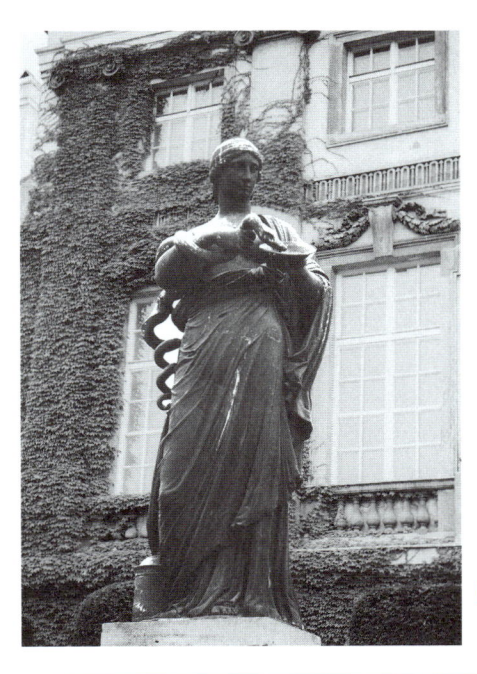

図3-2
ヒュギエイア

[*10)] 前掲書6) p.169.
[*11)] 平尾真智子（1997）古代ギリシャの神話――ヒュギエイア（看護思想の源流1），綜合看護，第32巻，第1号，p.21-25.

は万能薬の神，エピオネは鎮痛の神です．女性史研究家のアクターバーグは女性神話について「**癒し**という点での女性神話は，**直観**，**愛情深い世話**，**思いやり**といった性質に結びついている．臨床の現場では，それは癒しの才能や，看護のもつ治癒的側面という本質的長所を裏づけるものとなる」と述べています[*12)]．

2 古代ギリシャ医学の祖ヒポクラテス

ヒポクラテス（Hippokratēs 紀元前5世紀，図3-3）の名前を後世において不動のものにしたのは『ヒポクラテス全集』[*13)]です．これはプトレマイオス王朝の命令で，ギリシャ全土からアレキサンドリアの図書館に集められていた70余編の医学論文をもとに，紀元前3世紀ごろに編纂されたものです．

論文の大多数が，紀元前5世紀から4世紀にイオニア方言で書かれたものです．ここに書かれているのは，ヒポクラテスの著述だけではありません．ヒポクラテス以外のコス派の人々の著述も，またクニドス派の論文も含まれています．そのなかでヒポクラテスの真作といわれるものは『流行病第一巻』『流行病第三巻』『気象条件』『予後論』『急性病の養生法』『空気，水，場所について』『神聖病』『箴言』です[*14)]．

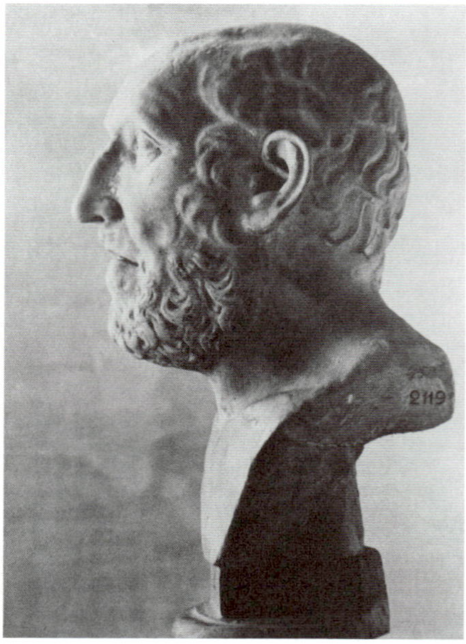

図3-3
ヒポクラテス

---

*12) アクターバーグ，長井英子訳（1994）癒しの女性史——医療における女性の復権，p.7，春秋社．
*13) 『ヒポクラテス全集』の原文はギリシャ語であるが，現代語訳としては，Emile Littré : Oeuvres complètes d'Hippocrate, Paris, 1839 – 61,と Robert Fuchs : Hippocrates Sämliche Werke, München,1895 – 1900.の2著が名高い．前者は大槻真一郎編『ヒポクラテス全集』（全3巻），エンタプライズ社，（1988年，新訂版は1996年刊）．後者は今裕『ヒポクラテス全集』（1931年，1978年名著刊行会から復刻刊行）岩波書店．として，日本語に訳され，それぞれ刊行されている．
*14) 平尾真智子（1997）古代ギリシャの医学——ヒポクラテス（看護思想の源流2），綜合看護，第32巻，第2号，p.25 – 32.

『ヒポクラテス全集』の著作をもとに，ヒポクラテスの時代の医学思想を概観してみましょう．

2.1　ヒポクラテスの医学
(1)　観察と経験を重視する
ギリシャの哲学者たちは「人間とは何か」を知らない人は医術を知ることができないと説きました．しかしヒポクラテスは，こう主張しました．

> 「そもそも人間とは何であるか，最初どのようにして生じたのか，それは何からできているか」といった形の問い，つまり，その原始物質と生成の秘密といった哲学的な思弁は，医術にとって何の関係もない．
> （『古来の医術について』）

医術においては観察と経験が最も重視されなければならないのです．

(2)　**血液，粘液，胆汁，黒胆汁の四つの体液のかたち**
ヒポクラテスは病気を**身体の平衡の乱れ**ととります．身体の何が平衡するのかというと，それは「体液」です．体液の思想は，『古来の医術について』にもはっきり記されています．それが有名な血液，粘液，胆汁，黒胆汁の**四つの体液**のかたちで後世に伝えられたのは『人の自然性について』という著作によるものです．同書にはまた温・冷・乾・湿という基本性質も出てきます．

四つの体液が調和した「混和」の状態にあるときに健康が保たれますが，その混和が失調に陥った場合，そこに病気が成立します．体液の正常な混和は，人体の内在熱による「**調理**」の過程によって成立します．体液の混和が，気候の変化，不適正な食事，その他外界の激変などによって破綻したとき，そこに熱病が成立します．

このような異変が，調理の過程でもとの平衡の状態にまで引き戻されれば，病的生産物は大量の尿，発汗などを伴って体外に排出され，病気は回復します．それは「**分利**」と呼ばれ，通例ほぼ決まった日数で急に登場します（『流行病第一巻』）．

(3)　**自然治癒の働きを促進**
治療はまずその原因を取り除くことにあります．そうした原因が取り除かれたとき，人体はその自然に従って，体液の混和の乱れを正しい混和に引き戻し，病気は回復に向かいます．医者の任務は人体に備わったその**自然治癒の働き**（後人言うところの vis medicatrix-naturae）を促進すること，つまり**養生法**（diaita, diaitema, regimen）でなければなりません．

(4)　**重要な触媒で，体液の源でもある食物**
人が外界とかかわる最も重要な触媒の一つは食物で，それはまた体液の源でもあると考えられる（『古来の医術について』）ことから，ヒポクラテスは食餌（食事）療法をとくに重視します（『急性病の養生法』）．

コス派の治療の指導原理は「助力せよ，せめて損なうな」という言葉（『流行病第一巻』）につくされています．この保全的な治療の前提には人体の自然，あるいは自然治癒力に関する正しい洞察と強い信頼とがあります[*15]．

[*15] ヒポクラテスの医学については，川喜田愛郎，近代医学の史的基盤（上），第3章ヒポクラテス，p.55 – 72，岩波書店，1979．を参考にした．

(5) 大宇宙の要素である世界は小宇宙の人間に戻ってくる

　ヒポクラテスの生きた時代は哲学，科学，医学がやっと始まったばかりでした．未完成で，まだ分化していなかった時代です．ヒポクラテスの同時代人や『ヒポクラテス全集』の著者たちと交流のあった先行者たちの考え方には2つの共通点があります[16]．
①対立した原理への好み；つまり熱と冷，湿と乾，といった対関係に対する好み．
②人間の生命と宇宙との関係というものへの関心；ミクロコスモスとマクロコスモスの関係．

　人間のなかで全宇宙の秩序は繰り返され，同時に大宇宙の要素である世界は小宇宙の人間に戻ってくるといわれています．人は，その肉体性を超えた関係から包括的なシステムの中心へ手渡されます．自然のもととなる状態というのは，よくバランスがとれていることです．ヒポクラテスの考えは，このような同時代の考えが医学に適用されたとも考えられます．

2.2　ヒポクラテスの治療法の中心；養生法

(1) 生活の形態を示す語；ディアイタ

　ヒポクラテスの治療の中心は**養生法**（δίαιτα ディアイタ）にありました．このディアイタ（diaita）は，英語のダイエット（diet）の語源ですが，内容的にははるかに広く，一般に「生活」を意味します．動詞型も用いられます．個々の人間の私的な生活のすべてにかかわるとともに集団として営まれる社会生活の形態を示す語です．この意味での用法は，同時代の歴史家ヘロドトス，ツキジデスやプラトン，アリストテレスなどにも見られ，必ずしも医学用語として固定されたものではありません．しかし，この用語に規範的な性格を持たせる用法も古く，医学用語として特殊化されたディアイテーマ（diaitéma）はふつうは複数形ディアイテーマタ（diaitémata）と併用されることが多くあります．

(2) 摂生法，養生法あるいは生活法

　『ヒポクラテス全集』で δίαιτα（ディアイタ）を邦訳した近藤は，ディアイタつまりダイエットは必ずしも狭義の食餌療法を表しているのではなく，むしろ「摂生法」とか「養生法」あるいは「生活法」とでも訳したほうがいっそう適切な場合も少なくない，と述べています[17]．

　『ヒポクラテス全集』のうちこのディアイタについて論じている著作には，以下の7つがあります[18]．
①『空気，水，場所について』
②『急性病の摂生法』
③『古来の医術について』
④『人間の自然性について』
⑤『誓い』
⑥『健康時の摂生法について』
⑦『食餌法について』

---

[16] クレイク著，松下正明訳（2000）ヒポクラテス医学，科学医学資料研究，第310号．
[17] 近藤均訳（1988）ヒポクラテス全集，食餌法について，第1巻．大槻真一郎編（1988）第2巻，p.170，エンタプライズ社．
[18] 免取慎一郎，古代ギリシャのダイエット，伝統と医学4，1988．

2.3　ヒポクラテスの唱えた自然治癒力とは

　ドイツの医学史家ノイブルガー（Max Neuburger 1868-1955）は『**自然治癒力論史**』[*19]において，古代医学における自然治癒力について次のように論述しています．

　『ヒポクラテス全集』にいたってはじめて自然治癒という考え方が確立されるようになります．病気の状態では，生体自らの治ろうとする力が医学的処置の前提であり，このような力を考慮してこそ，合理的な治療を行うことができるのです．『ヒポクラテス全集』には自然治癒過程という根本思想と認識で貫かれており，それが呪術的経験的医術と科学的医術との間に一線を画しています．

　それでは，ヒポクラテスの文献において「自然治癒力」はどのように説明されているのでしょうか．ラテン語の vis medicatrix-naturae（自然治癒力）はギリシャ語の『ヒポクラテス全集』では physis 一語です．physis は一般に「自然」ですが，大槻真一郎編『ヒポクラテス全集』では「自然性」「本質」「本性」「体質」などと訳され，「自然治癒力」という訳語は用いられていません[*20]．

　「自然治癒力」という意味を読み込める場合として，『流行病第六巻』第 5 章第 1 節の冒頭の有名な表現があります．

　病気を癒すものは自然（physis）であり，自然（physis）は癒すてだてを自分でみつけることができる．しかもそれは熟慮してのことではない．（中略）自然（physis）は，なにも教わったり学んだりせずに，必要な処置をほどこすことができる．

2.4　ヒポクラテス主義とナイチンゲール

(1) 治療の原則でもあった看護行為の実際

　ヒポクラテス医学とその長い伝統にとって，ディアイタは治療の重要かつ一般的な分野でありました．古代のディアイタの分野は今日の基本的看護の骨組みをなすものをつくり出しています．古代の医者（ヒポクラテスの時代から 18 世紀まで）にとって，この領域は治療のより重要な核をなすものでした．病人の治療はディアイタで始まりました．患者の日常習慣についての知識と調節が実践医学の第一段階でした．病人看護の実際の行為は昔から治療計画の中に治療の原則として定められていました[*21]．

　ヒポクラテスの『古来の医術について』に述べられている食生活を医療の基本にすえるという考え方や『空気，水，場所について』に述べられている気候，風土と健康との関係は，生活法そのものといえます．ヒポクラテスにおいて医療は安らかな生活を求める行為として位置づけられています．このような状況のなかで，人間はその持てる力を最大限に発揮して，病からの解放をかち取ります．治すのは病む人間そのもの，またはそれを観念的に実体化した自然治癒力と呼ば

[*19] Neuburger, M. (1926) Die Lehre von der Heilkraft der Natur im Wandel der Zeiten. F.Enke Stuttgart, p.5 - 25. この文献の序章，第 1 章，第 2 章は翻訳されている．マックス・ノイブルガー著，細見博志訳（1926/2001）自然治癒力学説史，金沢大学医学部保健学科つるま保健学会誌，第 25 巻．ノイブルガー（1868 - 1955）はウィーン大学医史学教授．

[*20] 細見博志（1998）ヒポクラテスの「自然治癒力」をめぐって，金沢大学医学部保健学科紀要，第 22 巻，p.48．

[*21] Seidler, E. (1980/初版 1966) Geschite der Pflege des Kranken Menschen, 5 auflage., p.49 - 51, Kohlhammer.

れるものです．

(2) 看護は自然治癒力が発動する条件を整える

　ナイチンゲールの『看護覚え書』の内容である空気，採光，暖房，静寂，清潔，食事などへの配慮は，ヒポクラテスの考えた医学とほとんど同じ系統のものです．ナイチンゲールは，看護とは「自然が病気や傷害を予防したり癒したりするのに最も望ましい条件に生命をおくことである」[*22)]と述べ，自然治癒力が発動する条件を整えるのが看護であるとしています．

　ナイチンゲールの自然治癒力に信頼をおき，患者の養生法を治療の手段とするという主張は，ヒポクラテスの主張と共通のものであり，ナイチンゲールがヒポクラテス主義であることを示すものとなっています．

まとめ

　古代ギリシャにおいては神話に託して医療について考えを深めていました．原初，医療がいかに考えられていたかを知ることができます．医学の祖とされているヒポクラテスは，病気は身体の平衡の乱れからくると考えました．それは血液・粘液・胆汁・黒胆汁の四つの体液であるとしました．この考え方は後世に伝えられています．またヒポクラテスは，養生法を治療の中心におきました．自然治癒力に着目し，病める人の環境を整えるという思想は，近代看護の創始者ナイチンゲールに受け継がれています．

[学習課題]

□古代ギリシャにおける医療思想の根元について考えてみましょう．
□ヒポクラテスが唱えたことを科学的に分析してみましょう．
□養生法，食餌療法，自然治癒力がなぜ大切にされていたかについて考えてみましょう．
□ナイチンゲールの看護の考え方とヒポクラテスが唱えたこととの共通点はどんなところにあるのでしょうか．

キーワード

ヒポクラテスの誓い　殺傷力と治癒力　癒し　直観　愛情深い世話　思いやり
身体の平衡の乱れ　四つの体液　混和　調理　分利　自然治癒の働き　養生法　ディアイタ　看護

---

*22) ナイチンゲール，薄井坦子他訳（1893/1997）病人の看護と健康を守る看護，ナイチンゲール著作集第2巻，p128，現代社．

参 考 文 献

1. アクターバーグ，長井英子訳（1994）癒しの女性史――医療における女性の復権，春秋社.
2. 大槻真一郎編（1988/1996）ヒポクラテス全集（全3巻），エンタプライズ社.
3. K.ケレーニイ著，岡田素之訳（1997）医神アスクレピオス，白水社.
4. 佐々木理（1992）ギリシャ・ローマ神話 序，講談社学術文庫.
5. F.ナイチンゲール著，薄井坦子他訳（1893/1997）ナイチンゲール著作集，現代社.
6. ヒポクラテス著，小川政恭訳（1996）ヒポクラテス――古い医術について，岩波文庫.
7. ラント，ヘイゼル著，西田実他訳（1988）ギリシャ・ローマ神話事典，大修館書店.

4

中世における人間の尊厳の思想

[学習目標]

□ ヨーロッパ中世におけるキリスト教的な「人間の尊厳」の考え方について学ぶ．
□ ペルソナ（人格）という概念の意味を学ぶ．
□ patient（患者）という英語の語源ともなっているラテン語のpassio（受動・感情）という言葉の意味についても学ぶ．

1 キリスト教の伝統における人間の尊厳

1.1 「人間の尊厳」とは

　私たちは，しばしば，「**人間の尊厳**」という言葉を耳にします．ですが，そもそも，「尊厳」とは何でしょうか．広辞苑をひくと，「とうとくおごそかで，おかしがたいこと」という説明が述べられています．そして，例として，まさに，「人間の尊厳」という言葉があげられています．これは単なる偶然ではありません．

　「尊厳」という日本語は，ほとんどの場合，「人間」について使われるといって間違いがないのです．例えば，「動物の尊厳」とか，「植物の尊厳」とか，「石の尊厳」などといった表現を使うことは，よほど特殊な思想を表現する場合以外には考えにくいといってもいいでしょう．人間には，他のものにはない特別の「とうとさ」や「おかしがたさ」がある，と考えられているのです．このような「とうとさ」や「おかしがたさ」を表現するために，「人間の尊厳」とか「人格の尊厳」という表現が使用されるのです．それでは，その「とうとさ」や「おかしがたさ」とは，具体的にはどのようなものなのでしょうか．

1.2 『旧約聖書』におけるダイナミックな人間観

(1) 人間は神に似せて創造された特別な存在；『創世記』より

　ヨーロッパ中世のキリスト教的な世界観においては，人間は，この世界の他のものとは異なった特別の価値を持つものとしてとらえられていました．『旧約聖書』冒頭の『創世記』においては，神の世界創造の物語が述べられています．そこには，次のように書かれています[*1)]．

> 　神は言われた．「我々にかたどり，我々に似せて，人を造ろう．そして海の魚，空の鳥，家畜，地の獣，地を這うものすべてを支配させよう」．神は御自分にかたどって人を創造された．神にかたどって創造された．男と女に創造された．神は彼らを祝福して言われた．「産めよ，増えよ，地に満ちて地を従わせよ．海の魚，空の鳥，地の上を這う生き物をすべて支配せよ」
> 　（『創世記』1：26-28）

　このテキストにおいて注目すべきことは，神が，御自分に「似せて」人間を創造しようとしたと語られていることです．人間は，他の魚や鳥や家畜などとは異なり，神に似せて創造された特別な存在だと語られているのです．このテキストに基づきながら，以後，キリスト教の思想史において，人間は「**神の像（imago Dei）**」と言われるようになりました[*2)]．

(2) 人間は神にわずかに劣る存在；『詩編』より

　『旧約聖書』の『詩編』の中には，他にも，同じような内容を述べた次のような美しい聖句が見いだされます．

[*1)] 以下，聖書からの引用はすべて，「新共同訳」に基づいています．
[*2)] 「神の像」に関する思想史としては，以下の文献が参考になります．金子晴勇（2002）ヨーロッパの人間像――「神の像」と「人間の尊厳」の思想史的研究，知泉書館．

> あなたの天を，あなたの指の業(わざ)を，わたしは仰ぎます*3)．月も，星も，あなたが配置なさったもの．そのあなたが御心(みこころ)に留(とど)めてくださるとは，人間は何ものなのでしょう．人の子は何ものなのでしょう，あなたが顧(かえり)みてくださるとは．神に僅(わず)かに劣るものとして人を造り，なお，栄光と威光を冠としていただかせ御手(みて)によって造られたものをすべて治めるように，その足もとに置かれました．羊も牛も，野の獣も空の鳥，海の魚，海路を渡るものも．主よ，わたしたちの主よ，あなたの御名(みな)は，いかに力強く，全地に満ちていることでしょう．
>
> (『詩編』8:4-10)

この詩をつくった古代イスラエルの詩人にとって，神の創造した全宇宙は，すばらしい調和に満ち満ちています．宇宙全体が調和しているのみではなく，その中に含まれている一つひとつのもの，例えば，月も，星も，鳥も魚も，実に美しく，すばらしいものです．

ですが，その中でも，本当にすばらしいのは，「人間」なのです．「神に僅かに劣るものとして」造られた人間なのです．「人間」は，巨大な月や星に比べれば，実にちっぽけな存在です．そうであるにもかかわらず，人間は，神が「顧みてくださる」特別な存在なのです．

宇宙全体の巨大な空間の中で考えれば，塵のように小さな存在に過ぎない人間，そうであるにもかかわらず，特別な価値を持った人間，というこのようなダイナミックな世界観は，キリスト教に固有のものだと言えます．

1.3 人間は考える葦である；パスカル

近代初頭に活躍した，**パスカル**（Pascal 1623-1662）というキリスト教的な哲学者は，人間のこのような両面性を，「人間の栄光と悲惨」と名づけつつ，次のような有名な文章を残しています．

> 人間はひとくきの葦(あし)にすぎない．自然のなかで最も弱いものである．だが，それは**考える葦**である．彼をおしつぶすために，宇宙全体が武装するには及ばない．蒸気や一滴の水でも彼を殺すのに充分である．だが，たとい宇宙が彼をおしつぶしても，人間は彼を殺すものより尊いだろう．なぜなら，彼は自分が死ぬことと，宇宙の自分に対する優勢とを知っているからである．宇宙は何も知らない．
>
> だから，われわれの尊厳のすべては，考えることのなかにある．われわれはそこから立ち上がらなければならないのであって，われわれが満たすことのできない空間や時間からではない．だから，よく考えることを努めよう．ここに道徳の原理がある．
>
> (『パンセ』347，傍点は引用者による*4))

人間というものは，とてもちっぽけで弱いものであり，手放しに礼賛できるような存在ではありません．人間は，ちょっとしたことで傷つき，場合によっては命すら落としてしまうような弱い存在です．そうであるにもかかわらず，人間は，「知る」ことができること，「考える」ことが

---

*3) ここで「あなた」と言われているのは，世界の創造主である神のことです．神から創造された被造物である人間が，神へと呼びかけている詩になっています．
*4) 『パンセ』の翻訳は，以下の書物に含まれています．前田陽一責任編集 (1978) パスカル，中公バックス，世界の名著29，中央公論社．

できること，その一点において，自分を押しつぶしてくる宇宙全体よりも優れたものだとパスカルは言っているのです．

以下においては，このような「人間の栄光と悲惨」（人間の強さと弱さ）という両面性に着目しながら，中世において人間の尊厳がどのようにとらえられていたのかということに関する考察を進めていきたいと思います．

2 主体的存在としての人間
——人間の尊厳の能動的側面

2.1 ペルソナとは

ヨーロッパ中世の哲学においては，人間の尊厳は，「**ペルソナ（persona）**」という言葉によって表現されていました．この言葉は，英語の person の語源にあたる言葉であり，日本語に訳すと，「人格」という意味になります．

そして，中世においては，ペルソナは，「**理性的な本性を有する個別的な実体**（rationalis naturae individua substantia）」と定義されていました．この定義は，古代末期の**ボエティウス**（Boethius 480 ? – 524/5）という哲学者によってなされた定義なのですが，中世の長い期間にわたってずっと受け継がれていった非常に重要な定義になっています．

ヨーロッパ中世を代表する哲学者は，**トマス・アクィナス**（Thomas Aquinas 1225 – 1274，図4‐1）です．その主著である『神学大全』は，2000 年を超える哲学史の中でも他に類を見ないほどの膨大な体系的著作であり，しばしば，ゴシック建築にもたとえられます．この章では，『神学大全』において，「人間の尊厳」がどのような仕方で語られているのかということを，この「ペルソナ」という概念を手がかりに明らかにしてみたいと思います[*5)]．

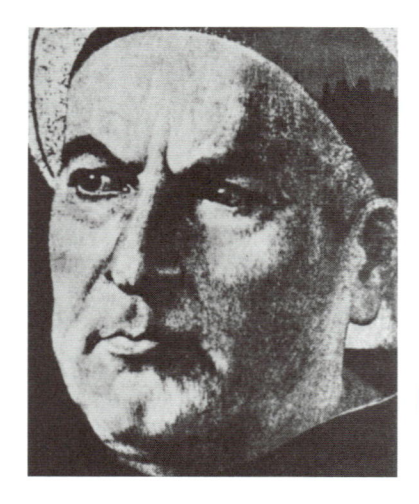

図 4 – 1
トマス・アクィナス
（Thomas Aquinas 1225 – 1274）

[*5)] ペルソナ概念の歴史については，以下の文献が参考になります．K・リーゼンフーバー（1988），「人間の尊厳とペルソナ概念の発展」，『中世における自由と超越：人間論と形而上学の接点を求めて』所収，酒井一郎他訳，p. 183 – 203，創文社．

2.2 理性的な本性を有することこそが人間の最大の特徴
(1) 自分のあり方を自分で決定できる自由な存在
　ペルソナの定義の前半の「理性的な本性を有する」という部分においては，人格を他のものから区別する特徴が端的に語られています．他の諸動物や植物や無機物などとは違って「理性的な本性を有する」というところにこそ，人間の最大の特徴が見いだされるのです．それでは，理性を有していることによって，人間にはどのようなことが可能になっているのでしょうか．

　トマスによると，人間は，理性を有していることによって，自由な存在になっています．自由であるというのは，自分のあり方を自分で決定できるということです．そのことを，トマスは，人間は「自らの働きの主人」であるというように表現しています．人間は，理性を有していることによって，自らの働きに対する支配力を有し，他のもののように単に働かされるだけではなく，自らによって働きをなすことができるのです．

(2) 動物は本能に基づいた欲求によって行動する
　そのことは，ほかの諸動物と人間とを比べてみるとよくわかります．トマスは，次のような例をあげています．すなわち，動物の場合には，例えばツバメはすべて同じように巣をつくり，ミツバチは蜜をつくることに関してのみ勤勉です．そのように，同一の種に属する動物はすべて同じように行動し，また，すべてのことについてではなく，ある特定の活動に関してのみ関心を持ち，判断を下しています．

　このような観察に基づいて，トマスは「理性を持たない諸動物においては，何らかのものへの欲求の特定は単に受動的な仕方で見出される」[*6]と述べています．これらの諸動物においては，本能に基づいた欲求によって，行動が一方的に決定されている面が非常に強いのです．ですから，どのツバメも同じような行動様式を持ち，どのミツバチも同じような行動様式を持っています．個体による行動様式の差はほとんどなく，それぞれの種に属する個体は，ほぼ同じような欲求を持ち，同じような行動をするのです．

(3) どう活動をするのか，自分の力で自由に特定する
　それに対して，人間の場合には，理性によって，「働きの特定」に関しても，「働きの遂行・実行」に関しても，自由な決断を下すことができます．すなわち，「これを為すかあれを為すか」ということに関しても，「働きを為すか為さないか」ということに関しても，自由に決定することができるのです[*7]．こうして，人間においては，「欲求の能動的な特定」[*8]が見いだされるのであり，それが，理性によって「自らの行為に対する支配力を有している」ということの意味なのです[*9]．

(4) 一人ひとりが，かけがえのない尊厳を有する
　それゆえ，人間は，他の生物と比べ，より強い個性・個体性を持つことになります．というのも，一人ひとりが，何を欲求し，どのような行為をするのかということを，自分の力で自由に決めるので，同じ人間という種に属しているとはいえ，一人ひとりの行為には非常な多様性が生まれてくるからです．人間においては，人間一般が問題になるというよりも，かけがえのない個人

[*6] 『神学大全』I－II, q.15, a.2, ad 1.（高田三郎・村上武子訳（1996）『神学大全9』, p. 312, 創文社）．なお，以下，『神学大全』からの引用は，邦訳を参照しつつ，微調整を加えています．
[*7] 前掲*6『神学大全』I－II, q.9, a.1, p. 207－208.
[*8] 前掲*6『神学大全』I－II, q.15, a.2, ad.1, p. 312.
[*9] 前掲*6『神学大全』I－II, q.1, a.1, p. 5－6.

一人ひとりが問題になるのです．

　先ほど引用した「理性的な本性を有する個別的な実体」という定義の後半部の「個別的な実体」という部分においては，そのような人間個人のかけがえのない唯一回的な個体性が主題化されていたのです．ここにこそ，人間一人ひとりの「とうとく，おかしがたい」尊厳が見いだされるのです．人間はみな，他の人と交換することのできない，かけがえのない尊厳を有しているのです．

2.3　人間は，自らの働きの主人となることができる

(1)　人間と他の諸動物との対比

　人間の尊厳をより詳しく説明するために，トマスは，人間と他の諸動物を対比させながら，次のようなことを語っています．

> （人間以外の諸動物は）自らの判断について判断することはなく，他のものによって自分の内に植えつけられた判断に従うのみであり，したがって自らの判断の原因ではなく，判断の自由を持たない[*10)]．
>
> （それに対して，人間は）認識の力によって，これは避けるべきだとか追求すべきだとか，判断する．こうした判断は，個々の為すべき事柄について，自然本性的な衝動に促されて行なわれるのではなく，むしろ，理性による一種の比較に基づいている[*11)]．

　すなわち，人間以外の諸動物の場合には，行動を決定するさいに，自然によって植えつけられた本能的な判断によって受動的に規定されてしまっている面が非常に強いといえます．例えば，羊が狼を見ると，逃げなくてはならないと判断します．それは，自然の本能に促されて生じてきた受動的な判断であって，さまざまな選択肢の間の比較に基づいた自由な判断ではないのです．

(2)　さまざまな選択肢

　それに対して，人間の場合には，本能によって一方的に行動が決められているということはありません．例えば，人間が森の中で突然狼に出会ったとしましょう．確かに，人間にとっても，そのときとっさに思いつく第一の選択肢は，「逃げる」ということでしょう．

　ですが，人間にはその他の選択肢も可能です．たとえば，たまたま銃などの武器を持っていれば，その武器を使って狼を逆に攻撃するという選択肢も可能です．また，落ち着いて狼を見てみると，実は狼が怪我をしているということが分かるかもしれません．そのようなときには，狼の怪我を治療してあげるという選択肢さえ可能になるかもしれません．

(3)　高次の判断にこそ人間の卓越性を見いだすことができる

　このように，人間は，一つの状況に直面しても，その中で，複数の判断を同時に抱くことができます．そして，その複数の判断同士を比較し，より適切な判断を選び取ることができます．人間は，理性の力によって，為すべきことについてさまざまな判断を下しつつ，さらに，その諸々の判断同士の善さを比較し，評価を下していくことができるのです．このような高次の判断を下すことができるというところに，人間の卓越性を見いだすことができるのです．

　こうして，人間は，判断においても，行為においても，自由であり，「自らの働きの主人」だと

[*10)]　トマス・アクィナス『真理論』q.24, a.1.
[*11)]　『神学大全』Ⅰ, q.83, a.1.（大鹿一正訳（1962）『神学大全6』, p. 231 - 232）．

いえます．このようにして，人間は，本能によっても，外的環境によっても，一方的に自らのあり方を決められてしまうことなく，自分の力で自分の個別的な人生をかけがえのない仕方で主体的に切り開いていくことができます．このようなあり方の中に，人間の尊厳を見いだすことができるのです．

3 人間の弱さ
――受動性の中に輝く人間の尊厳

　これまで述べてきたように，人間は，自分の力で人生を主体的に切り開いていくことができます．しかし，このような能動的なあり方は，実は人生の一面に過ぎません．人生には，人間の思いどおりにならないこと，自由に能動的に決めることのできないことが多数あるからです．このような側面を，人間の受動性と呼ぶことができるでしょう．思いどおりにならないことを受動的に被ってしまうような側面という意味です．

　このような人間の受動性は，人間の尊厳を脅かすようにも思われます．ですが，実は，このような受動的な場面においても，人間の尊厳を，能動的な仕方とは違う仕方で見いだすことができるのです．以下においては，このような人間の受動性と人間の尊厳との関係について考察を進めていきましょう．

3.1　弱い存在であることは苦しむ存在であるということ

　人間は弱い存在です*12)．そして，人間が弱い存在であるということは，人間が，苦しむ存在だということです．誰でも，自分の思いどおりに生きたいものだと思っています．ですが，人生はなかなかそううまく運びはしません．人生には，思いがけないいろいろな出来事がふりかかってきて，私たちの心を，そして人生の軌道を，さまざまに動揺させます．

　自分にとってかけがえのない家族や恋人が病気になってしまったり，ときには死んでしまったりすることを，私たちは避けられません．そして，自分自身もまた，いつ病気になったり，死を迎えることになるのか，それも分かりません．交通事故に遭い，突然，これまでのように自由に身体を動かすことができなくなってしまい，一生そのままの状態で生き続けていかなければならないようなことさえあります．またこれほど大きな出来事でなくても，日々，さまざまな思いがけない苦しみや悲しみに私たちは出会っています．

3.2　パッシオ（passio）というラテン語の意味の広がり
(1)「受動」と「感情」との深いつながり

　人間のこのような側面をより深く理解するために，とても役立つ興味深いラテン語の言葉があります．それは「パッシオ（passio）」という言葉です．英語に，passion という言葉がありますが，その語源になっているのが，この passio というラテン語です．

　このラテン語を日本語に訳すと，実にさまざまな訳語があります．例えば，「感情」，「情念」，

---

*12) 人間の「弱さ」に着目した哲学的論考として，以下の書物が参考になります．立岩真也（2000）弱くある自由へ――自己決定・介護・生死の技術，青土社．中村雄二郎，金子郁容（1999），弱さ，岩波書店．

「苦しみ」，「受動」，「受難」というような日本語に訳すことができます．「**感情**」という意味と，「**受動**」という意味は，日本語だけを見るとまったく違う意味のようでもあります．ですが，これがラテン語では同じ言葉で表されるのです．これは単なる偶然であるかのように思われるかもしれませんが，ちょっと考えてみると，このことがただの偶然ではないことが分かります[*13)]．

(2) 外からの影響によって感情が動く

「喜怒哀楽」などといわれるように，「感情」には，「喜び」，「悲しみ」，「愛情」，「憎しみ」，「怒り」，「恐怖」，「希望」，「絶望」などさまざまなものがあります．私たちは，どのようなときにこのような感情を強く感じ取るのでしょうか．自分の部屋にひとりで落ち着いているときには，あまりこのような感情を強く感じ取ることはありません．

そうではなく，外界の出来事や他者の行動によって心を動かされるときに，私たちは，このような感情を抱くのです．暗い夜道で突然声をかけられれば，恐怖感を抱きます．可愛いらしい子どもに微笑みかけられると愛情を感じます．学校や職場で友達から声をかけられると喜びを感じます．

このように，私たちが感情を強く感じるのは，たいてい，外界の出来事や他者の行動によって影響を受けるときなのです．そして，「影響を受ける」というのは，まさに，「受動的」なことです．外界の出来事や他者の行動によって影響を受けるという受動的な場面において，私たちの心は活発に揺れ動き，さまざまな「感情」を生み出していくのです．

このような意味において，「受動」ということと「感情」ということには深いつながりがあるのです．だからこそ，ラテン語のpassioという言葉には，この2つの意味が同時に含み込まれているのです．

(3) 患者とは意思に反して受動的に病気を被ってしまう人

そして，実は，このことは，看護とも深い関係があります．英語では「**患者**」のことをpatientといいます．実はこの英語は「**パティエンス（patiens）**」というラテン語に由来しています．patiensという言葉は，「苦しむ」・「被（こうむ）る」・「受動する」という意味のパティ（pati）という動詞の現在分詞の形で，「苦しんでいる」「被っている」「受動している」という意味です．patientというのは，自分の意思に反して受動的に被ってしまうさまざまな病気によって苦しんでいる人々という意味なのです．

そして，このpatiという動詞は，前述のpassioという名詞とも深いつながりのある動詞なのです．「患者」とは，自分の意思に反して受動的に被ってしまうさまざまな病気によって，「不安」や「恐怖」や「悲しみ」や「怒り」といった否定的な「感情」を抱きやすくなっている人々なのです．このような場面においては，人間の弱さ，悲惨さが典型的なかたちで現れています．ですが，実は，このような場面においてこそ，人間の人間らしさが同時に典型的に現れてくるのです．トマスは次のように述べています．

[*13)] このような経緯について，詳しくは，以下の拙稿を参照．「トマス・アクィナスにおける根源的な受動性としての愛——人間的行為における情念の意味」，『清泉女子大学キリスト教文化研究所年報』，2000年3月，第8巻，p. 17-38.

> アウグスティヌス（Augustinus 354-430）が『神の国』第九巻において述べているように，「憐れみ（misericordia）とは我々の心のうちで他人の「悲惨さ（miseria）」を「共に苦しむこと（compassio）」であり，それによって我々は，もし可能であれば，助けにおもむくようにかりたてられるのである」．というのも，「憐れみ（misericordia）」は，或る人が他人の苦しみについて「苦しい心（miserum cor）」を抱く，というところから来ているからである[*14]．

(4) 人間は自立していても，孤立した存在ではない

上掲の文章の中で注目したいのは，「**共に苦しむこと（コンパッシオ compassio）**」という言葉です．この単語は，「共に」を意味する com という接頭辞と，前述の passio という名詞から構成されています．ですから，「共に感じること」とか「共に苦しむこと」，「共に受動すること」という意味になります．

人間は，自立した存在ではあっても，孤立した存在ではありません．私たちは，他の人々の悲惨さを，あたかも自分のことであるかのように受け取ることができるのであり，他の人々にふりかかってきた苦しみを自分の苦しみであるかのように受け取って共感・共苦することができるのです．

3.3 お互いのかけがえのなさを受容することこそが人間の共同性
(1) 他人の感情のただ中へ自己を投入する能力

人間は，お互いに弱い存在であるからこそ，お互いの弱さを受け入れ合うことによって，深くつながり合うことができるのです．人間の受動性は，人間の弱さやもろさを意味するとともに，逆に，そこにおいてこそ人間同士が深くつながり合うことのできる場所として，人間の**共同性**の基本的な条件になっているということもできるのです．人間の共同性とは，このような仕方で，お互いがお互いのかけがえのなさを受容することにおいて成立します．そのような意味において，人間の尊厳は，人間の弱さの中でこそ輝き出るということができるのです．

ナイチンゲール（Florence Nightingale 1820-1910）は，『看護覚え書』の中で，以下のように述べています．

> この世の中に看護ほど無味乾燥どころかその正反対のもの，すなわち，自分自身は決して感じたことのない他人の感情のただ中へ自己を投入する能力を，これほど必要とする仕事はほかに存在しないのである．そして，もしあなたがこの能力を全然もっていないのであれば，あなたは看護から身を退いたほうがよいであろう．看護婦のまさに ABC とは，患者の表情に表れるあらゆる変化を，患者にどんなことを感じているかを言わせたりしないで読みとれることなのである[*15]．

この文章の中で「他人の感情のただ中へ自己を投入する能力」といわれているものこそ，まさに，上に述べてきた「**共感・共苦（compassio）**」にほかなりません．個別的な存在である患者一

[*14] トマス・アクィナス『神学大全』II-II, q.30, a.1.（稲垣良典訳，『神学大全16』(1987) p. 339-340, 創文社）．
[*15] フロレンス・ナイチンゲール著，湯槇ます他訳 (1993) 看護覚え書――看護であること・看護でないこと，第5版，p. 217, 現代社．

人ひとりの具体的な苦しみの中へと自己を投入し，共に感じ共に苦しみながら，患者一人ひとりのかけがえのない尊厳を感じ取ること，そこからすべての看護のケアは始まるのです．そして，それは，看護に携わる人の一人ひとりが自らの弱さを自覚していて初めて可能になるのです．

(2) 共感・共苦と人間の尊厳

中世のキリスト教的な文化においては，苦しむ人・弱い人の一人ひとりへのこのような共感・共苦に満ちた関わりは，人間が神から求められている最も大切な態度だと考えられていました．『聖書』の中で，キリストは「最後の審判」の風景を次のように描き出しています．

> 人の子は，栄光に輝いて天使たちを皆従えて来るとき，その栄光の座に着く．そして，すべての国の民がその前に集められると，羊飼いが羊と山羊を分けるように，彼らをより分け，羊を右に，山羊を左に置く．そこで，王は右側にいる人たちに言う．「さあ，わたしの父に祝福された人たち，天地創造の時からお前たちのために用意されている国を受け継ぎなさい．お前たちは，わたしが飢えていたときに食べさせ，のどが渇いていたときに飲ませ，旅をしていたときに宿を貸し，裸のときに着せ，病気のときに見舞い，牢にいたときに訪ねてくれたからだ」．すると，正しい人たちが王に答える．「主よ，いつわたしたちは，飢えておられるのを見て食べ物を差し上げ，のどが渇いておられるのを見て飲み物を差し上げたでしょうか．いつ，旅をしておられるのを見てお宿を貸し，裸でおられるのを見てお着せしたでしょうか．いつ，病気をなさったり，牢におられたりするのを見て，お訪ねしたでしょうか」．そこで，王は答える．「はっきり言っておく．わたしの兄弟であるこの最も小さい者の一人にしたのは，わたしにしてくれたことなのである」．
>
> （『マタイ福音書』25：31－40 [*16]）

病気の人の一人ひとりへと，共感・共苦の心を持って関わること，それは，そのまま神へと奉仕する道であるとキリストは述べているのです．最も貧しい人，最も惨めな人，「最も小さい者」，そのような一人ひとりの人が，神から愛されているかけがえのない尊厳を持った存在なのです．そして，自らも「小さい者」のひとりとして，他の「小さい者」の苦しみへと共感・共苦の心を持って関わること，そこにおいて，苦しんでいる他者の人間としての尊厳が肯定され，そしてまた，他者の尊厳を見いだし肯定することのできる自己自身の尊厳もまた肯定されると考えられたのです．

[*16] 中世の修道院文化に大きな影響を与えた聖ベネディクト（Benedictus 480 ? － 550 ?）の『戒律』の中では，聖書のこの箇所を引用しながら，次のように述べられている．「病人については，何ごとよりも先に，また何ごとよりも熱心にそのお世話をし，キリストに仕えるように，真実彼らに仕えねばなりません．キリストは『わたしが病んでいた時に，あなたはわたしを見舞ってくれた』といわれ，『この最も小さい者の一人にしたことは，わたしにしてくれたことである』と言っておられます」（古田暁訳『聖ベネディクトの戒律』(2000) p. 151，すえもりブックス）．

[*17] このような経緯については，以下の文献に詳しい説明があります．ジョセフィン・A・ドラン，小野泰博，内尾貞子訳（1978）看護・医療の歴史，p. 66－93，誠信書房．ルーシー・リジリー＝セーマー，小玉香津子訳（1978）看護の歴史，p. 30－76，医学書院．また，中世における医学や看護の具体的な特徴については，以下の本が参考になります．ハインリッヒ・シッパーゲス著，濱中淑彦監訳（1993）中世の患者，人文書院．ハインリッヒ・シッパーゲス著，大橋博司他訳（1988）中世の医学――治療と養生の文化史，人文書院．

「理性的な本性を有する個別的な実体」と定義される「ペルソナ（人格）」は，個別的な存在であるかぎりにおいて自立した存在ではあるものの，「自立」は「孤立」を意味しているのではありません．むしろ，他のペルソナとの共感・共苦に満ちた関わりの中でこそ，ペルソナの真の自立と尊厳が輝き出すと考えられていたのです．

このような考えに基づいて，それまでは奴隷の仕事のひとつに過ぎなかった「看護」という仕事が，キリストからの直接の要求に基づいた神聖な仕事だと考えられるようになっていったのです*17．

まとめ

人間は，理性の力によって，自分の個別的な人生をかけがえのない仕方で能動的に切り開いていくことができます．このようなあり方の中に，人間の尊厳を見いだすことができます．また，それのみではなく，人間の受動的な側面においても，尊厳が見いだされます．お互いの弱さを受け入れ合うことの中に，人間の尊厳の輝きが見いだされるからです．この章においては，このような人間の尊厳の能動的な側面と受動的な側面について，「理性的な本性を有する個別的な実体」というペルソナ（人格）の定義を手がかりに明らかにしました．

[学習課題]

☐ペルソナの定義について考えてみましょう．
☐ペルソナの能動的側面について述べてみましょう．
☐ペルソナの受動的側面について述べてみましょう．
☐passio という言葉の意味の広がりについて説明してみましょう．
☐「人間の尊厳」と「看護」の関係について説明してみましょう．

キーワード

人間の尊厳　神の像　考える葦　ペルソナ　かけがえなさ　理性的な本性を有する個別的な実体　自由　能動性　主体性　自らの働きの主人　受動性　弱さ　感情　受動　共同性　共感・共苦

参 考 文 献

1. トマス・アクィナス著，大鹿一正訳（1962）神学大全 6，創文社．
2. トマス・アクィナス著，稲垣良典訳（1987）神学大全 16，創文社．
3. トマス・アクィナス著，花井一典訳（1990）真理論，中世哲学叢書 3，哲学書房．
4. トマス・アクィナス著，高田三郎・村上武子訳（1996）神学大全 9，創文社．
5. 金子晴勇（2002）ヨーロッパの人間像――「神の像」と「人間の尊厳」の思想史的研究，知泉書館．
6. ハインリッヒ・シッパーゲス著，大橋博司他訳（1988）中世の医学――治療と養生の文化史，人文書院．
7. ハインリッヒ・シッパーゲス著，濱中淑彦監訳（1993）中世の患者，人文書院．
8. ルーシー・リジリー・セーマー著，小玉香津子訳（1978）看護の歴史，医学書院．
9. 立岩真也（2000）弱くある自由へ――自己決定・介護・生死の技術，青土社．
10. ジョセフィン・A・ドラン著，小野泰博，内尾貞子訳（1978）看護・医療の歴史，誠信書房．
11. F.ナイチンゲール著，湯槇ます他訳（1993）看護覚え書――看護であること・看護でないこと，第 5 版，現代社．
12. 中村雄二郎，金子郁容（1999）弱さ，岩波書店．
13. 古田暁訳（2000）聖ベネディクトの戒律，すえもりブックス．
14. 前田陽一編（1978）パスカル，中公バックス，世界の名著 29，中央公論社．
15. 山本芳久（2000）トマス・アクィナスにおける根源的な受動性としての愛――人間的行為における情念の意味，清泉女子大学キリスト教文化研究所年報，第 8 巻，p.17－38．
16. K.リーゼンフーバー著，酒井一郎他訳（1988）人間の尊厳とペルソナ概念の発展（中世における自由と超越 人間論と形而上学の接点を求めて，所収），p.183－203，創文社．

5 近代・現代哲学における人間理解

[学習目標] I

- □ 人間の尊厳とはどのようなものであるか考えてみる．
- □ 近代の人間観はどのような時代状況の中で生まれてきたのか理解する．
- □ 近代の人間観はどのような特徴を有しているかを学ぶ．
- □「自立した主観」「自由な個人」「世界把握の原理」とは何かを考えてみる．

[学習目標] II

- □ 近代的人間観に対して現代の哲学が行った批判の意味を知る．
- □ 新たな人間への問いを自ら提起できるようにする．
- □ 私という人間が現代社会においてどのように位置しているのか考えてみる．

I 近代哲学における人間観

1 規範的概念としての「人間」

1.1 人間であることは自明なのだろうか

「あなたって，どんな人？」ときかれたら，何と答えますか．時と場合によって，答え方はいろいろでしょう．「サボテンに話しかけながら水やる人」とか「人見知りなんだけど，人からは図々しいっていわれる」などでしょうか．自己理解の内容は複雑で，しかも変化し続けているので，いろいろな答え方が可能です．

それでは，「あなたって，人間？」ときかれたとしたらどうでしょう．「どんな」という疑問詞が省かれただけなのに，問いの印象は一変します．こうきかれた人は，バカにされたと思って怒るか，自分に対する非難だと認めて謝るか，あるいは相手の気は確かかと疑ってかかるか，いずれにしても，先の問いの場合とは違って，まともに答える気にはならないはずです．まともに答えるのもばかばかしいと感じられるほど，私たちは自分が人間であるのを自明のことと見なしているのです．

しかし，自分が人間であるということは，それほどわかりきったことなのでしょうか．どうも，事情はそう簡単ではないようです．かつてインドで，赤ん坊のときに狼にさらわれ，狼によって狼のように育てられた子どもがいました．その子は，やがて人間の手に取り戻され，熱心に教育を施されましたが，通常の子どものような発達を遂げることはできなかったといいます．このように人間は，人間として生まれながら，人間になりきれない場合もあるのです．

1.2 人間は価値規範を含んだ概念でもある

もっと身近な例で考えてみましょう．ひどいいじめにあい，来る日も来る日も「汚い」「くさい」といわれ，暴力をふるわれ続ける子どもがいたとしましょう．その子どもは，いじめっ子たちのことを「人でなし」と憎むかもしれません．その半面，すっかり自信をなくしてしまい，やっぱり自分はどこかほかの「人」とは違うのかもしれないなどと思い込みがちです．

この例からも明らかなように，「人」や「人間」といった言葉は，生まれ持った生物種を意味するだけではありません．本来，どのような存在であるべきかという価値規範をうちに含んだ概念でもあるのです．私たちは，知らず知らずのうちに「人間とは何であるべきか」という理解を体に染み込ませ，その理解を携えながら自分や他人にかかわっているのだといってもよいでしょう．

1.3 人間理解によって，人の見え方は異なってくる

からだに染み込んだ人間理解がどのようなものであるかによって，人の見え方は異なってきます．いくつになってもこちらのいうことがわからず，自分では寝返りさえ打つことができない重症心身障害者と呼ばれる人がいます．この人を，赤の他人が見て，こういったとしたらどうでしょう．「これじゃまわりが大変だなあ．生かしているだけ無駄だよ」と思わず口走ってしまうことがあるかもしれません．

しかし，当の家族の人たちにとっては，長年苦しみや喜びをともにしてきた，かけがえのない

存在です．他人がふともらした心ない言葉に傷つかないはずはないでしょう．このように，誰がどのように見るかによって，立ち現れてくる人の姿は異なってきます．

人が人間に見えなくなるという場合だってあり得ますが，そうした場合もしかしたら，見ている自分自身が，人間ならざるものになりかけているのかもしれません．自分が暗黙のうちに抱いている**人間理解**は，自分が人を人と見なすための尺度であると同時に，私がどんな存在であるかをあからさまにしてしまうものでもあるのです．

「人間とは何か」ということは決して決定済みのことではありません．人間とは，「人間とは何か」という問いを抱きつつ，生涯を生き抜く存在だといってもよいほどなのです．

2 現代における「人間」への問いと「近代」への問い

2.1 人間の尊厳が脅かされることへの強い危機意識

(1) 否定的な経験から生じる問いかけ

普段，私たちは「人」や「人間」という言葉を特別に意識することなく使っています．しかしそれでも，「人間て何なんだろうね」とか，「人生っていったい何」といった疑問が思わず口をついて出てくることがあります．信頼していた人に裏切られたり，不慮の事故にあって実現しかけていた夢がついえたりしたときなど，人はふとこのような疑問を抱くものです．「人間」への問いを引き起こすのは，たいていの場合，このような否定的な経験だといってもよいでしょう．

「人間」を問いにさらす否定の力は，個人の人生においてばかりではなく，ときとして時代状況の中から働きかけてくることがあります．21世紀初頭という今の時代も例外ではありません．いいえ，むしろ「人間」への問いかけが今日ほど緊迫したものになったことはない，ということさえできるかもしれません．

(2) 現代医療を舞台にしたさまざまな倫理的問題

一つの例をあげてみましょう．近年著しい発達を遂げている現代医療を舞台に，さまざまな**倫理的問題**が提起されています．

「不妊治療はどこまで認めてよいのか」「出生前診断の真の目的は何か」「どうしてクローン人間を造ってはいけないのか」「脳死を人の死と見なすことは誰にとっても合理的な判断だといえるのだろうか」「安楽死を認めることは，人間の権利だといってよいのか」といった問いかけのことです．

これらの問いを動かしているものは何かと問うなら，それは，人間が人間自身の生と死をコントロールできるようになったために，かえって人間の尊厳が脅かされるようになったことへの強い危機意識だということができるでしょう．そのため，どの問いのうちにも，「何をもって人間と見なすべきなの？」とか，「人間のいのちとは，はたして何を意味するの？」といった，いっそう大きな問いかけが鳴り響いているのです．

2.2 テクノロジーの発達がもたらしたさまざまな問題

(1) 技術がもつ意味

現代において「人間」への問いを喚起しているのは，医療問題ばかりではありません．環境問題や南北問題，民族問題や核問題など，枚挙にいとまがないほどです．これらの問題の原因は複

雑に入り組んでいて一筋縄ではいきません．しかし，少なくともそのひとつの大きな要因が，19世紀以降の，近代科学に基づくテクノロジーの発達であったことは否定できません．

　テクノロジーや技術というと，目的を実現するための「手段」の効率化に関することであって，人が何のために生きるのかという「目的」そのものにはかかわらないと考える人がいるかもしれません．しかし，どのようなテクノロジーを社会に導入するかによって社会そのものが大きく変わってしまうことは，昨今の携帯電話やパソコンのことを考えても明らかです．テクノロジーの問題は，同時に人間の生き方の問題でもあるのです．

(2) 人間観に対する抜本的な見直し

　だとすれば，19世紀以降テクノロジーが積極的に社会に取り込まれる背景には，そのことを根拠づけるだけの新たな人間観がひそんでいたはずです．現代における「人間」への問いかけは，自ずと近代の人間観に対する反省を要求してくるのです．

　私たちが住んでいる日本の社会に目を向けてみれば，事情はいっそう明らかになります．私たちにとって，今日当たり前になっている公教育，株式会社，核家族なども，明治維新以降，そして敗戦以降と，二度にわたって西洋近代の思想・制度・テクノロジーを導入してきた結果，初めて成立してきたものなのです．ところが，家族，学校，会社，地域社会といった私たちにとってごく身近な人間関係の様式に今，大きな変動の波が打ち寄せてきています．そして，従来の制度や考え方では対処しきれなくなっています．

　晩婚化や離婚率の増加，少子化や介護問題の深刻化，学級崩壊や不登校，年功序列型終身雇用制の撤廃など，どれをとっても時代の深層に根を下ろした問題だといえる側面があり，これまで吸収してきた西洋近代の制度や思想，ひいては，その根底にある人間観に対して抜本的な見直しを迫ってきています．

(3) 現在のうちになお息づいている過去

　私たちは，過去のことを考える場合，それを文字どおり，過ぎ去ってしまった出来事と見なし，今現在とは関係がないと思い込みがちです．しかし現在は過去によってつくられています．そして，過去は現在のうちになお息づいているといってもよいのです．

　もちろんだからといって，過去は，現在からは推しはかれないところがあるからこそ過去なのだ，ということも見逃してはなりません．過去を過去として意識するのは現在の私たちなのですから，その私たちが自分のまなざしに拘泥し続けていれば，過去もその本当の姿を示してはくれません．そのため，過去を問う際には，自分自身が過去から問い返されるつもりでいなければならないのです．

　もし本当に歴史から学ぶことができるならば，そのときには自分自身が生まれ変わるはずです．時代ごとに，歴史が書き換えられてきた理由もそこにあります．過去との対話をとおして，過去を識別するまなざしそのものが変わるために，過去の歴史も変わるのです．対話の中で形成されてくるまなざしが新たな尺度となることによって，古くなった過去が拭い去られ，それに代わって，隠されていた過去の新たな可能性が，今初めてよみがえってくるということです．歴史を学ぶ醍醐味はまさにこの点にあるということができます．

　前置きが長くなりました．以上のような問題意識と心意気をもって，早速，西洋近代の人間理解の中に踏み入ることにしましょう．

3 「近代」とは何か

3.1 多様な側面を持つ「近代」のどこに焦点を当てるか

　西洋近代といって，あなたが思い浮かべることは何でしょうか．神話や魔術の世界から解放され，自然について自らが仮説として立てた法則を実験によって検証していくという科学的方法のことや，そこに見られる**合理主義精神**のことでしょうか．それとも，封建的秩序の崩壊ののち，絶対王制から立憲君主制を経て，市民革命による共和制の実現，さらには議会制民主主義に基づく国民国家の形成に至るまでの政治体制の変遷のことや，それを支えた政治思想のことでしょうか．あるいはまた，私有財産を合理的な手立てでどこまでも増大させていくという営みを正当化した資本主義の精神のことや，重商主義から産業資本主義を経て消費型資本主義へと変貌を遂げて肥大化し続ける市場経済の動向のことでしょうか．

　ひと口に近代といっても多様な側面があり，時代区分についてもさまざまな意見があります．15世紀の三大発明（火薬・羅針盤・印刷術），16世紀の**宗教改革**，17世紀の**科学革命**，18世紀の**啓蒙主義**，19世紀の**産業革命**など，どの時代の何に焦点を当てるかによって，見えてくる姿も異なってくるのです．

3.2 近代的人間観が確立された時代

　ここでの目的は，近代の人間観の核心にあたるものを探り当てることです．そのため細部に入り込むのは断念し，「西洋近代がその歴史全体をとおして夢見たものが何であったか」を問うことにしたいと思います．こうした問いかけを通じて近代を俯瞰してみましょう．そうすると，近代的な人間観がくっきりとした姿で確立されたのは，おおよそ17世紀と18世紀においてのことだったということができます．

　15・16世紀は，その前夜に位置し，中世の思想背景がしだいに崩れていくのと引き換えに，近代的人間観の醸成される下地がつくられていった時代だと見なすことができるでしょう．また19・20世紀は，17・18世紀に確立された近代的人間観が実際に効力を発揮して社会システムと個人の心の両面に次々と変革をもたらしていった結果，皮肉にも自分自身の限界を露呈してしまったといえます．そのため，近代思想そのものの批判的解読作業が急務の課題と化した時代だと見なすことができるはずです．

3.3 自立した主観，自由な個人，世界把握の原理

　それでは，17・18世紀に思想として確立し，19・20世紀をとおして実現されようとした近代の夢とはいったい何だったのでしょうか．いささか乱暴かもしれませんが，近代という時代を，その人間観の面から，ひと言でいいきってみたいと思います．

　近代とは，人間を「**自立した主観**」として発見し，「**自由な個人**」として確立することで，自ら「**世界把握の原理**」であろうと夢見た時代だった．これがさしあたっての答えです．こうした人間観が，そもそもいかにして生まれてきたのか，それを問い進めながら，このテーゼの意味するところを少しずつ明らかにしていくことにしましょう．

4 近代の不安

4.1　無効となった伝統的な階層秩序

　人間が「自立した主観」であり，また「自由な個人」だということは，決して当たり前の事実ではありません．それは発見され，確立されなければならなかったことなのです．近代以前にあっては，自分の生まれついた共同体内部の比較的安定した秩序の中に身をおき，その中での役割や帰属意識によって自分のことを理解していました．

　封建的秩序や徒弟制なども，当時は人々が生きるためになくてはならない条件でした．ですから，それに疑問を抱く余地はほとんどなかったのです．ところが，教皇権と皇帝権との対立や，都市の発達による貨幣経済の浸透，さらにはヨーロッパ全土に広がった黒死病（ペスト）のまん延や宗教戦争の拡大などによって，旧来の社会秩序そのものが崩れ始めてきました．そうなると，自然の法として正当化されていた身分制的支配構造もしだいに信用を失い始めます．

　人がよいと認められるのは信仰のみによるのであって，すべての人間は神の前で平等だと主張した**ルター**（Martin Luther 1483–1546）の宗教改革が広まるにつれ，絶対的な意志をもつ神の前では，伝統的な階層秩序は無効と感じられるようにもなります．このような状況の変化に伴い，やがて，既存の秩序は私たちを束縛する足かせなのだから，そのしがらみからの解放によってはじめて，人は人間らしく生きることができるようになるのだ，という全く新しい考え方が生まれてくるのです．

4.2　社会の成立以前に自由な個人の存在が前提となる

(1) 個々人の意思に基づいた社会は近代が懐胎した夢である

　人間とは本来自由なものだという考えを強く推し勧めた思想の代表として，17・18世紀に**ホッブズ**（Thomas Hobbes 1588–1679），**ロック**（John Locke 1632–1704），**ルソー**（Jean=Jacques Rousseau 1712–1778）らが唱えた「**社会契約説**」をあげることができるでしょう．彼らは，社会の成立を個人間の相互契約に求めることで，政治権力の正当性を説明しようとしたのです．彼らの議論では，社会の成立以前に，自由な個人が存在することが前提とされていました．

　もちろんそれは，あくまでも方法上の要請であって，決して歴史的な事実などではありません．しかし，彼らの思想はきわめて大きな影響力をもったため，「自由な個人」という人間観はやがて自明なものと見なされ，その出自は忘却されていったのです．伝統的な社会的紐帯から人々をひとまず個々別々の個人としてバラバラに切り離したうえで，個々人の意思に基づいて改めて社会をつくり上げようとする考えは，近代が懐胎した夢だったといってよいでしょう．

(2) 古代・中世では目的論的な価値秩序が重視されていた

　社会における人間の位置の変動は，興味深いことに，近代における自然観の劇的な変化とも密接に連動していました．古代では，宇宙は整然とした秩序を持ち，地球を中心とする有限的な広がりでした．空間は，卑賤な生きものが這いずりまわっている地下世界から，神々が住まう神聖にして高貴な天空にいたるまで，価値のうえでの階層性を帯びたものと見なされていました．

　中世になると，キリスト教の無限な神という観念が浸透し，世界は神によって創造されたと見なされるようになります．それでも世界は有限で，目的論的な価値秩序を持つという古代ギリシャの考えは引き継がれていきます．そのため，古代と中世においては，物の価値をその位置する

場所によって判別したり，物のいかなる運動にも目的や意味を見いだしたりすることが可能でした．

4.3 宇宙をいかにとらえるか
(1) 植物ではなく機械仕かけの時計である
ところが近代になると，ドラスティックな変化が起こります．
① 動いているのは太陽ではなく地球である（**コペルニクス**；Nicolaus Copernicus 1473-1543）．
② 宇宙は理解可能な限界を持たずして無限である（**ブルーノ**；Giordano Bruno 1548-1600）．
③ 物質は延長性を本質とするため，数量的に規定することができる（**デカルト**；René Descartes 1596-1650）．
④ 空間はどこも均質であって，物の運動は慣性と万有引力の法則によって機械論的に説明可能である（**ニュートン**；Issac Newton 1642-1727）．

宇宙のとらえ方は，かつての生き生きとした有機的連関をもった「植物」のイメージから，精巧だけれども冷たい機械仕かけの「時計」というイメージへと一変するのです．宇宙の目的論的秩序は，人間が自らを理解する際の尺度となるものでしたから，それが瓦解し始めたとなると，当然のこと，宇宙における人間の位置や存在意義も理解しがたい謎と化すことになります．

(2) 無限の宇宙の中における虚無にも等しい存在
こうした事態を誰よりも鋭敏に感受し，それをきわめて印象深い仕方で表現したのは，**パスカル**（Blaise Pascal 1623-1662，図5-1）でした．彼は，宇宙が中心を持たない無限な広がりであるとしたら，その中にあって人間とはいったい何ほどのものかと問うたのです．どんなに大きな星も地上から見るとごく小さな光の粒でしかありません．地上に光が届くころには，もう消滅してしまっている星もあることでしょう．

宇宙が無限であるとは，どれほど遠くにある星であっても，その奥に漆黒の底知れぬ暗がりがどこまでも続いているということを意味します．そうしたはるか彼方から，この地球の方向を見やったとしたらどうでしょう．はっきりしているのは，地球がケシ粒ほどの大きさにも見えないということです．もちろん，そこに暮らしている私のことなど，誰も気づく人はいません．

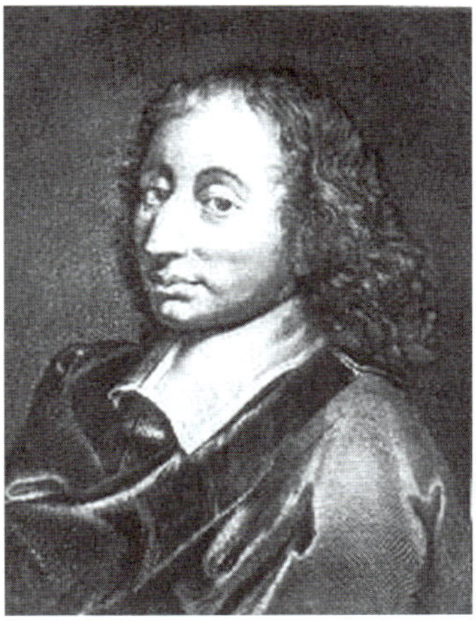

図5-1 パスカル
(Blaise Pascal 1623-1662)

無限な宇宙の中では，私はまったくひとりぼっちであり，虚無に等しい存在なのです．パスカルはこの虚無感を「この無限の空間の永遠の沈黙は私を恐怖させる」[1]と表現しました．宇宙は無限なのですから，どこにも中心はありません．中心があれば，そこからの距離で自分の居場所を確かめることができますが，中心がないということになれば，自分がなぜ今ここにいるのかということの理由がわからず，自分の存在は全くの偶然に過ぎないものとして感じられてきます．自分を「個」として理解するということは，実は，自分がよるべない存在であることを感じることだったのです．

近代の「自立した主観」「自由な個人」という輝かしい人間観の根底には，実はこのような**虚無感**がひそんでいました．裏返していえば，「個人」の発見とは，従来は経験しなくともすんでいた，**ある根源的な不安**と隣り合わせのものだったといえるのです．

5 「個」としての人間における「超越論性」の発見

5.1 知ることのうちにわれわれの尊厳を見る

近代的人間観が思想として確立したとするなら，それは同時に，この不安をなだめ，恐れるにたりないものへと組み替えることに成功したからにほかなりません．再び，パスカルの言葉に耳を傾けてみましょう．

> 人間はひとくきの葦に過ぎない．自然のなかで最も弱いものである．だが，それは**考える葦**である．彼をおしつぶすために，宇宙全体が武装するには及ばない．蒸気や一滴の水でも彼を殺すのに十分である．だが，たとい宇宙が彼をおしつぶしても，人間は彼を殺すものより尊いだろう．なぜなら，彼は自分が死ぬことと，宇宙の自分に対する優勢とを知っているからである．宇宙は何も知らない．だから，われわれの尊厳のすべては考えることのなかにある[2]．
>
> 空間によっては，宇宙は私をつつみ，1つの点のようにのみこむ．考えることによって，私が宇宙をつつむ[3]．

簡潔な表現ながら，ここには近代的な人間観のエッセンスが込められています．無限な宇宙の中では，自分の存在の底が失われていることに不安を覚えざるを得ない，とパスカルは述べました．しかしよくよく考えてみると，そうした不安な気分は，この私が宇宙を無限なものとして意識するからこそ生じてくるのだということに気づきます．とすると，私は不安を抱いていたそのさなかにおいて，実はすでに無限な宇宙を（考えるという仕方で）自らのうちに包んでいたということになります．不安になるということは，人間の弱さ，小ささを示すだけでなく，宇宙を全体として感じとるという卓越した能力が備わっていることをも意味していたのです．

5.2 不安を克服する条件
(1) 私は全体が全体として成立するための場である

近代とは，全体のうちで自分をどのように位置づけてよいかがわからなくなったという不安に直面した時代でした．しかしそれだけでなく，有限的な自分自身が全体を包み，映すものだと見なすことで，この不安そのものを克服しようとした時代だということもできるでしょう．不安の条件は，このようにして不安を克服する条件へとひるがえります．宇宙は無限で中心を欠いてい

るため，逆に私自身が全体を包む中心と化すという，反転が生じることとなったのです．

　私は世界の中の取るに足りない一部分に過ぎないものでありながら，世界全体を自らのうちに映すことができ，そうすることで，私は全体が全体として成立するための場と化すことになります．私という存在は，世界の中で見たり触れたりできる小さな対象であるだけでなく，世界が世界として経験可能になるための（私にとっては）唯一の場所でもあるのです．私がこの世に生まれなかったならば，私にとって世界はないも同然ということになるでしょう．

(2) 人間のうちに「**超越論性**」の次元を見いだす

　そうしてみると，私が私であるとは，個々の対象が感覚的に経験される以前に，そうした経験を可能にする場がすでに私に開き示されているということを意味することになります．こうした場の次元を，哲学用語で「超越論的」と形容することがあります．

　個々の経験を可能にする場そのものは，個々の対象のように感覚によってはとらえられず，個別的な対象の領域を超えているといわざるを得ないからです．近代的人間観の最も大きな特徴は，人間のうちにこの「**超越論性**」の次元を見いだしたことだったといってよいと思います．人間の尊厳とは，世界内部において存在する他のものに比べて相対的にすぐれた能力をもつというところにあるのではありません．人間は，世界そのものの経験可能性を開くという，比較を絶した価値をもつ存在として新たにとらえ直されるのです．

6 「世界把握の原理」としての人間観

　人間における「超越論性」の発見は，やがて，人間的主観を「世界把握の原理」と見なそうとするさまざまな構想の火つけ役となります．近代において提起された考えは実に多様なものでした．しかし，認識観という側面から整理してみるなら，それらは大きく「**内在主義**」と「**構成主義**」という2つの傾向にまとめることができるように思います．

　「内在主義」とは，主観としての私にとって疑うことのできない確からしさに基づいて，知識全体を基礎づけようとする立場のことです．また「構成主義」とは，すべての知識を技術になぞらえてとらえる見方で，主観の認識の仕方や関心が認識対象をつくり上げるのだと見なす立場をさします．いずれも人間的主観を「世界把握の原理」に仕立てることによって，世界に新たな秩序を回復しようとする企てでした．この一つひとつを検討してみることにしましょう．

6.1　内在主義；確実性こそがあらゆる真理の唯一の尺度

(1) **権威や信念などからの脱却**

　古代や中世の一般的な見解によれば，知識の確からしさは，知識の対象の種類に応じて自ずと異なってくる，と見なされていました．当然，すべての知識に対して均一な確実性や絶対性を求めることなどできない，ということになります．

　ところが近代になると，伝統の権威や習慣による信念などから脱却して無前提の立場に立つことが求められます．そして，主観である私にとっての確実さのみを根拠とし，そこから学問を統一的に構築しなおそうという機運が高まってきます．

　確実性こそが，あらゆる真理の唯一の尺度と見なされ，知識の必然性は主観にとっての確実性と暗黙のうちに融合し合うようになるのです．

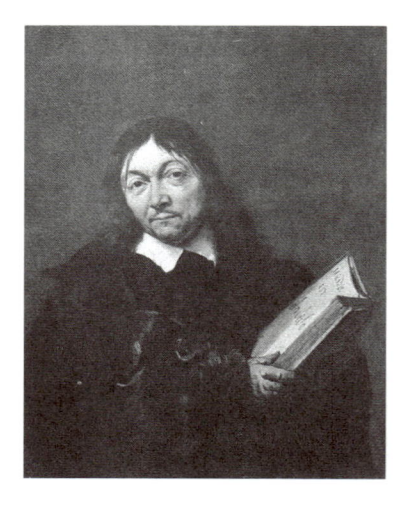

図 5-2 デカルト
(René Descartes 1596 - 1650)

(2) 確実と思われていることにも疑いの余地がある

その典型は**デカルト**（図 5-2）でした．デカルトは，**絶対確実な真理**を手にするために，通常は暗黙のうちに真だと見なしているものにも，あえて疑いのまなざしを向けます．「百聞は一見にしかず」というように，私たちは自分の目で実際に見たことの確からしさに信頼を寄せて生きています．しかし，デカルトによれば，感覚的経験には錯覚や見落としなどの可能性がどこまでもつきまといます．自分では実際にありのままを見ていると思っていても，夢の中でさえそのように思うことがあるのだから，感覚の確からしさは絶対的なものではないというのです．

もっとも，数学的真理のような必然性を持った知識の場合なら，夢であれ，現実であれ，真理としての妥当性には変わりがないといえるかもしれません．しかし数学の場合にも，計算間違いなどはよくあることです．それにデカルトは，「1 + 1 = 2」といった計算間違いしようのない数式の真理といえども，悪霊が私にそれを真と思い込ませているだけなのかもしれないといった過激な想定を行い，その確実性と絶対性に疑いを突きつけるのです．

(3) 懐疑のさ中に見いだされる疑いえないこと

ここまで懐疑を徹底するなら，およそ真理の把握は不可能になってしまうのでは，と感じられたとしても不思議はありません．しかし疑いのまなざしを，疑うという行為そのものに向けかえたらどうでしょう．このとき，事情は一変します．思いもよらないほど近くに，もはや疑うことのできない確実な真理が見いだされてくるのです．

疑っているときに，疑っていることそれ自体は疑い得ず，また疑っているのはこの私であるということも疑い得ないものとして直接に知られるからです．私が疑っているのではないのに，私が疑っているかのように悪霊が思い込ませているだけではないかと疑ったとしても，そう疑っているのが私であることは，疑っているさなかに自分には明らかなのです（さもなければ，悪霊はいったい誰を欺いたということになるのでしょう）．

デカルトは，このようにして発見された第一の真理を，「わたしは考える，ゆえにわたしは存在する」[4]と表現しました．たとえ世界中のすべてが疑わしく，暗闇の淵に沈んでしまったとしても，疑いのただ中において，考える私の存在は私にとって確実に知られるというのです．近代は，ここに，人間の「個」としての自立を獲得したということができます．決然たる意志の力によっ

てすべてを疑うとき，あらゆるものの存在が否定され暗がりのうちへと沈み込むその一方で，私はただ一人確実な存在として屹立するのです．

(4) 合理論と経験論との対立があっても

こうして，主観である私に直接・確実に知られる内面的な知識を第一の真理と見なす立場，つまり「内在主義」が成立します．内面的真理の性格づけや知識の基礎づけの方法については，もちろんさまざまな意見の対立が見られました．**認識の起源**を感覚的経験に先立って与えられる観念のうちに求めたデカルトらの「合理論」と，感覚的な経験のみを認識の源泉と見なした「経験論」との対立などが，そのよく知られた例です．

しかし，「内在主義」という立脚点そのものは，このいずれにも共通して見られる基本見解だったのです．

6.2　構成主義；すべての知識を技術になぞらえてとらえる

(1) 知識と力の合一

確実性という真理基準に基づいて方法的に知を構築していくという近代に特徴的な姿勢は，技術的合理性への信頼に結びついていきます．羅針盤，火薬，印刷術という発明が社会を大きく改変させることに目を見張った**ベーコン**（Francis Bacon 1561-1626，図5-3）は，機械的技術というものが日々成長するものであり，それが社会の福祉に何よりも有用だと確信しました．そして**自然の法則性**を知ることが，自然を支配する力になるという知識観を提起したのです．

> 人間の知識と力はひとつに合一する．原因を知らなくては，結果を生ぜしめないからだ．というのは，自然とはこれに従うことによらなくては征服されないからである．そして考究において原因にあたるものは，作業ではルールにあたる[5]．

(2) 仮説，検証，実験

一見すると，知識の尺度は自然のうちに求められる，と語られているようですが，実際にここで述べられているのは，その反対のことです．

自然のうちに働く原因結果の法則性を知るために，私たちが行うのは単なる観察ではありませ

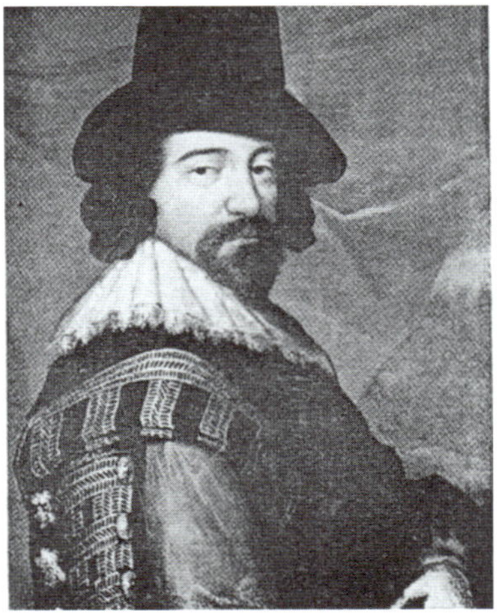

図5-3　ベーコン
（Francis Bacon 1561-1626）

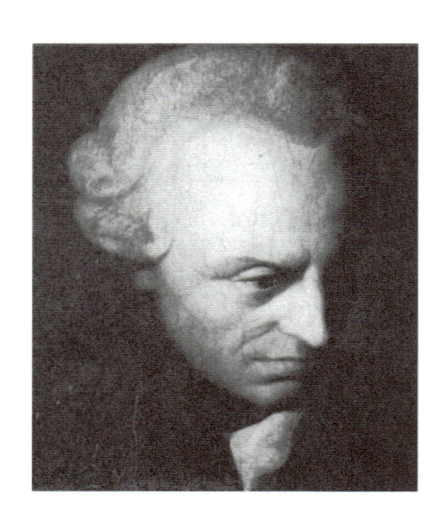

図 5-4　カント
（Immanuel Kant 1724 - 1804）

ん．自然法則についての客観的な把握を手に入れるには，まずこちらで仮説を立て，それを検証するために実験をしなければなりません．実験とは，仮説の正誤を調べやすくするように自然に介入し，自然の条件を変化させることを意味します．知識の尺度は，そこではむしろ人間のうちに求められるのです．

(3) 構成主義的認識観

のちに 18 世紀を代表する哲学者**カント**（Immanuel Kant 1724-1804, 図 5-4）は，実験的方法に基づくこうした**思惟態度**を的確にとらえ，次のように述べました．「理性は，自分の計画に従いみずから産出するところのものしか認識しない」[6]．技術知が知全体のモデルにまで高められていく様子を，私たちはここに見てとることができます．知識とは，私たちのもつ概念的枠組みや認識能力の様式によって形づくられたものだという「構成主義」的認識観がここに成立するのです．それは，「内在主義」とともに，近代という時代を根底から規定した知識観となりました．

確かに，古代の哲学者アリストテレスも，技術とは「そのものの生成の始まりが，それを作りだすひとのうちにあって，当の作りだされるもののうちには存在しない」[7] ものだと語っていました．しかし彼によれば，「一般に，技術は，一方では，自然がなしとげえないところの物事を完成させ，他方では，自然のなすところを模倣する」[8] のであって，技術は自然のもつ目的に奉仕するものとして位置づけられていたことを忘れてはなりません．「目的と美とは，自然物における方が技術品におけるより著しいのである」[9] という発言はそのことを端的に表明するものです．

(4) 知ることがつくることに擬せられた時代

こうした考えに対して，つくることによって知るというのが近代科学の実験的精神だといえます．実験においては，認識は自然に介入する人間の行為によってのみ成立し，逆に介入の仕方が認知機能を果たします．つまり現実は人間の働きかけとの相関関係の中で構成されるものと見なされることになるのです．近代とは，「知ること」がことごとく「つくること」に擬せられた時代だといってもよいでしょう．

ここからさらなる一歩が踏み出されます．知識そのものを，問題解決能力をもった技術と見なす傾向が次第に顕著になっていくのです．自然や社会の目的論的な秩序が疑わしいものになり，知を，それが何についての知であるかに応じて秩序づけることができなくなると，知のリアリテ

ィはその確実性によってか，さもなければ有用性によって測られるようになります．こうして知識そのものが，何かことをなすための技術的な手段として思い描かれるようになるのです．このことは，技術そのものが，身体的ふるまい方の習熟といった技倆のレベルを超えて，一般的な知識としてまとめられていく傾向とも連動していきました．

(5) テクノロジーの発達とは

ここでも，モデルとなったのは，やはり近代自然科学の方法でした．そこでは，認知的条件を自ら構成することそのものが自然を制御することを意味しますが，それだけでなく，実験によって検証された自然法則の知識が再び実験のあり方を新たに条件づけていくのです．

近代科学と技術的な操作とのこうした不可分の関係は，さらにフランス啓蒙主義の思想や産業資本主義の運動によって強力に推し進められます．そして19世紀も末になると，自然科学は，近代科学に基づく機械技術なしでは考えられないものとなりました．また技術も，科学的な一般的知識を基礎にしたテクノロジーと呼び得るものに変わっていきます．今日，テクノロジーが社会をめまぐるしく動かす力はとてつもなく大きなものとなり，あらゆる知が技術知にとりこまれていくかのようです．近未来を予測可能にし，現実を快適なものへと改変していく力となる知識．こうした技術知以上に価値ある知識はない，と見なされているほどなのです．

まとめ

近代とは，「内在主義」と「構成主義」という認識観を打ち立てた時代でした．これによって，「自立した主観」「自由な個」として発見された人間は，さらに「世界把握の原理」へと高められたのです．そこに生まれてきたのは，人間を中心にして世界の秩序を新たに生み出そうとする企てでした．こうした近代のプロジェクトは，結局のところ私たちをどこへ連れて行くことになったのでしょうか．

その帰結は，19・20世紀の思想動向を経て，やがて私たちの目にしだいに明らかなものになってきています．次に章を改め，近代的人間観がもたらした問題点を概観したうえで，現代において示されつつある新たな人間理解について論じてみたいと思います．

[学習課題]

□近代的人間観が生まれる背景について述べてみましょう．
□近代が発見した人間の「超越論性」について述べてみましょう．
□近代的認識観の2つの側面について述べてみましょう．
□近代的人間観を学ぶ意味について考えてみましょう．

キーワード

人間理解　倫理的問題　合理主義精神　宗教改革　科学革命　啓蒙主義　産業革命　自立した主観　自由な個人　世界把握の原理　社会契約説　虚無感　根元的な不安　考える葦　超越論性　内在主義　構成主義　絶対確実な真理　認識の起源　自然の法則性　思惟態度

引 用 文 献

1）パスカル著，前田陽一，由木康訳（1977）パンセ，p.146，中公文庫．
2）前掲書 1) p.225．
3）前掲書 1) p.226．
4）デカルト著，谷川多佳子訳（1999）方法序説，p.46，岩波文庫．
5）ベーコン著，桂寿一訳（1978）ノヴム・オルガヌム，p.70，岩波文庫．
6）カント著，篠田英雄訳（1961）純粋理性批判，p.30，岩波文庫．
7）アリストテレス著，加藤信朗訳（1973）ニコマコス倫理学，p.188，アリストテレス全集 13，岩波書店．
8）アリストテレス著，出隆，岩崎允胤訳（1968）自然学，p.75，アリストテレス全集 3，岩波書店．
9）アリストテレス著，島崎三郎訳（1969）動物部分論，p.25，アリストテレス全集 8，岩波書店．

参 考 文 献

1．石井栄一（2000）ベーコン，清水書院．
2．石川文康（1995）カント入門，ちくま新書．
3．生松敬三（2002）社会思想の歴史，岩波現代文庫．
4．斎藤慶典（2003）デカルト，日本放送出版会．
5．田辺保（2002）パスカル──痛みとともに生きる，平凡社新書．
6．新田義弘（1989）哲学の歴史，講談社現代新書．
7．バターフィールド著，渡辺正雄訳（1978）近代科学の誕生，上・下，講談社学術文庫．

II　現代哲学における人間への問い

1 人間の本質への新たな探求

1.1　負の遺産の大きさ

　近代とは，人間を「自立した主観」として発見し，「自由な個人」として確立することで，自ら「世界把握の原理」であろうと夢見た時代でした．あらゆる束縛から人間を解放し，個としての尊厳を約束するかに見えた近代の夢．現代もまた，この夢をいっそう加速度的に追い求めようとしている時代だということができます．

　しかし，同時にいっておかなければならないことがあります．現代という時代が，近代の人間観によってもたらされた負の遺産の大きさにも気づかざるを得なくなっているという事実です．このため現代哲学は，時代の動向に抗いながら近代の人間観を根底から問い直し，人間の本質を新たに探求し始めようとしているのです．

1.2　近代的人間観にひそむニヒリズムとの対決

　近代は，人間存在の底知れぬ不安の自覚から始まりました．しかしこの不吉な始まりは，人間における「超越論性」の発見によって克服されました．やがて人間は，世界把握の中心的な原理にまで高められていきます．ところが，人間の可能性を謳歌するかに見えたこの壮大な企ては，近代の始まりにあった不安を，いつしか，より拡大する結果となったのです．

　近代の動向が必然的にはらんでいた陰の部分を，私たちは「**ニヒリズム**」と呼ぶことができます．現代哲学は，近代的人間観にひそむニヒリズムを自覚し，それと対決することによって形成されてきたといっても過言ではありません．その意味するところを明らかにするため，近代的人間像の支えとなっていた二つの認識観に対する現代哲学からの批判に目を向け，そこから新たに提示された現代の人間観を概観してみることにしましょう．

2 「内在主義」のうちにひそむ主客二元論

　絶対に確実な知識を手に入れるために，少しでも疑いの余地あるものは，すべてその存在を否定してみること．デカルトがこの徹底した懐疑の果てに見いだしたのは，考える私の存在でした．私の存在は，他のすべての存在が否定されたとしても，その中で唯一確実なものとして確立されたのです．しかし，私の自立がこのようなかたちで獲得された結果として，深刻な**二元論**がさまざまに引き起こされることになりました．その様子を見てみることにしましょう．

2.1　私という存在と世界の二元論

　世界のすべてが疑わしくとも私の存在は確実だと見なすことは，私という存在をそれだけで完結した実体と見なすことを意味します．私は世界がなくても存在するというわけです．しかし，そうすると世界は，私の**意識内容**に過ぎないものとして私の内部に封じ込められてしまうことになるはずです．

もちろんその場合でも，私の意識の外部に現実的な世界が存在すると想定することはできます．しかし，私に直接感知できるのは私の意識内容に過ぎないという「内在主義」の立場に立つ限り，いったいどうしたら私は私の意識の外に出て，現実の世界とかかわりあえるのか，それはまったくわからなくなります．

世界に実在性を与えるために世界を意識の外に想定すると，私から世界への連絡通路は絶たれ，世界はまったく不可知のものと化してしまうのです．世界を意識内容と見なすにせよ，意識の外にあると見なすにせよ，いずれにしても世界は，私がそのうちで存在する場であるというリアルな意味を失ってしまうのです．

2.2　私という存在と他者の二元論

「内在主義」の見解によれば，確実に知られるのは，あくまでもこの私の存在でした．他人の存在については，確実な知識を手に入れることはできません．私が見つめる他人は，あくまで私の意識内容にすぎないからです．しかし，私が他人のことを他人と見なすのは，他人もまた自分と同じように何かを見たり考えたりできる主観だと思っているからにほかなりません．

他人のことを私によって見つめられた対象であり，私の意識内容にすぎないと見なしてしまうなら，他人もまたこちらを見つめる主観であるという理解そのものが成り立たなくなります．にもかかわらず，近代においてはその困難が深く自覚されることはありませんでした．自分も他人も人間であり，人間は**理性的な存在**であるということが，暗黙のうちに前提とされていたためです．

その結果，他人という存在の独自の性格を見失ってしまうばかりか，私の存在について近代が発見した第一の真理をもゆがめてしまうことになります．私とは，世界全体を自らのうちに映す存在であり，他人によっては決して代替されることのできない「単独者」だという認識が持ちこたえられなくなったのです．

そればかりではありません．理性的であることが人間であるあかしだという考えによって，「狂気」に対する監視のまなざしや排除の姿勢が，かつてなく強められていく結果にもなりました．

2.3　こころとからだの二元論

第一の真理として発見された私の存在とはあくまでも，考える主観としての私です．懐疑の過程で感覚的な経験は信頼に値しないものとして排除されました．そのため，感覚される私，つまりからだを持った私は，どこまでも疑わしいものにとどまるのです．ここに，こころを内側，からだを外側として二分し，内側だけが明らかであって，外側はせいぜい間接的にしか知られないとする考えが生まれてきます．

しかしそうすると，このからだがなぜ私のからだなのかということがわからなくなってしまいます．その結果，からだを改めて私に取り戻すことが必要になります．からだとは，私が最初に手に入れる所有物だという考えが打ち出されるようになるのです．所有物であるのなら，持ち主がそれを自由に処理したり，譲渡したりしてよいはずです．

からだはこうしてしだいに制御可能な対象と見なされることになり，この傾向はやがて近代医学の動向にも影響を及ぼしていきます．フーコー（Michel Foucault 1926-84）によれば，18世紀末になると，患者を問診する際の医師の問いかけは，「『どうしたのですか？』という質問の代わ

りに,「どこが工合が悪いのですか？」という別な質問が問われるようになった」[1]といっています．病はからだ全体にかかわるものから，特定の部位に局在するものとしてとらえられるようになったのです．

「内在主義」は，真理が直接に示される場に立ち会おうと努め，私の内的な生の次元が個別的な対象認識に先立って与えられているという洞察に到達しました．この点で画期的な意義を有する考えだったといえます．しかし，真理が確証される次元を，私に内在する領域として閉鎖的にとらえてしまったために，前記のようなさまざまな**分裂**や**疎外**を引き起こしてしまったのです．

3 二元論の克服に対する現象学の寄与

「内在主義」がもたらす二元的対立を克服するにはどうしたらよいのでしょうか．現代哲学の動向は複雑で多岐にわたっていますが，この問いかけを共通の問題意識として保持しているという点では首尾一貫した傾向を持っているといえます．19世紀半ば以降より，直接に生きられた経験に重きをおき，そこからすべての知の成り立ちを考察していこうとする動きが目立ってきます．

中でも**フッサール**（Edmund Husserl 1859-1938，図5-5）を創始者とする「**現象学**」と呼ばれる運動は，あらゆる先入見をカッコに入れて物ごとを現われるがままに記述しようとした結果，主観のうちに「超越論性」を認めながらも，主観を世界とは独立した実体とは見なさずに，生きられた経験の内的契機としてとらえなおすことができました．そこでここでは，現象学を中心に，現代哲学が「内在主義」に代わって提起した認識観と人間観を簡単に振り返ってみることにしましょう．

3.1　私と世界の二元論を超えて；志向性
(1) 意識の志向性

友達だと思って声をかけたら，見ず知らずの他人だった，という，ちょっと恥ずかしい経験をしたことはありませんか．デカルトは，こうした見間違いがあるから，感覚的経験は信頼に値しないのだと批判しました．しかし，よく考えてみましょう．誤った思い込みに修正を迫るものは何かといえば，それもやはり感覚的経験ではないでしょうか．「友達だ」という思い込みの誤ちに

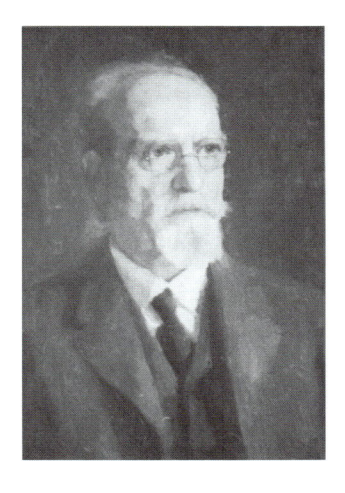

図 5-5　フッサール
（Edmund Husserl 1859-1938）

気づくことができたのは,「あっ,別人だ」という知覚を手に入れたからにほかならないからです.

　私たちは普段,見間違いの存在を認めながら生きています.それは,私たちの認識能力の限界を意味するだけではなく,私たちの意識が豊かな仕組みを持っていることのあかしにもなっています.「見る」という経験において,見られているのが単なる視覚印象であったなら,誤りをおかすことはありません.しかしその場合には,私は私の意識の内部に閉じ込められたままになってしまうことでしょう.

　ところが,私たちは実際に見えている印象以上のものを見ています.ある視覚印象は必ず,何かあるものの現れ(例えば,友達の後姿)として受け止められます.私たちは何かを意識するとき,私の意識の内部に閉じこもることなく,意識の働きのうちで意識の外に出向くのです.意識は常に何かあるものの意識だという,この仕組みを,フッサールは意識の「**志向性**」と呼びました.

(2) 現れるものとその現れとが相互に依拠しあう差異

　もちろんこの場合,意識の対象はあらかじめ意識の外に存在していて,それがあとから意識に現れてくるのだと考えてはなりません.現れるものは,そのつどの多様な現れをとおして現れてくるほかになく,そのつどの現れを取り去ってしまえばその存在を失うからです.いかなる意味でも私に現れることのない友達というものを考えることはできません.しかし反対に,その多様な現れもたいていの場合は現れるものの現れとして感受されます.後ろ姿は必ず誰かの後ろ姿なのです.

　このように現れるものとその現れとは不可分でありながら,両者のズレは決して埋め合わされることがありません.このギャップのゆえに,私たちはときとして見間違いをしてしまうわけです.しかし,このギャップを誤謬の元だと考えて取り去ってしまおうとするなら,それは認識の可能性そのものを捨て去ってしまうことになります.

　知を成り立たせるのは,現れるものとその現れとの,相互に依拠しあう差異だからです.知とは,意識に直接内在するものだというより,むしろ現れるものとその現れとがそのつど分化し生成する出来事だということになります.そうした出来事として,知は多様な経験の可能性へと人を招き入れるのです.意識とは,現われるものとその現われとが分化するその境目のことにほかなりません.

3.2　私と他者の二元論を超えて;間主観性

(1)「私たち」というあり方

　ある知識が客観的に真であるとは,それが誰にとっても真であるということを含意しています.しかし,私の存在だけが確実に知られるのだと見なす「内在主義」の立場に立つ限り,他人が私と同じような認識主観であるということを理解することは困難です.そのために「内在主義」は真理の客観性を十分に基礎づけることができません.そこで,私に知られるのは私の心の中だけであり,他人のことはうかがい知れないという「内在主義」の見方を根本的に改める必要が生じてきます.

　確かに私が生きることができるのは自分の人生だけです.その意味で,私であるのは私だけであり,他人はこの私ではないといえます.にもかかわらず,他人が「私は……」と語り出すことを私は認めています.私にとって私であるのはこの私だけなのですが,にもかかわらず他人もまた当人にとっては私であるということを私たちは認めているのです.そう,私は,他人とともに

「私たち」というあり方を形成しているのです．私個人の主観性が，他人の主観性とその機能を交錯させあっていることを，哲学用語で「**間主観性**」といいます．私とは，間主観的な存在なのです．

(2) 言葉による構造化

その証拠に，私は他人と言葉を交わすことができます．近代においては，言語は思想を表現したり伝達したりするための道具としてのみとらえられたため，哲学のテーマとしては副次的な関心しか寄せられませんでした．しかし，言葉を用いずに考えることはできませんし，現われるものとその現われとの分化という経験の成り立ちそのものが，私たちの用いる言葉によって構造化されているところがあります．そのために私たちの経験はたいていの場合，初めから公共性という性格を帯びているのです．

もっとも，私たちは初めから言葉を話すことができたわけではありません．むしろ私は，他人が私について言葉を交わすなかで生まれ育ち，他人から学ぶことによって初めて言葉を身につけることができるようになっていったのです．

メルロ＝ポンティ（M.Merleau-Ponty 1908-1961）という現象学者は，こんな例をあげています．「一番年下の子供は，その下に弟が生まれるとさまざまな形で嫉妬を表します．赤ん坊が生まれてからの最初の数日間は，子供は自分を赤ん坊と同一視し，まるで自分が赤ん坊になったかのように振舞います．……ところが，もはや自分は末っ子ではなく，自分は新しい末っ子に対して，ちょうど兄が今まで自分に対してそうであったような者になるのだと承知したそのとき，その幼児は，『私の場所が取られた』という態度から別の態度に変わるようにな」[2]ります．

家族との関係において末っ子であった過去にしがみつくのをやめたとき，その子は言葉が著しく発達し，過去形や未来形の用法を習得できるようになったといいます．この場合，言葉の新たな用法を習得することは，他人と自分の関係が変わり，世界の相貌が一変したことを認めることに他なりません．これは裏返していえば，「これまで知らなかった語法が習得されるときには，一種の危機状態が訪れ，突如，或る分野の表現法全体が一挙にでき上がってしまう」[3]というように語ることもできるでしょう．

(3) 切り離せない対の関係

私とは誰であるかということは，他者が私にとってどういう存在であるか，また，私は他者からどう見られているのかということと切り離せない対（つい）の関係となって理解されるのです．私が単独であらゆるものの尺度になっているわけではありません．対の関係が変わるとき，私の自己理解も変わらざるを得なくなるのです．

3.3 こころとからだの二元論を超えて；身体性

(1) からだは動かされる対象というより，動く能力そのもの

からだは一面から見れば，自然に帰属する物質であり，制御可能な対象です．しかし同時に，私のからだは私が見たり触れたりする対象であるだけでなく，見たり触れたりする能力そのものでもあります．例えばコーヒーを飲むためには，カップを手に取り口元に近づけることが必要です．それが可能なのは，カップの存在を感じとり，カップを随意に動かす能力が身体に備わっているからです．カップを動かすことができるのは，自分が動けるからにほかなりません．

それでは，このとき私は意志によって自分のからだを操作しているのだというべきでしょうか．

これは，誤解をまねきかねないいい方です．骨折していたり，麻痺がある場合でもなければ，手を動かそうと努力することなどないでしょう．それほどまで，私はからだと一つになっているのです．私にとってからだは動かされる対象というより，むしろ動く能力そのものなのです．このように，からだを経験や行為の超越論的条件としてもっている私たちのあり方を，「**身体性**」といいます．

(2) 透明な条件であり，厚みを帯びた対象でもある

ただし，私たちは初めからコーヒーをこぼさずに，おいしく飲めたわけではありません．それなりの経験の蓄積が必要だったはずです．最初のころはうまくいかなくて，カップをもつ手元もたどたどしいものだったかもしれません．うまく振る舞えるようになれば，からだは意識化されることなく，いわば透明になります．しかし，その反対に振る舞いがぎこちない場合には，からだは重ったるく，かさばったものとして意識化されてくるのです．からだとは，経験や行為を可能にする透明な条件でありながら，それ自体が厚みを帯びた対象としても感じられるような両義的なものだといえます．

からだは，内側から生きられるものでもあるとともに，外から見られ触れられるものでもあります．媒体としてのからだの，内と外とがどのように配分されるかを，あらかじめ決定することはできません．生きるとは，多様な仕方で変容を遂げるからだの媒体性を生きることなのです．誰も自分の顔を直接に見ることができないのに，赤面恐怖症に陥ってしまうというようなことが起こり得るのも，からだが両義的な存在だからだといってよいでしょう．

4 「世界内存在」という人間観

「内在主義」がはらむ主客二元論を克服するために，現象学は，人間が「志向性」「間主観性」「身体性」という根本的な特徴を有しているという新たな見解を示しました．この理解をさらに推し進め，統一的な人間観を確立したのは，**ハイデガー**（Martin Heidegger 1889-1976，図5-6）です．ハイデガーは人間を「**世界内存在**」と規定しました．ここでは，この概念について順を追って説明することにしましょう．

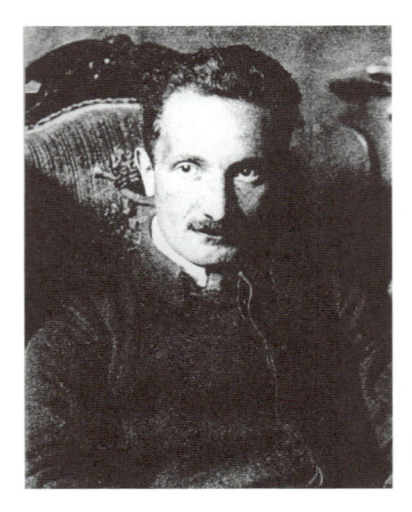

図5-6 ハイデガー
（Martin Heidegger 1889-1976）

4.1　世界全体へと広がる地平

　知覚対象として現れるものには奥行きがあります．奥行きを見るということは，自分から対象までの距離を物差しで測ることではありません．そのようにして奥行きを目に見える対象にしてしまったときには，奥行き本来の経験は消え去ってしまいます．奥行きの経験を可能にするのはむしろ，見えない面があるのを認めて見るということ，見えない面を見えない面として見ることです．背面は見えていないのだから存在していないのだと思った場合には，世界は二次元の平面になってしまいます．見えない面を持つことが，物の，物としての理解には欠くことができない積極的な意味を持つのです．

　ところで，背面には具体的な細部があるはずですが，それがどうなっているかは，こちらからはわかりません．それにもかかわらず，それはまったくの未知だというわけでもありません．ある特定の色や形をもつということなら，予想できるはずです．知覚の進行を導く，こうした先行理解をフッサールは「地平」と呼びました．地平とは，単に物の背面の予想というだけではなく，さらにその背景の広がりへと拡大していき，最終的には「世界」全体の開示へと広がっていきます．私たちの経験を成り立たせている，現れるものとその現れとの関係はこうして，物と世界との関係へと深められることになるのです．

4.2　世界の現れ方

(1)　世界は個々の経験に先立って開かれる

　私たちが具体的に個々の物にかかわるときには，世界は暗黙のうちに気づかれていなければなりません．そうでないと，物は奥行きを失い，存在しているという手ごたえを欠くことになるでしょう．しかし，世界についての気づき方は，知覚における対象への気づきとはまったく異なっています．世界は，対象のように存在するものではありません．個々の経験を可能にするものとして，世界は，個々の経験に先立って開かれているのです．

　世界が開かれているということ自体への気づきを理論化することは，とても困難なことです．近代では「超越論性」の発見というかたちで，この課題の実現に肉薄しました．しかしながら，世界の現象性格は適切にとらえられませんでした．確実性を真理基準と見なして主題的に対象化するという考察方法に問題があったからです．

(2)　物と行為の目的関連

　そこでハイデガーは，特定の理念にとらわれないように，あえてごく普通の日常的な経験に立ち返ります．例えば，ハンマーで釘を打つといった経験です．この場合，ハンマーは眼前に立ちはだかった無意味な対象ではありません．使い慣れれば使い慣れるほど，ハンマーは単なる対象としての性格を失い，なじんだ道具として身体の一部のように透明化されます．透明化されるときにこそ，有用性は発揮されるといえます．もちろんこのためには，打ちつけるための板がなければなりませんし，板を支える土台も必要となることでしょう．道具相互の連関を見込んでいるからこそ，釘を打つことができるのです．

　もっとも板を打ちつけることが最終目的であることは，ごくまれです．たいていは上位の目的のために行われます．ここでは，犬小屋をつくるための行為だとしましょう．犬小屋は犬がそこに寝るためのものですから，釘を打つという行為は，犬のためだともいえます．しかし「犬小屋をつくる目的は何か」とさらに問うてみましょう．それは，犬を飼いたいという娘の希望をか

なえるためであるかもしれません．そして，さらになぜ父親が娘を喜ばせたいと考えたかといえば，年ごろの気難しい娘に自分の弱みを握られてしまったので，口止めのために，というようなことも考えられるでしょう．

(3) 行為の意味地平としての世界

行為の目的は，実際には自分自身にもわからないところが多い複雑なものですから，これ以上詮索するのはやめることにします．ともあれ，釘を打つという行為は，他人の可能性を顧慮し自己の可能性を憂慮しながら，漠然とではあれ目的手段の込み入った連関を先取りした振る舞いとなって現れます．多かれ少なかれ，行為とは行為者自身が「自分のために」行うものなのです．

しかし「自分のため」という形式的な規定だけでは，行為は具体的な限定をもったものとして発動されることはありません．そこに必要なのは，随意的な身体能力のほかに「自分のため」という形式的な目的を，具体的な行為にまで限定するための暗黙の**意味地平**です．他人と共有し得る意味連関が，「自分のため」という自己目的的な自己理解をとおして，自分のものとして受けとめられるところに，世界は開かれるのです．多くの場合，世界に住まうこと自体に違和感を覚えないでいられるのも，ここでつむぎ出される意味連関に身を任せているからなのです．

4.3　近代的人間観へのアンチテーゼとしての「世界内存在」

物が主観とは無関係にその外部に存在しているとするなら，人間にとって物の存在を認識することは原理的に不可能になります．しかし反対に，物の存在を主観の内部の出来事だと見なすなら，物の意識と物の存在との区別がつかなくなるでしょう．「世界内存在」という表現は，このような板ばさみを引き起こす近代的な人間観へのアンチテーゼでした．ハイデガーによれば，人間とは，自らの意識のうちに閉ざされた孤立した存在ではなく，他人とともに，物の存在を経験することのできる，開かれた**意味連関**の場へと立ち出ている存在，つまり世界の中へと抜け出ている存在なのです．

人間とは，すべてに先立って知られる閉鎖領域ではなく，むしろ意味連関としての世界とそのうちに存在するものとの差異化の出来事としてはじめて成り立つ，というのがハイデガーの考えでした．そのため，自己と世界との関係は変動の可能性を免れることができなくなるのです．

5　「構成主義」のうちにひそむ主観性の分裂

5.1　主観の側に求められる知の尺度

これまで私たちは，「内在主義」という近代の認識観に対する現代的な批判の様子を見てきました．現代哲学によって新たに提起された「世界内存在」という人間観を正確に見届けるためにも，ここで近代が提示したもう一つの認識観である「構成主義」について批判的検討を加えておく必要があります．というのも，「構成主義」は，「内在主義」以上にしぶとく，現代の人間観の奥深くまで巣食っているからです．

「構成主義」とは，「認識すること」を「つくること」になぞらえてとらえる立場です．何かをつくろうとするときにはたいてい，あらかじめ設計図を描き，段取りを考えます．認識することもそれと同じです．認識する者の側にあらかじめ認識の枠組みが備わっていて，対象はそれによっ

て形づくられるというわけです．あくまでも主観の側に知の尺度が求められるのが特徴です．

多くの場合，その尺度は主観に，あらかじめ備わっている固定的な認識の仕方としてとらえられました．そのため，世界経験の多様性や変容の可能性は十分に把握できなくなったのです．それだけではありません．先に「内在主義」について指摘したのとほぼ同じように，**二元的分裂**が，構成する側（認識主観）と構成される側（認識対象としての世界・他者・からだ）との間に生じてくるのです．

5.2 自己認識に関する二元的分裂

特に問題なのは，主観自体が分裂してしまうことです．人間は認識主観であり，経験の対象を構成するという超越論性を持ちます．これが「構成主義」の主張でした．しかし人間は同時に認識される者として，自ら経験の対象にもなります．「構成主義」の考えを貫くならば，経験の対象としての私は，超越論的な私によって構成されるということになるはずです．その場合には，構成された経験の対象としての私と，構成する超越論的主観としての私との同一性はどのように認識できるのかということが大きな問題となってしまうのです．

確かに「構成主義」は，認識における主観の働きの能動性や創造性を正当に理解します．また，認識主観としての人間の有限性についても適切な理解を示し，認識が認識主観のあり方に相対的であるという批判意識を堅持することもできました．それに，現れをとおして現れるものを構成するのが認識だという見解を表明することで，「内在主義」とは違って，知が知として成立するために必要な，現れるものと現れとの差異性についても適切なまなざしを向けることができたのです．

しかし，その半面で，認識する働きと認識対象との二元的分裂を引き起こしてしまいます．特に私の自己認識に関して大きな困難を生み出してしまったのです．

6 「構成主義」の批判的展開としてのニーチェの試み

6.1 人間を自己超越的な存在として把握する

構成主義の立場を維持したまま，前記のような困難を克服するにはどうしたらよいでしょう．経験の多様性と変容可能性に見合った構成原理を模索し，構成されるという側面と構成するという側面とのズレを，主観の内的ダイナミズムとして積極的にとらえなおすほかにありません．人間を自己超越的な存在として把握する**ニーチェ**（Friedrich Nietzsche 1844-1900，図5-7）の企ては，そうした道を切り開こうとするものだったといえます．

ニーチェの思考の特徴は，自分を含むすべての存在をそのままで肯定できる地点を探り出そうとするところにあったといえます．

6.2 ニヒリズムと対決
(1) 西洋思想にひそむニヒリズム

そんなニーチェの目には，たいていの思想は欺瞞に満ちたものと映りました．彼によれば，西洋思想は多くの場合，経験しがたいなんらかの**超越的原理**（例えばプラトン的なイデアやキリス

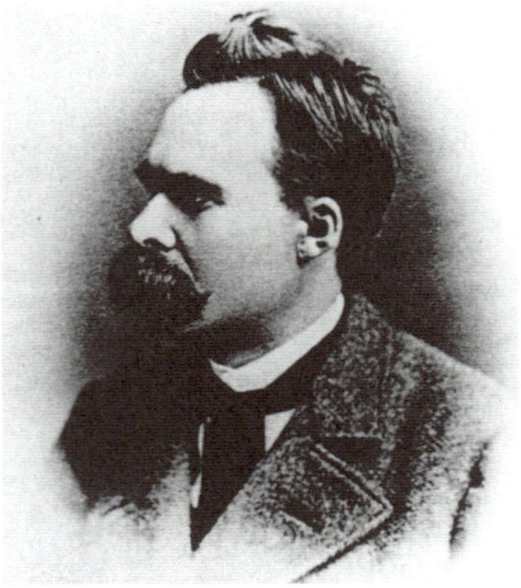

図 5-7 ニーチェ
(Friedrich Nietzsche 1844 - 1900)

ト教的な神など)を立て，それによって苦難に満ちたはかない現実の世界を意義づけようとしてきたからです．

　しかし，この世界よりすぐれたものを背後に想定することによって，世界の存在を自分に納得させようとするのは，世界の存在を，それ自体としては肯定できないと見なしている証拠です．そこには，現実を無価値と見なす「ニヒリズム」がひそんでいるというのです．しかもこの態度は，世界を肯定するために超越的原理を利用していることになります．ですから，超越的原理が持つとされている最高の価値も，実は有用性という相対的な価値にすぎず，そのことがあばかれた場合には，たちまち無価値なものへと反転することになります．

(2) 「神は死んだ」という宣言

　そこでニーチェは，あえて「神は死んだ」と宣言することで，外部に超越的原理を立てるのをやめ，どこまでも私たち人間の生そのものにとどまろうと決意するのです．生身の生そのものを肯定するとは，人間の現状肯定などではありません．ニーチェは人間の本質を，「自らが変化することによって自らを越えたものを創造する」という点に求めました．人間における自己超越への意志に希望を託すことで，ニヒリズムを克服しようとしたのです．

6.3　あらゆる事実は解釈の結果
(1) 認識ではなく図式化

　そのニーチェがくみしていた認識論的立場は「構成主義」でした．「私たちは，私たち自身がつくりあげた世界をのみとらえることができる」4) という言葉からも，それは明らかです．ニーチェによれば，あらゆる事実は生きるために私たちが行う解釈の結果です．ということは，われわれは「『認識する』のではなく，図式化するのである．私たちの実践的欲求を満たすにたるだけ規整や規格を混沌に課するのである」5) ということになります．

(2) 生にとっての価値

　人間は世界を構成する原理ではあるが，あくまでも主観的原理にすぎず，それによって構成される世界もまた主観的に彩られたものにすぎないというのです．そればかりか，ニーチェによれば「真理とは，それなくしては特定の種の生物が生きることができないかもしれないような種類の誤謬である．生にとっての価値が結局は決定的である」6) とさえいっています．これは唯一絶対

の真理を否定する**相対主義**です．ただし，この相対主義は，一つの自覚のうえに成り立つものでした．

(3) 生の遠近法

ルネサンス期の画家たちが，遠くにあるものは小さく見え，近くにあるものは大きく見えるという世界の主観的な見え方そのものを合理的に把握することによって，客観的な世界を画像に投影しうると考えました．このように，ニーチェもまた世界は自分の特定の視点からのみ開かれてくると考えたのです．ただし，通常の遠近法とは異なります．自らのまなざしを一つの視点として自覚しながら，視点の外部に客観的な存在を想定することはできないと覚悟を決めた遠近法なのです．絵画でいえばセザンヌやピカソの仕事に相当するでしょう．しかもそれは，視覚の遠近法というより，生そのものの遠近法というべきです．知ることを制作することと見なすなら「なぜそのように制作するのか」が問題となります．ニーチェはそれを，生にとっての価値ゆえに制作すると見なしたのです．

6.4 人間の存在が再び謎として立ち現れてくる

(1) 解釈の主体がすでに解釈されたもの

この論理を徹底するとどういうことになるでしょうか．制作は，ある価値の実現をめざしてなされますが，その価値そのものも，また制作されるということになるはずです．ニーチェは「力への意志は解釈する」[7]と語っています．われわれは，解釈の尺度となる特定の価値を意志するだけでなく，より大いなる価値を絶えず打ち立て続ける力そのものを意志するのだというのです．解釈の尺度である価値を固定したものととらえ，それを絶対視することは生の疎外になってしまうからです．そのため，価値そのものを制作されるものと見なすのです．

しかしそうすると，価値制作の尺度を問うことはできなくなります．自己の力の増大だけが唯一の尺度となるのです．問題はそれだけではありません．ニーチェは「『いったい解釈するのは，誰か？』と問うてはならない」[8]と語っています．解釈主体の想定そのものが，意志されたもの，解釈されたものだからです．これは，近代的人間観そのものの瓦解を意味します．というのも，個としての自立，理性による自由な自律こそが，近代の原理であったはずなのに，自律的な自己規定の主体が誰であるかを規定できないということになれば，自律の一語が宙に浮いてしまうからです．

(2) 根拠と見なされた主体の無根拠さ

制作知の権利を拡大し，世界の物ごとを支配可能なものとして対象化すること．そうして所有した知識を再び自分に有用なものとして行使すること．こうした主観的意志の権力の増大という近代的知に特徴的な事態は，むしろ近代が根拠づけようとした原理そのものを打ち破ってしまうことになります．主観性を世界把握の根拠として措定することは，かえって主観性それ自体の把握を不可能にしてしまうのです．

近代を最後まで歩む者は，根拠としての主体そのものが無根拠になるという「ニヒリズム」に直面し，人間の存在が再び謎として立ち現れてくるのを認めないわけにはいかなくなるのです．

6.5 決断への実質的な尺度への問いかけ

ちなみにこの帰結は，現代医療の倫理的問題にも，1つの反省を与えてくれるといえるかもし

れません．医師と患者の関係のあり方について，「パターナリズム」から「インフォームド・コンセント」へという大きな流れが見られます．

　もちろん，患者の自己決定権を大切にすべきだという考えは尊重されなければならないでしょう．しかし，個人の意志それ自体が何によって条件づけられているかを見てとらないなら，それは患者に責任を押しつけるだけの欺瞞にもなりかねません．個人の自由を成り立たせる条件や，どう決断すべきかの実質的な尺度，それに適切な決断を可能にするコミュニケーションのあり方などへの問いかけが必要になってきているのです．

7 「生成する媒体」としての人間

7.1　人間とは何であるかを新たに問う

　近代が，自然観と社会システム両面においてドラスティックな変動に直面しながら，その危機を乗り越えることができたのは，人間のうちに「超越論性」を発見し，世界全体を映し包む場として人間をとらえることによってでした．しかし，私たちは今，この近代的人間観のうちに巣食うひび割れに気づかざるを得なくなっています．近代は，人間を世界の中心にすえ，人間の自由意志によって世界の秩序を新たに構築しようとしましたが，その構築への意志を無条件なものと見なせば見なすほど，今度はその意志を方向づける尺度が見えなくなってしまうからです．

　人間を世界のほうから理解することも，また世界を人間のほうから理解することも，もはやできません．ハイデガーが提示した「世界内存在」という新たな人間観は，この状況理解をふまえ，人間とは何であるかを新たに問うためのスタート地点を画すものでした．人間とは，世界に開かれているという超越論性を持つと同時に，世界に身体ごとさらけ出されているという両義性を帯びた存在だという認識は，後戻りのできない人間の位置を明確に示しているといえます．

7.2　「世界内存在」としての自己認識

(1) 再びニヒリズムに

　とはいえ，「世界内存在」という人間観を提示したハイデガーもまた，世界への開きを，人間が自己目的的に生きるという存在の仕方のほうから解明しようとしたため，根拠と見なされた主観そのものの無根拠性に直面することになりました．「自分のため」という可能性を生きるのは「何のため？」と問うても，再び「自分のため」という答えしか与えられないからです．「構成主義」の限界を完全に断ち切ることができなかったために，再びニヒリズムに陥らざるを得なくなるのです．

　しかし実際には，私が今，現実に生きているこの世界の広がりそのものは，私によって構成されているというより，私が世界解釈を行うための前提としてすでに開示されているというべきです．やがてそのことに気づいたハイデガーは，「構成主義」に代わる知の原理の探求を開始します．

(2) 世界開示の本質への問い

　それは自らの思惟様式の転回を必要とするほどの困難な歩みでした．なぜなら，世界は，私によって構成されるのに先立って開示されているといっても，私の存在と無関係に開かれていると

考えることはできないからです．そう考えてしまったら，橋渡しできない主客二元論に逆戻りしてしまうことでしょう．世界が開かれることで私が成立しているのと同等に，世界は私の存在を介して私に開かれているのです．この事態は，世界と私とをそれぞれ独立したものとしてとらえるなら，悪しき循環以外の何ものでもありません．

そこで，思惟態度そのものの徹底した変容が求められることになります．もともとハイデガーの場合，世界は対象の総体などではなく，存在するものを存在するものとして把握するための地平であると見なしていました．しかし世界を地平としてとらえる見方もまた，世界の開示を既存の事実として前提にせざるを得ないため，**世界開示**の本質への問いかけを中途で遮ってしまうことになるのです．

私という存在は，主体として世界に相対するというよりも，世界を世界たらしめる働きとして，世界のうちにすでに組み込まれているのです．この自覚を新たにすることによって「世界内存在」としての自己認識をいっそう深めていくことが大切です．

7.3 世界が変わるという経験

(1) 身体や他者との関係の変調が，世界それ自体の変調となる

普段の生活の中では，現代における人間の位置づけのこうした困難さを切実に感じることはほとんどないかもしれません．多忙にして退屈な生活の中でも，親しい仲間とおいしいものを食べたり，美しいものを見たりするとき，また親や恋人に愛されていることを感じたり，社会の中で尊敬している人から認められたりするとき，私たちは生き甲斐を感じることができます．しかし人生には，理由の分からない亀裂が走っており，生き甲斐そのものが無効になってしまうようなことが起こります．

例をあげてみましょう．身体がだるく，世界がどうしようもなく重苦しく感じられる．じっとしていられないほどの痛みまでもが襲ってくるようになったので，病院に行ったものの，原因はわからない．診断がつかないから，思うような治療も受けられない．症状は重くなる一方で，自分が誇りに思っていた職も手放さなければいけなくなってしまう．生活の不安や痛みへの恐怖が何度も何度も押し寄せてくる．それなのにいつまでたっても診断はつかない．やがて医師たちからは，心因性のものだ，あげくのはてには仮病じゃないかと疑われるようになる．孤独感が募り，世界は悪意に満ちたもののように感じられてくる……[9]．

このような例において，世界はしだいに耐えがたいものへと変調していることがわかります．身体の変調や，他者との関係の変調は，世界の中の些細なエピソードというより，世界それ自身の変調として感受されるのです．

(2) 世界そのものの様相か，主観的な様相なのか

もう一つ，今度は誰もが経験するような例を見てみましょう．新聞には毎日多くの人の死亡記事が載っています．それに一瞬驚くようなことがあったとしても，たいして気に病むこともなくやり過ごすのが日常のあり方です．しかしそこに記されていたのが自分にとって大切な人の名前だったとしたら，どうでしょう．世界は一挙に真剣味を増して立ち現われてくるはずです．

そしてそれとは裏腹に，いつもと変わらぬ世の中の動きが妙に白々としたものに感じられてくることでしょう．事実としてはごく日常的な出来事なのに，私との関係しだいで，その事実は世界全体の感じられ方にまで大きく響いてきます．このとき，私はその感じを，世界そのものの様

相として理解すべきでしょうか，それとも単なる私の主観的な様相と見なすべきなのでしょうか．

いいえ，そもそも問い方が間違っています．このような二分法は無意味なのです．確かに，世界を一色に染め上げる力をもっている感情が移ろいやすいものでもあるということを知らないわけではありません．しかし，私が住み込むことのない，対象として独立した世界など考えることはできないのです．世界はそれ自体が情動的な変調の可能性に満ちているとともに，私という存在は，世界がそのつど特定の情動のもとに現われるための媒体になっているというべきでしょう．

そのため，自分の身体や，他人との関係が変調をきたしていることを自覚することさえできれば，世界の変調はたとえ過酷なものであっても，耐えやすいものになるはずです．ところが，そうした自覚そのものが変調をきたす場合があります．例えば，ある統合失調症の患者は，足の裏をナイフで切りつけられるという妄想をリアルに生きているのに，実際の身体の状態はほとんど意識にのぼらないといいます[10]．世界の媒体としての自己のあり方が世界内存在であるため，その自覚そのものが変調に巻き込まれてしまうのです．そのため，媒体としての自己の自覚が世界の現出様式の尺度になるはずだと，簡単にいいきることはできなくなります．

(3) 世界経験の創造的な可能性

世界と物との分化の様式や，世界と自己との関係のあり方は，日常生活の中では比較的安定しています．私たちは，たいていそのことを自明のことと考えて生きています．しかし，さまざまな程度で，その自明性が奪い去られ，当たり前のことが当たり前でなくなるといったことが起こり得るのです．もっとも，それは超越論性の失調といったネガティブな意味を持つとばかりは限りません．従来は達成できなかった世界経験の創造的な可能性が開かれてくるというようなことも十分に考えられます．一枚の絵を見ることが，見ること自体の新たな可能性を広げるといった芸術経験がその一例です．

また私たちは，これまで生きてきて成長を遂げる中で世界を幾重にも脱皮してきたはずです．例えば言葉を覚え，意味するものと意味されるものとの区別を当然のように受け入れたとき，それまでの世界には別れを告げたことでしょう．もうすでに，新しい世界を自明な世界として生きてしまっているために脱皮の事実にさえ気づくことができず，言語習得以前の世界にも言語をとおしてしか近づけなくなっているのです．

(4) 世界と私との関係の様相こそが問われるべき

個人史だけでなく，思想史のレベルでも私たちはそのような脱皮をくぐり抜けてきているといえます．その一端を明らかにすることが，ここでの課題でした．世界の媒体は媒体として機能しているときには，姿を現しません．それだけに，世界の変容の現場に繊細なまなざしを向け，世界の媒体である自分自身の変容可能性に対する自覚を深めることが大切になるのです．

世界には，世界の中からは意義づけられない穴が空いています．私が生きる場の全体を世界というのならば，世界を世界として意義づける場所は，もはやどこにもないからです．しかし不思議なことに，このように考えるとき，世界の存在が問いとなって立ち現れてくることに気づきます．問いとなるということは，世界が世界として映される不在の場所があるということを意味するはずです．

おそらく私たちに可能なのは，自らの生そのものを賭して，世界との関係を問いとして生き抜くことです．いかに生きるべきかという尺度は，世界の内部にも世界の外部にもありません．世界と私とのかかわり方そのものをとおして，その関係の強度から学ぶほかないのです．問われ

るべきは，世界と私との関係の様相です．ちなみに，現代においてなお神の存在を語ることに意味があるとすれば，こうした関係の次元をおいてほかにはないと私は考えています．

(5) 自らが世界の媒体であることを自覚すること

私たちは一回限りの人生しか生きることができません．その意味で，世界と私との関係も一回的なものです．しかし，私は生まれきたり死に逝くものであり，また生きている間も心身ともに変容を遂げ続けています．そのため，世界と私との関係の様相の変化を自ら経験することも可能であり，その様相を様相として問うこともできるのです．

そのような意味で，人間とは「生成する媒体として自らを自覚することのできる者」なのです．世界の生きた媒体として自らが変容を遂げながら，世界との関係の様相にまで経験の可能性を広げていくことが，現代に生きる者にとって何よりも大切なことだと考えます．

まとめ

近代哲学が，いわば人生の真昼を見つめ，人間をその行為性という側面からとらえようとしたのに対し，現代哲学は，人生の曙光と黄昏を見すえ，人間をその生命という側面から理解しようとしているということもできると思います．誕生と死は，人生の始まりと終わりを意味します．それぞれ過去と未来の出来事というより，今現在の私の存在条件です．生きることは生まれてきて死ぬことです．生まれずして生きることも，死にゆくことなく生きることもできません．

そもそも，私は自分が存在することを意志して生まれてきたわけではありません．このことは，私の存在を構成することは私には不可能だということを意味します．したがって根本的に考えるなら，私はそのつど死して生まれているということさえできるように思います．死に得る個としての，私のかけがえのなさをとおして，いかにして生を肯定しうるかということを問うところに，一人ひとりの人生の尊厳があるといえるのではないでしょうか．何に信頼を寄せて生きるべきか，生き方の尺度をどこに求めるべきか，人間とは何を意味するのか，ということについて，今ほど真剣な思惟が求められる時代はないといってよいかもしれません．

医療の現場はなお，近代的人間観を支えにしているところが大きく，その中で看護師は特別な位置を占めているともいえます．看護ケアとは，前述のような人間の生の条件に寄り添う仕事であるだけに，看護師は，近代的な人間観の限界をはっきり自覚できる立場にもあるのです．それは，臨床の場では，困惑や悩みとなって重くのしかかって感じられることになるかもしれません．しかし，そうした否定的ともいえる経験が，人間へのかかわりとしての医療をより創造的なものにしていく契機になるはずです．

[学習課題]

□近代的人間観の問題点について述べてみましょう．
□現代哲学が新たに提起した「世界内存在」という人間観について述べてみましょう．
□人間とは何かという問いを自分自身の考えで問い進めてみましょう．

キーワード

ニヒリズム　二元論　意識内容　理性的な存在　分裂　疎外　現象学　志向性　共同主観性　身体性　世界内存在　知覚対象　意味地平　意味連関　二元論分裂　超越的原理　相対主義　世界開示

引　用　文　献

1）ミシェル・フーコー著，神谷美恵子訳（1969）臨床医学の誕生，p.15，みすず書房．
2）メルロ＝ポンティ，滝浦静雄，木田元訳（1966）眼と精神，p.122，みすず書房．
3）前掲書2）p.124．
4）ニーチェ著，原祐訳（1993）権力への意志（上），p.38，ちくま学芸文庫．
5）前掲書4）p.50．
6）前掲書4）p.37．
7）前掲書4）p.170．
8）前掲書4）p.94．
9）この記述は，以下の著書を念頭におきながら書いたものである．柳澤桂子（2003）患者の孤独，草思社．
10）中井久夫（1982）精神科治療の覚書，p.26〜39，日本評論社．

参　考　文　献

1．木田元（1993）ハイデガーの思想，岩波新書．
2．河本英夫（2002）システムの思想，東京書籍．
3．古東哲明（2002）ハイデガー――存在神秘の哲学，講談社現代新書．
4．谷徹（2002）これが現象学だ，講談社現代新書．
5．新田義弘（1989）哲学の歴史，講談社現代新書．
6．永井均（1998）これがニーチェだ，講談社現代新書．

6

東洋哲学と人間理解

[学習目標]

□ 古代のインド哲学・中国思想が日本人の生活，思想，伝統に与えた影響を考える．
□ 陰陽五行説が成立するまでの哲学的背景を理解する．
□ 朱子学・陽明学が与えた社会的影響を理解する．
□ インド医学の基本「アユル・ヴェーダ」の原理を理解する．
□ 中医学の「弁証論治」とはどのようなものか理解する．
□ 東洋医学と人間理解の関連性を理解する．

1 東洋とは？ と考えてみる

1.1　古代文明の源流

　東洋という言葉は，用いられ方によっていろいろな意味と広がりを持ちます．例えば，東洋は広くアジア全体を意味することがあります．一方でインド亜大陸を中心とし，熱帯・亜熱帯のモンスーン気候帯に属する南アジアを主にさしたり，中国を中心として，温暖湿潤な，やはりモンスーン地帯を多く含むユーラシア大陸東部地域である東アジアを特にさしたりすることがあります．

　そもそも，世界の古代文明のうち最も早く成立したオリエント文明の「オリエント」という言葉の意味は，ヨーロッパから見た「日ののぼるところ，東方」を意味します．それは現在の「中東」にあたる地域です．このオリエント文明にやや遅れて，インダス川流域や黄河・長江流域でも農業を基礎とする都市文明が発達しました．このインダス文明や中国文明においては，オリエント文明と同じように，大河の治水や灌漑に基づく神権政治が行われました．

1.2　哲学の豊かな土壌をもたらした文明

　都市は宗教と交易の中心であり，支配層と被支配層との間に階級差が生じました．初期農耕民の新石器文化に代わって金属器がつくられ，政治や商業の記録の必要から文字が発明されました．こうして人類史が先史時代（石器時代）から原史時代（青銅器時代）を経て，歴史時代（鉄器時代以降）に入ると，文明は哲学のために豊かな土壌を提供しました．

　このような哲学誕生の歴史的背景から，南アジアともよばれるインド世界以東のアジアをさして「東洋」とします．東南アジアの諸地域もそこに含まれますが，インドシナ（Indo-China）半島という地名に象徴されるように，早くからインド（India）や中国（China）と交流し，その影響を受けながら独自の文化を形成してきました．そこでインドと中国の哲学を概観することが重要となります．

　「哲学」という言葉も多義的ですが，ここでは思想，宗教，倫理，さらには人間観や世界観という広がりでとらえることにします．

1.3　自然や共同体と一体化する東洋の思想

　インドの思想は古来，**内省的**で，理想的な抽象性と現実的な具体性を一つのことの両極面と考えてきました．そして多様なものを一つのものに収斂させていく宗教思想を生みました．言語としてはサンスクリット語が大きな影響を及ぼしました．

　これに対して中国の思想は外向的で，人間や世界の現象を対（**二元的**）あるいは有限の多元的な相対的原理の組み合わせにより分類・説明できると考えてきました．そして人間の生き方を社会や国家のあり方に拡散させていく**倫理思想**を生みました．中国の思想は社会的・実際的である点に大きな特徴があり，漢字文化とともに**儒教思想**が発展しました．

　また，古代より日本人は俗世を楽観的に肯定しつつ自然や共同体と一体化して忍従することで妥協して融和したり，調和したりする生活態度や思想を伝統的に身につけてきました．のちに儒教，仏教やキリスト教など外来思想が伝来し，現世の理想や来世に重きをおく思想を受容し続けてきましたが，現世御利益的価値観や態度は今なお色濃く残っています．

2 インドの哲学

インドの思想は古来，善悪，正邪，光陰のような概念の明確な対比を好みませんでした．むしろ現世は幻であると同時に真でもあるというように，一見対立するものを一つのものの両面ととらえていました．そこから生と死の輪廻思想，未来永劫（えいごう）の時間観念や永遠の解脱（悟り）を求めるきわめて内面的な宗教哲学が生まれたと考えられています．

2.1 インド哲学の源流の歴史的背景
(1) アーリア人の侵入
インドでは，すでに紀元前 2300 年以降インダス文明が栄えていました．インダス文明はインド文明の源流をなすものでした．のちのヒンズー教の主神となるシヴァ神の原型となる像も発見されました．理由は謎のままですが 500 年ほど栄えたのち，この文明はおとろえました．

その後，紀元前 1500 年ごろから，ヨーロッパ諸民族の祖先でもあるインド＝ヨーロッパ語族の牧畜民アーリア人がカイバル峠をこえて西北インドに侵入し始めました．そして農耕に従事する先住民族を征服しました．彼らは人種・民族・語族の異なる先住民族の文化を吸収しながら紀元前 1000 年ごろには，西北インドからガンジス川中流の沃地にまで移動しました．部族社会を構成して，雷や火などの自然神を崇拝し，その賛歌集である『リグ＝ヴェーダ』を生んだアーリア人は，移動した土地で農耕に従事する先住民と交わりました．しかし，両者の皮膚には，色「**ヴァルナ**」の差があったことから，ヴァルナという言葉が階級として認識されるようになりました．

(2) インド独自の定住農耕社会の文化
こうした過程を経て，今日にいたるインド世界の基盤となる独自の定住農耕社会の文化が育まれました．またそれと密接なかかわりを持ち，その後の信仰のあり方に大きく影響を与える**バラモン教**をはじめとする宗教，特定の信仰や職業と結びついた排他的なカースト集団による社会構成，ヴァルナ制と呼ばれる身分的上下観念に基づく世界観が形成されました．

彼らは長寿や自然の恵みや戦争の勝利を祈願して，多くの神々を祭るバラモン教を生み出すと，祭式の規定はしだいに複雑化して祭式万能主義的風潮を生みました．

それをつかさどるバラモン階級は，アーリア人の間では最高位を占めるに至りました．バラモン教は，バラモン（司祭）がみずからを最高の身分と考えるヴァルナ制に基礎をおくバラモン中心の世界観であり，クシャトリア（王族・武士），バイシャ（庶民），スードラ（奴隷）と続く四つの階層からなる厳重な身分制をつくり上げました．

(3) インド独自の社会制度；カースト制度
今日においても，**カースト制度**はインド独自の社会制度として存続しています．一般に，言語・宗教・習慣など文化的特徴を共有する人々の集団を「民族」といい，また生物学的特徴で分類した集団を「人種」といって，両者は区別されます．カースト制は，互いに排他的・閉鎖的で，他の集団との区別を重んじるカースト集団の民族意識でもあります．また身分の上下差別を前提とするヴァルナ制がカースト制と長い歳月を経て結びつき，身分的主張となって形成されたのです．やがて，ヴァイシャは商人を，スードラは農民や牧畜民をさすようになり，四つのヴァルナの下でヴァルナ制の枠外の被差別民が不可触民として差別されるようになりました．

(4) 新興勢力の台頭

バラモン教の聖典である各種の『ヴェーダ』が生まれたヴェーダ時代は，部族社会の崩壊とともに紀元前600年ごろに終わりました．それに代わって城壁で囲まれた都市国家がいくつも生まれるようになりました．

コーサラ国やマガダ国が繁栄し，都市の政治にかかわるクシャトリアや商業に携わるバイシャは新興勢力となりました．彼らの支持のもとに，クシャトリア出身の創始者により新しい宗教が生まれました．仏教とジャイナ教がこの代表です．これらは，いずれもバラモン教の祭式やヴェーダ聖典の権威を否定しました．

(5) 制度の崩壊

こうしてバラモン中心の制度が崩壊していきました．その過程で起こる不安感から厭世的機運がかもし出され，バラモン教の内部から改革運動が生じました．祭式万能主義は改められ，祭式行為は内面化され，苦行主義が広まりました．そして思索による神秘的・瞑想的知識が重視されてくるなかで，バラモン教聖典の『ヴェーダ』の終結部をなす「ウパニシャド（奥義書）」が結実しました．

2.2 バラモン教の人間理解

(1) 魂は不死，輪廻転生を繰り返す

「ウパニシャド」によると，魂は不死です．魂は自分が前世で行った行為〈カルマ；業〉が現在の自分を制約しているとします．また，自分が現在行う行為によって来世の自分の運命が決定されます．これが「**因果応報**」の考え方です．そして死後，その業にふさわしい別の姿となって生まれ変わるという「**輪廻転生**」を説きます．この過程は無限に繰り返されるが，人生は苦悩にほかならないから，この繰り返しは無限の苦悩であるといいます．この世の中には宇宙の根源的・絶対的な原理〈ブラフマン；梵〉が存在し，われわれ自身の奥底にひそむ真実の自己〈アートマン；我〉もそれによってつくられるとします．

(2) 真の自己自覚から解脱への道

アートマンはふつう欲望などによって覆われていると考えます．そこで，その覆いを取り除き，真実の自己を自覚すれば，アートマンはブラフマンと本来一体のものであること〈梵我一如〉を悟ると説いています．この梵我一如を体得したならば，輪廻を断ち切り，一切の苦から脱すること〈解脱〉ができるとしています．

このようにして，ウパニシャドにおいて「輪廻」と「業」の思想が完成しました．そこで，修行者たちは世間から離れて集団をつくり，断食などのさまざまな苦行や，精神を集中する瞑想などを行いました．ここにヨーガや禅の起源があります．

2.3 仏陀の人間理解

(1) 人間の真に生きるべき道を追求

紀元前7～6世紀にバラモン教が急速に広まる社会背景を経るなかで，紀元前6～5世紀ころにはすでに多くの反バラモン教的自由思想家たちが輩出しました．その中でも，ともにクシャトリア出身のマハービーラとゴータマ＝シッダッタがそれぞれジャイナ教と仏教を創始しました．

仏教を開いたゴータマ＝シッダッタは，ヒマラヤ山麓に近いカピラヴァストウで，釈迦族の王

子として生まれました．ゴータマは35歳のとき，ブッダガヤの菩提樹のもとに座って，深い精神統一に入りました．そして，あらゆる煩悩を断ち切って，一つの普遍的な真理〈**ダルマ，法**〉を悟り，ついに**ブッダ**〈仏陀〉となりました．ブッダとは「めざめた人（覚者）」という意味です．仏教とはブッダの説いた教えであるとともに，真理を悟ってブッダとなることを教える宗教でもあるのです．この原始仏教（初期仏教あるいは根本仏教）は形而上学的諸問題を，益なきこととしてその論争に参加せず，論争を超越し，人間の真に生きるべき道であるダルマ〈法〉を追究しました．

(2) 苦しみの原因は煩悩にあり

ブッダは，こころの内面から人びとの悩みを解くことを重視しました．現実の人生は生・老・病・死（四苦）をはじめとする苦しみに満ちたものであるという根源的事実の認識を説くことから出発します．

「四苦八苦」ともいわれるさまざまな苦しみの原因は，自我や物ごとに執着する渇愛のこころ〈**煩悩**〉にあると指摘します．そして，この煩悩への執着から解放され〈涅槃寂静〉解脱の境地に悟りを開くためには，世界と人生をつらぬく根本的な真理を知らなければならないと唱えます．その真理への到達点が縁起説です．

(3) 因縁の要素の集合体にすぎない

縁起とは，物ごとの存在が他のものに縁って起こることです．この世のすべての物ごとが直接の原因である因と，間接の原因である縁とが相依ることでできるという真理を「縁起の法」といいます．そこから，世間の一切の物ごとはもろもろの因縁の要素の集合体にすぎないので，他から独立して存在し得ない〈諸法無我〉のであり，また，絶えず変化し，不変の実体でもない〈諸行無常〉と説きました．

(4) 無知の状態を打破するための知恵

ブッダは，悟りの知恵を広く衆生に説いて，苦しみから救おうとしました．この知恵が「慈悲」であり，それは人びとに楽しみを与えようとする慈しみのこころ〈慈〉と，人びとの苦しみを取り除こうとする憐れみのこころ〈悲〉です．ブッダの教えを要約して，四か条にまとめたものが四諦（苦諦・集諦・滅諦・道諦）です．「諦」とは真理〈ダルマ〉のことで，苦しみの根本原因である無知の状態〈無明〉を打破するための知恵です．

「苦諦」とは，人生は苦であるという真理で，「集諦」とは，苦の原因は煩悩にあるという真理です．「滅諦」とは，苦の原因を明らかにすれば煩悩をなくせるという真理で，煩悩がなくなった境地が涅槃です．「道諦」とは，輪廻転生という迷いの道から，人はいかに脱却するかという悟りの境地（涅槃，ニルヴァーナ）に至る解脱の道について説いたもので，その正しい修行法は八正道〈八の正しい道〉であるという真理です．

この場合の「正しい」とは，快楽やバラモン教における苦行のような極端な道に偏らず，中道を歩むことを意味します．縁起や空は，存在（有）と非存在（無）を離れて中道であるという哲学で，のちに竜樹〈ナーガールジュナ〉の空の思想を解明した『中論』で示されています．

2.4 部派仏教と大乗仏教の人間観

(1) 聖者になるという理想

ゴータマの入滅後100年ほど経つと，仏教集団は保守的な上座部（長老の教えを伝えるもの）

と比較的自由な大衆部に分裂しました．これらを部派仏教といいます．いずれも，自分たちは生存中に涅槃に達してブッダになることはできないと考えました．そこで，ブッダより下位の阿羅漢〈アルハト；聖者〉になることを理想とし，自己一身の解脱を求めました．

(2) 信徒・指導者による改革運動

やがて紀元前1世紀ごろから，在家の信徒やその指導者であった説教師の間で改革運動が起こりました．彼らは自ら**大乗仏教**を名乗り，旧来の仏教を**小乗仏教**と呼んで批判しました．小乗仏教とは大乗仏教からの蔑称です．乗とは乗り物を意味し，出家者がきびしい修行を行って自身の救済を求めるといった自分だけの悟りをめざす小さい乗り物にたとえました．

これに対して，広く民衆をも含めたあらゆる人びとの救済をめざし，悟りの世界にわたす大きな乗り物という意味をこめて大乗としました．

(3) 菩薩となるための修行

大乗仏教では，菩薩が理想とされました．「菩薩」とは，自分の悟りを生きとし生けるものすべて〈一切衆生〉に及ぼそうと努力〈菩薩道〉する修行者のことです．

菩薩の修行方法として六波羅密が説かれました．それは布施（真理を教えることなど），持戒〈戒律を守ること〉，忍辱〈苦難に耐えること〉，精進〈たゆまぬ努力〉，禅定〈瞑想による精神統一〉，知恵〈悟り〉の六つです．

(4) あらゆる事象は無常であり，空である

大乗仏教の基本的な立場は，小乗仏教のように煩悩・執着を消すことよりも，「空観」が重視されました．すなわち，この世のあらゆる事象がさまざまな因縁によって織り成された無常のものであり，空であることを，徹底的に自覚する立場です．

「空」とは，この世の真相（つまり縁起）を見ることです．「色即是空，空即是色」（般若心経）というように，すべての形あるもの〈色〉は，因縁によって生じたものであるから，実は実体ではなくそのままに空です．また，一切の衆生はブッダになり得る可能性，つまり仏性をそなえているから〈一切衆生悉有仏性〉，ブッダになろうと発心すれば仏となることができる〈即身成仏〉とされました．

この思想は，やがて中国や日本で，〈山川草木国土悉皆成仏＝山や川，草や木，国土までもすべてが仏となる〉として説かれ，生命のない山や川までが救われるという考え方として展開しました．

2.5 ヒンズー教の定着とインド仏教の衰退

(1) ヒンズー教の成立，定着

4世紀に入ると，北インド全域を支配するグプタ朝（320頃〜550頃）が起こりました．この時代は仏教やジャイナ教がさかんとなりました．そこで司祭階級であるバラモンがふたたび重んじられるようになり，知識階級のバラモンの言葉であるサンスクリット語が公用語化されました．また，バラモン教が先住民の土着の信仰や民間の慣習を吸収し，また仏教やジャイナ教などの要素も組み入れながら，ヒンズー教が成立し，社会に広がり定着しつつありました．

ヒンズー教は，シヴァ神（破壊の神）やヴィシュヌ神（慈悲の神）を主神として崇拝しつつも，多くの神々を信仰する多神教であり，生活や思考の全体にかかわる宗教です．特定の教義や聖典に基づく宗教ではありませんが，現在に至るまでインド世界の独自性をつくり上げる骨格となっ

(2) グプタ朝の滅亡, 仏教の衰退

グプタ朝は異民族の侵攻にさらされ, ローマ帝国の混乱 (395 年に東西分割, 属州反乱, ゲルマン人の大移動) によって西方との交易が打撃を受けました. さらに, 地方勢力が台頭したことにより, 6 世紀の半ばに滅亡しました. 西ローマ帝国 (395～476) やササン朝ペルシア (226～651) が崩壊したため, 商業活動が沈滞し, 都市も衰退したことが原因です.

商業活動が不振となることで, インド仏教は, 商人という有力な支援層を失ってしまいます. さらにそのころ, 最高神に帰依すれば恩寵によって救われるというバクティ運動がさかんになります. バクティ運動はカースト制度や男女の枠を超え, 広く民衆を巻き込んで発展し, 仏教は排斥の攻撃にさらされました. さらにイスラム教が入ってくることなどで, 13 世紀ころから急速な衰退を余儀なくされました.

(3) 現在のインドの姿

現在のインドの人々は, 大きくアーリア系 (インド＝ヨーロッパ語族, インド・イラン系諸語など) とドラヴィダ系 (ドラヴィダ語族, タミル語など) に分かれます. バラモンの言葉であるサンスクリット語はインド＝ヨーロッパ語族に属し,「マヌ法典」や叙事詩などインド古典文学の黄金期を築き, 長い時間をかけてほぼ現在伝えられるようなかたちに完成しました. また, 南インドはドラヴィダ系の人々の地域であり, チョーラ朝という南インドの独自の王朝が紀元前 3 世紀から 13 世紀という非常に長期間に及んで存続しました. ローマ帝国の衰退後も, 交易先として中国の重要性が増し, 海を通じて密接なつながりを持つことに成功していました.

紀元前後からタミル語を使用した文芸活動がさかんで, バクティ運動をとおして多くの吟遊詩人が生まれ, 現在でも読み継がれている作品がつくられました.

インドは長い間政治体制が整わず, 国家統一が遅れました. 現代のインドにはさまざまな民族・言語・宗教が共存し, 分権的宗教社会を形成しています.

3 中国の思想

中国の思想家たちは, 人のこころの内面を深く掘り下げる思弁的な議論をすること自体にはあまり熱心ではありませんでした. 彼らの思想の特徴は, むしろ社会はどうあるべきか, 人はそのなかでどう生きるべきか, という実際的な問題を追究してきたことにあります. 中でも孔子に始まる儒教の教えは, 後世に最も大きな影響を与えました.

3.1 古代中国の思想

(1)「天」の思想が基本

中国の思想で最も特徴的なものは「天」の思想です. 古代漢民族は, 紀元前 16 世紀ごろ黄河流域に殷 (商) 王朝を成立させたと考えられてきました. しかし, 殷墟の発掘により, 殷王朝は紀元前 2 千年紀にはすでに存在したことが実証されました. 殷王は天を上帝などと呼んで, 大自然をつかさどる恐るべき主催者として崇拝しました.

紀元前 11 世紀には, 殷を滅ぼした周は「殷が周に革まったのは殷王が天命を失ったからだ」としました. そして革命が起こると王室の姓が易わるので「易姓革命」と呼ばれるようになりまし

た．周は封建制度を敷き，天子を頂点とする世襲制の身分秩序のうえに成り立ちました．またその秩序は「敬天」と「祖先崇拝」の思想をもととするものとしました．上帝や祖先の霊を祭る儀式から「礼」が発達しました．その「礼」はやがて日常生活の習慣や規範，法律など，社会秩序の原理法則に拡張されました．そうして「礼」はすべての社会生活の局面で人々が守るべき儀礼の体系となりました．

(2) 諸子百家による百家争鳴の時代

周王朝が衰えを見せ始めた紀元前8〜5世紀の大規模な下克上の時代を経て，紀元前3世紀にいたる春秋時代（B.C.722〜B.C.403）や戦国時代（〜B.C.221）には諸侯が互いに覇を競い合い，富国強兵につとめました．

彼らはさまざまな思想家の意見を採用したので，「諸子百家」による「百家争鳴」の時代となりました．諸子百家の一つ陰陽家は，斉国の思想家・鄒衍に始まりました．天体の運行と人間生活の関係を説いた陰陽家の理論はやがて五行説と融合しました．陰陽家は陰陽五行説を応用する思想集団として，前漢前期の司馬談の『六家之要指』では六学派の首位に立つにいたりました．陰陽家は時代思潮を代表した天文暦数を扱う学団として，時令思想という自然哲学を奉じていました．このように，天の思想は自然界の秩序や法則そのものとも見なすようになりました．

そして天は，さらに人に内在する道徳をも意味するようになりました．しかし，そのことを最もはっきりさせたのは**孔子**（B.C.551頃〜479頃）でした．人が個人として主体性を持って生きることが問題になったのは孔子以後の儒家によるものです．

3.2 孔子の人間理解

(1) 人として最も大切なものは「仁」

孔子は，現実の社会について絶えず関心を持ち，実際的で合理的な考え方をしました．孔子が人として最も大切なものとしてあげたのは「仁」です．「仁」とは，本来は家族関係において自然に発生する思いやりの気持ちです．とくに父・兄に対する子・弟の気持ち（孝・悌）を重視しました．さらにこの気持ちは「人を愛す」（『論語』顔淵篇）というように，人と人との親密な感情に一般化されます．

他人の身になって考えること〈恕〉，自分自身に誠実なこと〈忠〉，他人に対していつわりのないこと〈信〉などは，すべて仁の一面です．さらに，「己に克ちて，礼に復る〈克己復礼〉を仁となす」（『論語』顔淵篇）と語りました．「仁」とは気持ちとして心の中にあるだけではなく，「**礼**」として外面化されなければならないものでした．

(2) 君主として率先すべきことは

孔子はまた，君主が率先して「仁」と「礼」を実践すれば，臣下や庶民もみな正しい行いをするであろう，と考えました．為政者には徳がなければならないという考え〈徳治主義〉により，君主に天命の自覚を促しました．君子とは，古典を学び，それを「礼」というかたちで実践する者であると考えました．

しかし，孔子にとって学問は個人の修養にとどまるものではありませんでした．学問は経世済民〈世を治め民を救う〉のために生かされねばならないと考えたからです．これが経済という言葉の語源にもなりました．また，孔子を承継した儒家の思想は，伝統的にきびしい刑罰を伴う法によって統治する政治〈法治主義〉を批判しました．それは君子のような有徳の人が徳を持って

行う政治〈徳治政治〉を理想としたからです．

(3) 秦の始皇帝による中央集権国家体制

しかしながら，戦国時代の秦（B.C.221～206）では法家の説を採用し，国の富国強兵化に成功しました．中国は秦の始皇帝以後，強力な官僚制に基づく中央集権国家体制を確立し，20世紀まで及びました．君子になるための教養と道徳性は学問によって獲得されるという孔子の思想が，長く中国の主流思想となったのは，後世，知識人が政治の場で活躍できる制度がつくられてからのことでした．

3.3 道家思想と人間理解
(1) 万物を成り立たせる根源である「道」

道家は，儒家が説く仁義や礼などの道徳には偽善が含まれることを指摘しました．そこで無為自然の生き方を求めました．老子が道家の開祖・**荘子**がその大成者とされています．道家思想は戦国時代の中期から末期に完成されました．

老子の説く「道」は，万物を成り立たせる根源です．「道」はまた感覚や知性によって認識することはできず，言葉で表しようがない玄妙なものであるから「無」と呼ばれます．その道に則ったあり方が無為自然です．「無為」とは，作為を捨て，物ごとの自然の成り行きに任せることです．人間がこの世で行うあらゆる認識や価値の尺度は，ことごとく相対的であるという考えです．そこで人間の思い込みにとらわれない心境を達観自在の境地といい，その境地で無為自然に生きること，つまり融通無碍の境域に到達することが尊ばれました．その立場から，他人と争わず，へりくだる処世術（柔弱謙下）を説きました．

(2) 事物を対でとらえ認識する

荘子は，生死にこだわる意識さえ捨てて，自然に身を任せて悠々と生きる自由の境地を理想としました．この「絶対無為」の境地からみれば，この世のものは区別や差別なくすべて斉しい価値を持つこと〈万物斉同〉になるのです．荘子の思想には，無常や無我を説く仏教の思想と似た点があるため，のちの中国人が仏教を理解し，受け入れるのに大いに役立ちました．

また，万物を生み出す二大要素として，陰陽は「気」の大いなるものとみなされ（『荘子』則陽篇），陰陽の哲学の基盤形成に寄与しました．そうして，気の二相としての陰陽は，すべての対立し循環するものの二元的原理となり，事物を認識する際，対でとらえる傾向のある中国人の思考法を決定づけていくものとなりました．

老子や荘子の思想には確かに空想的なところがあります．しかし，その深い人間洞察は，現実的な儒家思想と並んで，その後の中国人に大きな影響を与えました．経済上の利便性だけを追求しがちな現代日本社会に対しても，人の本来のあり方という問題を深く考えた**老荘思想**は，今なお十分に批判的な意義を持った思想です．

3.4 孟子から董仲舒へ；陰陽五行説の成立
(1) 人の本性は元来，善である

墨子や道家がさかんに活躍していた前4世紀後半に，孟子は儒家思想を再びさかんにしようとしました．孟子は上下関係の秩序に基づく感情〈仁〉と社会規範に合致した行動〈義〉が文明社会に生きる人の生き方の基本であるとしました．そして，深く「徳」の根拠を考え，四端説を主

張しました．

「四端」とは，人間に本来備わっているよいこころのことです．すなわち，他人の危難に無関心ではいられない「惻隠」のこころ，不義を憎む「羞悪」のこころ，譲り合う「辞譲」のこころ，および善悪の判断をする「是非」のこころです．この四端は拡充されて四徳（仁・義・礼・智）となりました．それはいずれも人のこころに先天的に備わっているものであって，孟子は，人の本性は元来，善であるとしました．これが性善説です．

(2) 陰陽五行説の誕生

その後，前漢の儒学者・董仲舒が，この四徳に信を加えて五常としました．個人生活における修養の徳目となり，五倫五常は儒教道徳の根本原理となりました．また，董仲舒は天子（為政者）が天意に合わない政治を行うと天はそれに感応して天災や異変を下すと主張しました．また，陰陽と五行（木火土金水）を直結させて**陰陽五行説**を生み，それまではどちらかといえば経験主義的であった中国伝統医学に学理的分析のための理論的技法の基礎を提供しました．「天地，陰陽，木火土金水，の九と人を加えると十になり，十で天の数はおわる」（『春秋繁露』天地陰陽篇）と述べ，医学にも影響を与えました．

陰陽五行説を大幅に取りこんだ著書『淮南子』では，天地万物の生成もそれによって説かれています．陰陽五行説はその後，宋学において哲学的に進化され，その大綱は漢代に完成されたと見られる一方，民間では種々の主の占法呪術にも影響を与え，日本に伝わって陰陽道を成立させました．

3.5 朱子学と陽明学

(1) 宇宙万物の正しい本質にいたるための哲学

儒家の思想は前漢（B.C.202〜A.D.8）の武帝のときに国教とされました．その後，**儒教**として長いこと中国社会の精神的支柱となり，五種類の書が儒教経典とされました（五経）．仏教が中国に伝来するとその影響を受け，宋代（960〜1127）には新しい儒学として宋学が生まれました．

宋学では孔子らの思想には乏しかった宇宙論も示され，天地と人間を貫く根本的な原理が考察されました．それは経典の一つひとつの字句解釈を重んずる訓古学に代わって，経典全体を哲学的に読み込んで宇宙万物の正しい本質（理）に至ろうとするものでした．宋学は北宋の周敦頤に始まり，その大成者である南宋の朱熹（朱子）の思想〈**朱子学**〉は中国社会の最も基本的な教説となりました．朱子学は，その後長く儒学の正統とされ，日本や朝鮮の思想にも大きな影響を与えました．

(2) 一体不可分の理と気

朱子によれば，天地と人間とを貫く根本原理として「理」があり，人間においては，これが，誠という本然の性（根源的な性）を形成します．また，実際の世界には陰陽の「気」があり，理と気は一体不可分です．人間が肉体と感情を持つのは気のためであるが，しかし，その本来の性質は理から得ている〈性即理〉とします．

気質の性（日常の気によって起こる感情）を克服して，本然の性に帰るのが聖人に至る道であるとします．その方法は「居敬窮理」にあり，「居敬」とはこころが外界に奪われないよう，欲を捨て去り，慎み深く振る舞うこと，「窮理」とは一つひとつの物や事を研究して，その筋道（理）を弁える（究める）ことです．また，儒教経典のうちから，特に重要なものを四種選びました．

これが四書です．

(3) 日本人の精神形成に大きな影響を与えた新儒教

新儒教（近代儒教）の特徴は，個人の道徳的努力と政治的実践を強く結びつけることにあります．四書のうちの『大学』では，まず居敬窮理し，そこから家を守り，地方の政治を預かり，天下を安らかにする道が開けるとあるからです．この朱子学は，江戸幕府の官学として日本人の精神形成に大きな影響を与えました．

(4) 社会的な行動と結びついた良知の実現

さらに明代（1368～1644）になると，学問と実践の一致を主張する王陽明（王守仁）の思想である**陽明学**が現れました．

王陽明は，37歳のとき，宇宙の理法や人間の倫理はこころの中にすでにあり，人間のこころは本来「理」と一つである「心即理」を悟った，といいます．私たちの「こころ」のうちに生き生きと働く生命の活動がそのまま「理」であるとしました．

たとえ無学な庶民や子どもでも，本来そのこころの中に真正の道徳を持っているとし，このことを心即理としました．そこで，当時の朱子学のように外面的な知識や修養に頼り，一つひとつの物ごとを究めようとする傾向を批判しました．そして知は行をとおしてのみ真の知となるとして「知は行のはじめであり，行は知の完成である」〈知行合一〉と説き，情感的な意欲あふれる渾然とした生命感の発揮を主張しました．また，こころの理は，ありのままの善良なこころにもどること，これを良知と表現しました．良知を十分に発揮し，そのこころのままに実践すれば知と行は一つになって，おのずと善が実現されるという致良知説を唱えました．

日本でも陽明学は，中江藤樹や大塩平八郎（大塩の乱；1837）など江戸時代の民間の学者によって研究されました．良知の実現は社会的な行動と結びついており，幕末から現代に至るまで，影響力を持っています．

4 古代インドの医学

4.1 呪術から知としての体系へ

世界四大文明の一つであるインダス文明の遺跡に見られる沐浴場や下水道は当時の人びとの公衆衛生への関心の高さを物語っています．アーリア人侵入のあとに最初に成立した『リグ・ヴェーダ』には，すでに病気や薬草に関する賛歌があり，『アタルバ・ヴェーダ』の中核は病気治療のための呪文で，呪術的医学の書でした．

古代インドで医学が知の体系へまとめられ，呪術から独立して専門的学問になるのは，ちょうどインドにおいて自由思想が生まれ，ウパニシャッドの哲人やジャイナ教の教祖マハービーラーが活躍した時代でした．伝説的な名医ジーヴァカ（耆婆）は仏陀の侍医であったといわれ，仏陀の教え自体においてもしばしば医療に関する比喩が用いられています．しかし，医学が体系化されて「**アユル・ヴェーダ**」が確立し，最終的な古典医書が編纂されるまでには，無数の試行錯誤を含む経験の蓄積を経て，ほぼ10世紀を要したといわれます．

4.2 アユル・ヴェーダ医学

(1) 治療だけではなく幸福な長寿を目的に

「アユル・ヴェーダ」は紀元前 1500 年にインドで始まったといわれる伝承医学です．アユル（生命）とは肉体，感覚器官，精神，魂の四つの要素が結合したものであるとしています．ヴェーダ（知識）とは真の知識，生命を守る知識，聖なる知識を意味します．病気の治療だけではなく，幸福に長寿をまっとうすることを目的とします．衣食住に関する養生法（健康増進法や疾病予防法などの衛生・公衆衛生学的知識や技術）はもとより，精神生活についても詳細な規定をしています．

(2) 病気は三要素の平衡が崩れた状態

基本理論は「ドーシャ」（腐敗させるもの，悪化させるもの）で，この世の一切のものは，ヴァータ（風），ピッタ（火），カパ（水）と呼ばれる三つのドーシャからなるとします．このドーシャは素質，要素といってよいでしょう．これらを組み合わせ七つのタイプに分けます（図6-1，表6-1）．たいていの人は，三つのドーシャのうち二つを併せ持つことが多く見られます．同等ではなく，そこには優劣があります．したがって，計六つの組み合わせができ，三要素をすべて均等に持つタイプを含めて七つのタイプとなります．一つの素質のみの純型はきわめてまれであるとされています．

Space（空）　Air（気）　Fire（火）　Water（水）　Earth（土）

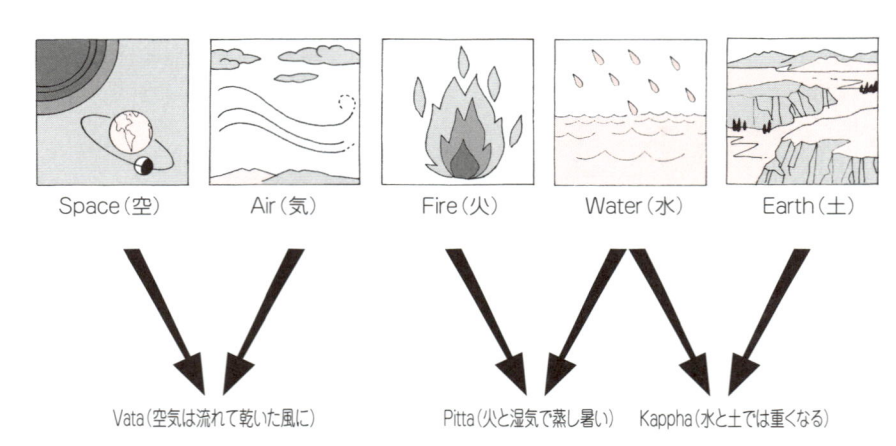

Vata（空気は流れて乾いた風に）　Pitta（火と湿気で蒸し暑い）　Kappha（水と土では重くなる）

図6-1　三つのドーシャと五つの要素の関係

「アユル・ヴェーダ」では三つのドーシャのうち，ヴァータ（Vata）は乾いていて，ピッタ（Pitta）は暑く，カパ（Kappha）は重いとされています．なぜでしょうか．三つのドーシャはそれぞれ，五つの要素のうち二つの要素の組み合わせからなると考えられているからです．Space（空），Air（気），Fire（火），Water（水），Earth（土）のそれぞれがmatter（物質，かたち），energy（エネルギー）を持っていると認識しています．

表6-1 三つのドーシャの素質

	体型（体質）	気分（気質）	行動様式	他人関係（自我）：他に与える印象	心理的ストレスによる反応
ヴァータ（風）素質	軽量	気分がすばやく変化に富む	生き生きとして活発	気まぐれ，不意打ち	興奮や不安に陥りやすい
ピッタ（火）素質	中等量	頑固で几帳面な性格	強行的	熱心であり，緊張を与える	怒りやすく，荒々しくなる
カパ（水）素質	重量	気分が穏やかで安定している	おっとりとして無頓着	のんびりしてリラックスさせる	内気になり口数が減る

Deepak Chopra, Perfect Health, p.42より筆者（飯嶋正広）表作成

　病気とは，人間においてこの三要素の平衡が崩れた状態であると考えます．したがって，病気の治療とは三要素の平衡をとりもどすことを意味し，その人の体質に合った治療を行います．

(3) 現代に継承される治療法

　病気の治療の具体的な方法は，広い意味での食事療法です．すべての飲食物は，甘・酸・苦・塩・渋の五味を基準として分類されます．これらのそれぞれが三要素のいずれかを増大または減少させると考えられます．食物の助けとなるのが薬物で，古典医書には1000種以上の薬草が，その目的と用法に応じて詳細に分類されています．

　アユル・ヴェーダは現代のインドの医学校（学部・大学院）で西洋医学と同等のレベルで教育されている古代インド伝統医学です．

4.3　ヨーガ

　ヨーガは数千年前，哲学を背景に悟りや至福に導く宗教として，インドで生まれました．瞑想を中心にした修練法に，こころをコントロールする方法や，体操，呼吸法，浄化法が結びついて，現在のヨーガに至っています．

5　古代中国の医学

5.1　中国医学の基礎

　中国文明も世界四大文明の一つですが，東方の黄河流域に発生しました．現在確認されている中国最古の王朝は殷王朝（B.C.20〜11世紀）です．中国医学の思想的体系が整い始めたのは次の周代（B.C.11〜4）です．中国の古典に，周王朝の制度を記したとされる『周礼』という書があります．そこにはすでに医師に関する規定がありました．医師に食医（食事療法医），疾医（内科医），瘍医（外科医），獣医の四つの区分があると記されています．

　中国医学の基礎が培われたのは遅くとも戦国時代（〜B.C.221）の末で，このころには陰陽説

や五行説が導入されたと推定されます．B.C.221 年に中国を統一した秦の始皇帝は，皇帝権力の絶対化と中央集権化を推し進め，焚書坑儒による思想統制を行いました．司馬遷の『史記』によれば，坑儒といって数百人の儒者を穴にうめて殺し，焚書ではあらゆる書物が焼かれたが，さいわいにも農業および医薬関係の書物は免れました．

そして，中国医学の三大古典といわれる『黄帝内経』『神農本草経』『傷寒雑病論（張仲景方）』の三書が前漢（B.C.202～A.D.8）から後漢（25～220）にかけて成立しました．この三大古典は，今なお中国伝統医学の最重要書としての地位を保ち，現代の中医学へとつらなっています．とりわけ，『黄帝内経』に一環として流れる基礎理論は，陰陽五行説という中国独自の哲学思想です．

5.2 中医学
(1) 陰陽説の発展に貢献した医家
漢代（B.C.202～A.D.220）の時代には儒学が官学として採用されたころ，中医学の基礎理論となる陰陽五行説も採用されました．この説は，長く後世にいたるまで中国の哲学や科学の理論的支柱ともなりました．この漢という時代に中医学の基礎が確立しました．また陰陽説の発展には医家がかなり貢献したと考えられます．

(2) 疾病に関する情報収集；分析・統合
中医学の診断・治療方法は，「**弁証論治**」といわれます．「**弁証**」とは，望，聞，問，切という四つの診察方法（四診）から中医学的疾病の情報を収集，分析，統合し，中医診断・証の類型分類を行うことです．この四診によって収集された中医学的情報を素材として，八綱弁証，気血水弁証，臓腑弁証などの弁証法を駆使して証が組み立てられ，総合的に分析されます．八綱とは，陰陽（病邪の盛衰），表裏（病変部位），寒熱（病邪の性質），虚実（人体正気の強弱）をさし，弁証論治の基礎をなします．

(3) 治療法に合わせた方剤，生薬の整理・分類
また「論治」とは，施治ともいい，中医診断・証の型分類結果に対応する治療方法を考案し施行することです．通常の治法（治療方法）としては，汗法（発汗法），吐法（吐寫法），下法（寫下法），和法（解毒法），温法（温罨法），清法（冷罨法），消法，補法があり，それぞれの方法に沿った方剤，生薬が整理・分類されています．

中医学は現代の中華人民共和国で教育，実践されている中国伝統医学です．

5.3 「気」とは何か
(1) 働きはあるが，かたちがない「気」
「気」は中国思想全般を通じて最も重要な概念の一つです．気とは，無形のエネルギーで，働き（機能）だけはあるが，かたち（形態）がないものです．東洋医学では，身体をめぐって生命を維持する働きのもとになるものをさします．つまり，生命力であるとか，自然治癒力というものに近いということができます．気には変動したり，上昇したりしようとする性質があります．

(2) こころとからだの異常は「気」から
気の異常は「こころ」と「からだ」を結ぶ機能系の異常をさし，現象的には，自律神経系の異常やエネルギーの流れの変調によって引き起こされる病状をいいます．気の変調には気の上昇に

表6-2 気血水の異常

		症状・所見	治療・使用処方
気の異常	上衝（じょうしょう）	頭痛，動悸，めまい，冷え・のぼせ，顔面紅潮	桂枝湯類
	気鬱（きうつ）	抑うつ気分，不安，喉のつまる感じ	半夏厚朴湯，香蘇散
	気虚（ききょ）	意欲障害，食欲不振，消化吸収機能低下	補中益気湯・十全大補湯などの参耆剤，四君子湯類
血の異常	瘀血（おけつ）	月経異常，腹部膨満感，腹部の圧痛，皮膚粘膜うっ血	桃核承気湯，大黄牡丹皮湯，桂枝茯苓丸
	血虚（けっきょ）	皮膚乾燥・色素沈着，貧血，易疲労	四物湯類（十全大補湯，芎帰膠艾湯，大防風湯など）
水の異常	水毒（すいどく）	浮腫，尿量の過多・過少，水様性鼻汁，関節痛，頭痛，めまい	五苓散，防己黄耆湯，小青竜湯，麻黄附子細辛湯，真武湯など

現在では気，血，水などの用語を無条件で無批判に用いる医師は少ない．しかし「気血水」の概念は学派により，また時代により多少の相違はあるが，基本的には大差はない．「気血水」の考え方は，治療を行ううえでとても便利な概念であって実際的なので今日でも臨床に応用されている．
（新版 漢方医学（1990），p.31，財団法人 日本漢方医学研究所）

よる上衝（じょうしょう）（気逆），上昇気流がせきとめられた閉塞（へいそく）（気鬱），そして上昇するエネルギーさえない虚脱（きょだつ）（気虚）の三病態があります．

生体の異常を説明する生理的因子としては，気のほかに血と水があります．気・血・水の理解は今日に至っても臨床医学において処方決定にきわめて重要な実践的な概念です（表6-2）．

5.4 陰陽説
(1) 中国の世界観を規定する陰陽

陰陽というのは中国の世界観を規定する最も基本的なカテゴリーです．陰陽は山の日陰（陰），日向（陽）が元の意味ですが，やがて寒・暖の意味となりました．また「気」の自然哲学と結びついて一年の機構の推移を支配するものとして，陰陽の気が考えられました．

このようにして陰陽は，「気」の二方面を表します．陰の気は，静，重，柔，冷，暗などを，陽の気は，動，軽，剛，熱，明などをその属性とします．

(2) 陰陽は二元ではあるが敵対はしない

万物は両者の交合によって生まれます．陰陽の互いの消長によって四時（四季）が形成されると考えます．両者は対立する二元ではあるが敵対するものではありません．大極または道と呼ばれるものによって統合されており，互いに引き合い，補い合うものです．「陰極まれば即ち陽，陽極まれば即ち陰」という自然界のすべての現象を説明する表現があります．一方が進むと他方が

図6-2 a 『黄帝内経』からの引用（英文）

> Everything in creation is covered by Heaven and supported by Earth.
> 「万物は天（陽）に覆われ，地（陰）に護られている」
>
> ——*Inner Classic**
> ——内経**より

*This ancient Chinese medical classic, more completely translated as The Yellow Emperor's Classic of Internal Medicine, has been revered by Chinese healer for than 3000years.
**この中国古代の医学の古典は，3000年を超える癒しの方法『黄帝内経』として完訳されている．(Paul Pitchfield, Healing with Whole Foods, p.9. より)
米国の栄養系大学の大学院博士課程用のテキストには中国伝統医学の理論が詳細に紹介されている．ここにある "Inner Classic" とは内経のことであるが，脚注には "The Yellow Emperor's Classic of Internal Medicine" と正式の訳がついている．これは『黄帝内経』のことである．内経とは「内科学の古典」というように理解されている．ほぼ正しい解釈である．ちなみにHeavenは（＝天）は陽，Earth（＝地）は陰である．

図6-2 b 太極図

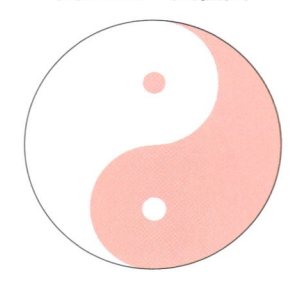

これは陰と陽の関係を表している．陰（yin）と陽（yang）は宇宙のあらゆる事物の現象を包含する究極の相対立する二大原理である．陰は受動的（passive）で，陽は能動的（active）であるが，純粋な陰も純粋な陽も存在せず，極まれば反転する．「陰極まればすなわち陽，陽極まればすなわち陰」とはこのことである．

退き，一方の動きが極点にまで達すると他の一方に位置を譲って，循環と交代を無限に繰り返すことを意味します（図6-2a，b）．

陰陽説は，このように世の中のすべての物質・現象を陰と陽との相対する性質に分けてとらえようとするものです．医学関係では虚実，寒熱，裏表，緩急，臓腑など（すべて前者が陰，後者が陽）があげられます．

5.5 五行説

(1) 王朝の交代も五行に基づく

「五行」とは，木・火・土・金・水の五元素をいいます（『尚書』洪範）．戦国期の陰陽家・鄒衍（すうえん）はこれを歴史の場に適用し，五徳終始説を唱え，王朝の交代を理論づけたのです．五徳とは五行のパワーであり，終始とは循環の意味です．各王朝はそれぞれ五行の一つを付与されていました．旧王朝の命運が尽きると新王朝に取って代わられるが，その交代は必然的な理法である五行相克に従うとしました．

この理論は秦に利用されました（火徳の周から，水徳の秦への相克による王朝交代の正当化）．のちに漢の劉歆（りゅうきん）によって五行相生説が提唱されると，歴代王朝は相生説に従って自己の徳を高めました（北方を異民族に奪われた南宋最初の年号の建炎には，火徳の宋を再建する悲願が読みとれます）．

(2) 森羅万象を五大要素に分類して把握

五行説は，このように森羅万象を五大要素に分類して把握しようとするものです．そして，それぞれの要素が木→土→水→火→金→木という相克関係（矢印の順に制御する強弱の関係），ならびに木→火→土→金→水→木という相生関係（矢印の順に生み出す母子関係）の間柄にあるとします（図6-3）．

図6-3 相生相克

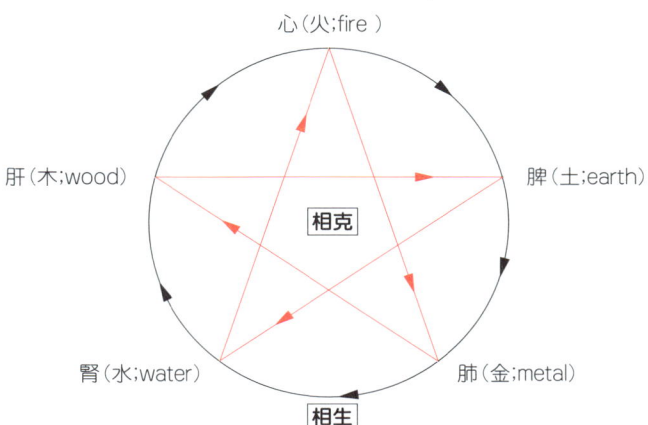

相生（創造；creation）と，
相克（制御；control）のサイクル．

相生のサイクル（円周）
・木が燃えて
・火となり灰ができる
・土となると，そこには
・金が産出し
・水は金脈から流れ出し，木を育む

相克のサイクル（星型）
・木は金属で伐られ
・火は水で消し止められ
・土は木の根により貫かれ
・水は土にせき止められたり吸収されたりする

（Paul Pitchfield, Healing with Whole Foods, p.267. より筆者（飯嶋正広）加筆）

医学関係では，肝，心，脾，肺，腎，を五臓としています．また，胆，小腸，胃，大腸，膀胱，が五腑です．五情とは怒，喜，思，憂，恐であり，五味は酸，苦，甘，辛，鹹です．五感は眼，舌，唇，鼻，耳，また筋，血脈，肌肉，皮毛，骨の各組織などもおのおのがすべて五行のいずれかに配当され，それぞれの臓腑と特異な親和性を持ちます．それらの平衡がとれた状態が健康であり，なんらかの原因で平衡が崩れた状態が病気であると考えます．

診断とはこのバランス崩れの存在を察知することであり，薬物や針灸で弱った機能〈虚〉を増強（補）したり，もしくは邪気によって異常亢進した機能〈実〉を削減（瀉）したりしてバランスを回復させるのが治療ということになります．

5.6 気功

気功は，およそ3000年前に中国で生まれたとする一種の自己訓練法です．現在は，からだの中に流れている「気」をコントロールして，病気の予防や健康増進をめざす健康法になっています．気功にはいろいろな種類がありますが，内気功と外気功とに大きく二つに分かれます．しかし，気功が本来めざす基本形は，内気功と呼ばれ，調身（姿勢の調整），調心（こころの調整），調息（呼吸の調整）の三つを柱としたセルフコントロールの方法です．

5.7 太極拳

太極拳は，元来身を護るための武術ですばやい動作を必要としました．しかし，時代を経るに従って，しだいに病気予防のための健康法となり，ゆっくりとした呼吸に合わせて，大きな円を描くような動きを特徴とするようになりました．

6 現代日本の医療と東洋医学について

6.1 臨床倫理・医療倫理とは

　現代の日本の医療が直面していることの中には，医療従事者として避けてとおれない難しい問題がいろいろあります．医療技術が進歩することによって生じた生命倫理の問題や，患者の人権に対する考え方の変化につれて，私たち医療従事者が倫理面で判断に困る臨床倫理・医療倫理のケースが増えています．

　私たちがこうした新しい時代において望まれることは真に全人的な医療を実践することです．臨床医学の専門分化に伴い，看護の領域にもさまざまなエキスパートが生まれました．そして，かつての看護婦という呼称は近年になって看護師に変わりました．これは看護を専門とする医療従事者として専門家としての社会的地位を反映させた，よりふさわしい名称となったと評価することはできるでしょう．

　そしてこのことは，看護師がこれまで以上に専門家としての見識を持ち，主体的な責任を負うことによって，社会的使命を果たしていくことが要求されていくということでもあるのです．しかし残念なことは，最近の医療の進歩に対応できるだけの見識である哲学的・倫理的な問題に対して，看護学生は系統的に学習する機会がほとんどなかったということです．

6.2 全人的な医療と東洋医学

　ところで，**全人的な医療**とは何でしょうか．全人的な医療とは，まず人類の全人的健康を助けるものでなければなりません．健康は身体的ばかりでなく，精神的，社会的そして霊的にも良好な状態であると理解されるようになりつつあります．全人的とは，これらの健康の要素をばらばらに取り扱うのではなく，個人がそれぞれの人格を持った尊厳ある存在として統合的に理解して大切に接するということです．

　東洋において心身は一如であり，人は宇宙（自然）と一体であるとの思想でありました．これはもともと，根源的な一種のエネルギーとみられる「気」あるいは「プラーナ」から万物が成り立つとの考えから由来します．そして東洋医学，とりわけ中国の伝統医学である中医学では，人のこころの内面に最初から深く入り込まずに，からだに現れたもろもろの現象をよく見ることから入ります．診察行為が即手当ての技に通じていて，からだを護りつつ，こころをも癒す医学なのです．このように，東洋医学ではまずからだに働きかけることによって，こころの癒しをもはかろうとする，つまりからだからこころへアプローチがとられやすいといえます．

6.3 相互に影響を及ぼし合う心理現象と身体徴候

　西洋においても，こころとからだを二分したデカルト流のアプローチから心身一如の，よりトータルな立場で看ていこうとする態度への変化があり，これを心身医学的アプローチといいます．したがって，現代医療においても，病気の診断や治療に対して常に心身両面で配慮をすることが必要です．

　心理現象と身体徴候は相互に影響を及ぼし合う（「**心身相関**」）からです．心身医学は既存の医学的手技に加えて，患者の心理・性格・行動パターンや家庭や職場などの環境要因までをも含む

広い視野から，主として治療医学的な対処をします．これは東洋医学では一貫した姿勢でした．違いといえば，心身医学では，まずこころの配慮をしながらからだに生じた病気の現象（症状）の軽減・消失をはかろうとする，こころからからだへのアプローチがとられやすいことにあるといえます．

しかし，最近では，心身両方向からのアプローチが適宜とられるようになりつつあります．

まとめ

東洋哲学と人間理解ということで，東西の医学モデルを提示して簡単に比較してみました．現代社会における哲学と医療にとって欠かせない共通の課題は，**人間理解**（自我，性格，人格の理解）と対話をはじめとするコミュニケーションのあり方だと思われます．現代は，ストレス社会，高齢化社会，高度情報化，グローバリゼーションなどのキーワードをいくら断片的に羅列しても理解することはできないくらい複雑です．それにもかかわらず，先進国における医療の実践は心身医学や東洋医学も含め，普遍的で体系的な活動であることを，これまでにもまして要求されています．今日の社会を生きる私たちの一人ひとりが人類の叡智の結晶である哲学を，もう一度振り返り，東西を超えた人類の普遍的な現象を，より全体的・包括的に理解することが望まれるのです．

医療の実践と密接にかかわる個別的・具体的で解決困難なケースについては，哲学・倫理をとおして対話することの必要な事例性の高い重要なケースであるはずです．そうした事例をいろいろな立場（医学・看護学・法学・哲学・倫理学）から対話を試み，人間理解を深め，新たなる人類の財産である証拠（エビデンス）にまで高めていくことが現代医療の実践のうえで不可欠の要素となるのです．

[学習課題]

□融和・調和を重んじる日本の伝統と古代東洋思想の関連を考えてみましょう．
□日常生活に影響を与えているインド哲学・中国思想にはどのようなものがあるでしょうか．
□インド・中国の医療の基本的な考え方と西洋医学との接点を考えてみましょう．
□これからの時代に求められる看護師像を考えてみましょう．

キーワード

内省的　二元的　倫理思想　儒教思想　ヴァルナ　バラモン教　カースト制度　因果応報　輪廻転生　ダルマ　ブッダ　四苦八苦　煩悩　大乗仏教　小乗仏教　ヒンズー教　天　孔子　仁　礼　道家　荘子　老荘思想　陰陽五行説　儒教　朱子学　陽明学　アユル・ヴェーダ　焚書坑儒　弁証論治　気　全人的な医療　心身相関　人間理解

参 考 文 献

1. 赤林朗，大林雅之編（2003）ケースブック医療倫理，医学書院．
2. 学術教育委員会編集（2002）入門漢方医学，社団法人日本東洋医学会．
3. 漢方医学編集委員会編集（1988）新版漢方医学，新版，財団法人 日本漢方医学研究所．
4. 詳説世界史B；文部科学省検定済教科書 高等学校地理歴史科（2003）山川出版．
5. 新倫理；文部省検定済教科書 高等学校公民科（1998）桐原書店．
6. 世界大百科事典（1988）平凡社．
7. 社団法人日本心身医学会用語委員会編集（1999）心身医学用語辞典，医学書院．
8. 要説世界史A改訂版；文部科学省検定済教科書 高等学校地理歴史科（2003）山川出版．
9. 渡邊二郎（2001）現代の哲学，財団法人 放送大学教育振興会．
10. Paul Pitchford （1993） Healing with Whole Foods-Oriental Traditions and Modern Nutrition, revised edition, North Atlantic Books, Berkeley, Calfornia.
11. Deepak Chopra （1991） Perfect Health-The Complete Mind/Body Guide, Harmony Books, New York.
12. Clinical Ethics, Albert R. Jonsen, et.al., 赤林朗，大井玄監訳（1997）臨床倫理学――臨床医学における倫理的決定のための実践的アプローチ，新興医学出版社．

Part 3

看護と哲学

第7章　ケアの倫理と医療・看護
第8章　バイオエシックスと医療・看護
第9章　哲学的考えに基づく看護の本質，専門職者としてのあり方
第10章　ホリスティック看護と哲学
　　　　Ⅰ ホリスティック看護の実践
　　　　Ⅱ ホリスティック看護の哲学的考察
第11章　看護実践における科学的方法の意味
　　　　Ⅰ 看護における言語化の意味
　　　　Ⅱ 問題解決に必要な分析力，判断力
　　　　Ⅲ 方法としての看護過程；クリティカルシンキングを含めて

7

ケアの倫理と医療・看護

[学習目標]

□ コールバーグの道徳性発達理論の概要を理解する．
□ ギリガンが，コールバーグ理論に対する批判として提起した「ケアの倫理」の概念を理解する．
□ ケアの倫理の倫理学的意義と特色を，特に医療・看護との関係をも視野に入れて理解する．

1 コールバーグの道徳性発達理論

1.1 「ケアの倫理」とは

「ケアの倫理」とはいったいどのようなことなのでしょうか．ここで紹介する「ケアの倫理（Ethic of Care）」とは，発達心理学者の**キャロル・ギリガン**（Carol Gilligan 1936～）が，『もうひとつの声（In a Different Voice）』という著書の中で提唱している倫理の方向性です．ギリガンはその書物の中で，師である**ローレンス・コールバーグ**（Lawrence Kohlberg 1927～）の道徳性発達理論を批判するかたちで自らの主張を展開しています．

そこで，まず，コールバーグの道徳性発達理論について見ていき，それをふまえたうえで，「ケアの倫理」と「正義の倫理」との統合への道筋，さらには「ケアの倫理」の意義と特色について概観していきます．

1.2 ハインツのジレンマ

> ヨーロッパで，ひとりの女性がたいへん重い病気のために死にかけていた．その病気は，特殊なガンだった．彼女の命をとりとめる可能性を持つと医者の考えている薬があった．それは，ラジウムの一種であり，その薬を製造するのに要した費用の10倍の値が，薬屋によってつけられていた．病気の女性の夫であるハインツは，すべての知人からお金を借りようとした．しかし，その値段の半分のお金しか集まらなかった．彼は，薬屋に，妻が死にかけていることを話し，もっと安くしてくれないか，それでなければ後払いにしてくれないかと頼んだ．しかし，薬屋は，「ダメだよ，私がその薬を見つけたんだし，それで金儲けするつもりだからね」と言った．ハインツは，思いつめ，妻の生命のために薬を盗みに薬屋へ押し入った．ハインツは，そうすべきだっただろうか？　その理由は？[1)]

この問いに対して，いずれの答えを選ぶにせよ，かなり悩まなければなりません．この状況のような問題場面を**ジレンマ**（dilemma）といいます．このジレンマに対してどちらの回答を選ぶにしても，その理由づけにはさまざまな論拠が考えられます．

コールバーグは，人がこのような道徳的ジレンマに対して示す「回答」に対してではなく，その回答に与える「理由づけ」に注目しました．そして，その理由づけの論理構造の中に，道徳性（**道徳的判断力**）の発達段階を測る，時代と文化の相対性を超えた尺度を見いだすことができる，と主張しました（**表7-1**）．

表7-1　コールバーグによる道徳性発達段階の定義

【Ⅰ 慣習的水準以前】
　この水準の子どもは，文化の規則と「善い」「悪い」「正しい」「間違っている」という，行為に付けられたラベルに敏感である．しかし，それらのラベルは，行為によって生じた物理的な結果または快楽主義的な意味での結果（罰，報酬，好意の交換）がどうかという点で解釈さ

れるか，あるいは規則やラベルを宣言した人の身体的な力がどうであるかという点から解釈される．この水準は，次の2段階に分けられる．

〈第1段階：罰と服従への志向〉
　物理的な結果によって行為の善悪を判断し，結果の持つ人間的な意味や価値を無視する．罰を避け，力のあるものに対して盲目的に服従することは，それ自体価値のあることとされる．しかし，罰や権威によって支えられて背後に存在している道徳的秩序を尊重することによって，それらが価値づけられるのではない（その場合は第4段階である）．

〈第2段階：道具主義的な相対主義志向〉
　正しい行為とは，自分の欲求や場合によっては他人の欲求をみたすための手段である．人間関係は，取引の場のように見られている．公平，相互性，平等な分配という要素は含まれているが，それらは常に，物質的で実用主義的に解釈される．相互性は，「君が僕の背中をかいてくれれば，僕も君の背中をかいてあげる（魚心あれば水心）」といったものであり，忠誠，感謝，公正といったことがらではない．

【Ⅱ 慣習的水準】
　この水準では，各人の家族，集団，国家の持つ期待が，直接的にどのような結果が明確に生じようとも，それ自体価値を持つものとしてとらえられる．個人的な期待や社会秩序に同調するという態度だけではなく，忠誠心を持った態度，秩序を積極的に維持し，支持し，そしてそれを正当なものとする態度，そして，秩序に含まれる人々や集団と同一視する態度をとる．この水準は次の2段階に分けられる．

〈第3段階：対人的同調，あるいは「よい子」志向〉
　善い行為とは，他を喜ばせたり，助けたりすることであり，他者から肯定されるようなことである．多数派の行動あるいは「自然な（普通の）」行為という慣習化された（ステレオタイプの）イメージに自分を同調させる．行為は，しばしば，その意図の善し悪しによって判断される──「彼は善いことを意図している」ということは，まず重要なことになる．「善良であること」によって是認を受ける．

〈第4段階：「法と秩序」志向〉
　権威や固定された規則，そして社会秩序の維持を指針とする．正しい行為とは，義務を果たすこと，権威への尊敬を示すこと，すでにある社会秩序それ自体維持することである．

【Ⅲ 慣習的水準以降，自律的，原理化された水準】
　この水準では，道徳的価値と道徳原理を定義しようとする明確な努力がみられる．それらの道徳的価値や道徳原理は，それらを支持する集団や人々の権威とは独立に，そしてそれらの集団に個人が同一視しているということとも独立に妥当性をもち，適用性をもつものである．この水準もまた，次の2段階に分けられる．

〈第5段階：社会契約的な法律志向〉
　一般に功利主義的な色あいを帯びている．正しい行為とは，一般的な個人の権利や，社会全体によって批判的に吟味され一致した規準によって定められる傾向がある．私的な価値観や見

解の相対性を明確に意識し，一致に達するための手続上の規準を強調する．合法的に民主的に一致したことを別にすれば，権利は，私的な「価値観」と「見解」に関することからである．結果的には「法的な観点」が強調されるが，社会的利益についての合理的な考察によって法を変えることができることも，同時に強調される（第4段階の「法と秩序」の考えのように法を固定化するのではない）．法の領域を離れれば，自由な同意と契約が，義務に拘束力を与える要素である．この考え方は，合衆国の政府および憲法における「公式の」道徳性である．

〈第6段階：普遍的な倫理的原理の志向〉

正しさは，論理的包括性，普遍性，一貫性に訴えて，自分自身で選択した「倫理的原理」に従う良心によって定められる．それらの倫理的原理は，抽象的であり，倫理的である（黄金律——己れの欲するところを人に施せ，定言的命令）．すなわちそれらは，「公正」，人間の「権利」の「相互性」と「平等性」，「個々の人格」としての人間の尊厳の尊重という，普遍的な諸原理である[2]．

1.3 6段階の道徳性の発達

コールバーグは，道徳性の発達を6段階に区別しています．

最初の2段階は，基本的には自己の利害に基づく判断であり，通常の意味での道徳（これをコールバーグは「**慣習的水準**」と呼ぶ）以前の段階ということになります．

(1) 第1段階；罰と服従への志向

第1段階をコールバーグは「**罰と服従への志向**」と呼びます．これは「物理的な結果によって行為の善悪を判断し，結果の持つ人間的な意味や価値を無視する」ような段階で，前述の「ハインツのジレンマ」でいえば「警察に捕まるから盗まない」といった理由による判断です．

(2) 第2段階；道具主義的な相対主義志向

第2段階は「**道具主義的な相対主義志向**」[*1] と呼ばれ，「人間関係を，取引の場のように」見る態度です．

続く二つの段階は，「慣習的水準」，つまり通常の意味での道徳的判断に相当するものとされます．

(3) 第3段階；対人的同調，あるいは「よい子」志向

第3段階をコールバーグは「**対人的同調，あるいは『よい子』志向**」と呼びます．この段階に特徴的なのは「信頼を裏切ることはできない」，つまり前述のハインツの例では，「妻を見捨てることはできない」といった理論です．この段階を特徴づける態度は，個別的な絆に対する誠実さである，といえます．

(4) 第4段階；「法と秩序」志向

第4段階は「**法と秩序**」志向と呼ばれます．これは簡単にいえば「決まりは決まり」という判

[*1] **道具主義的な相対主義志向**
コールバーグは，この第2段階の判断の特徴を，「正しい行為とは，自分の欲求や場合によっては他人の欲求をみたすための手段である」と規定しています．「欲求充足に対する手段」という考え方を「道具主義的」というかたちで表現したものと考えられます．

断です．

*

第 5，第 6 段階については，コールバーグは「慣習的水準以降，自律的，原理化された水準」と呼び，「慣習的水準」が既存の道徳的基準をそのまま受け入れるのに対して，道徳的判断に自分で基礎づけを与えることができるような段階である，と考えています．したがって，これらの段階は専門的な倫理学者の立場に対応しています．

(5) 第 5 段階；社会契約的な法律志向

第 5 段階は「**社会契約的な法律志向**」[*2] と呼ばれますが，倫理学的には「功利主義 (utilitarianism)」と呼ばれる立場に対応します．「功利主義」とは，その代表者**ベンサム**（Jeremy Bentham 1748–1832）の「最大多数の最大幸福」という標語が示すように，行為の社会的な影響を考えに入れたうえで，これが社会全体の利益に資するか否かによってその正当性を判断する立場です．

(6) 第 6 段階；普遍的な倫理的原理の志向

第 6 段階は，コールバーグによれば道徳性発達の最高段階を示すものであり，したがって彼自身の倫理学上の立場を示すものです．

この第 6 段階は，倫理学上の立場としては，古典的には**カント**（Immanuel Kant 1724–1804），現代では**ロールズ**（John Rawls 1921–2002）を代表とする「**義務論倫理**（Deontological Ethics）」と呼ばれる立場に対応します．義務論倫理は，行為を評価する際に，立場を入れ替えても是認できるのか，という基準に従い，誰もが是認できるように行為すべきである（このことを「**普遍化可能性**」と呼ぶ）という原理を基本としています．これは自他の「権利」の尊重を至上原理とする立場である，ということもできます．

2 「ケアの倫理」の確立に向けて

2.1 違和感が問題に

さて，ここまで読み進んだ読者の中には，前述の「ハインツのジレンマ」に対して自分が用意していた回答の論拠が「第 3 段階」に近いものである，と感じた人もいるでしょう．またそれが「中の下」という，あまり高くない評価を受けていたことに不快感を抱いた人もかなりいるのではないかと思います．

あるいは，それが自分自身の立場ではないにしても，「信頼を裏切ることはできない」というような論拠が，「決まりは決まり」という何とも素っ気ない論拠よりも下に位置づけられていることに違和感を覚えた人もいることでしょう．問題はまさにこの点にあります．

[*2] **社会契約的な法律志向**
コールバーグは，この第 5 段階について「結果的には『法的な観点』が強調されるが，社会的利益についての合理的な考察によって法を変えることができることも，同時に強調される」と解説しています．法を「社会的利益についての合理的な考察」によって形成・改変する，という発想を「社会契約的」と表現したものと考えられます．

2.2 隠された男性中心主義

(1) なぜ女性の大半が「第3段階」におさまるのか

ギリガンは，師であるコールバーグのこうした**道徳性発達理論**を，特に女性たちについて検証しようとしました．ところが，その結果，女性の被験者の大半は「第3段階」におさまってしまうことが明らかになりました．コールバーグ理論によれば，こうした結果は女性の道徳性が男性のそれに比べて劣っていることを意味することになります．

しかし，ギリガンはそうは考えませんでした．むしろ彼女は，コールバーグ理論が，「人間一般の発達を描いている」と称していながら，実は男性の発達をモデルとし，これを拡張したものにすぎないのではないか，と考えたのです．問題のコールバーグの尺度も，男児ばかりの集団を被験者にして構成されたものであり，そこには隠された男性中心主義があったというのです．

(2) 背景に流れる「自我観」

ギリガンの見るところ，コールバーグ理論の背後には，**フロイト**（Sigmund Freud 1856-1939）や**エリクソン**（Erik H. Erickson 1902-1994）以来一貫して流れている「自我」についての見方が前提にあるといえます．それは，ひと言でいえば**「分離を経て自律へ」**という標語でまとめることができます．

これは，思想史的にいえば，近代以降の西洋における「個人主義」の立場が反映している，といってもよいでしょう．そうした方向の中では，自己を他者との絆から明確に切り離して，理で割り切るような態度で臨むほうが「より発達した」という評価に結びつくことになります．それは確かに「男性的」であると同時に「クールさ（冷たさ）」を感じさせる方向性といえます．たとえそれが「より普遍的な」判断に結びつくためであってもです．

2.3 他者への共感と思いやり

ここで，改めてコールバーグ理論における「第3段階」を振り返ってその定義を見てみましょう．

> 第3段階　対人的同調，あるいは「よい子」志向——善い行為とは，他を喜ばせたり，助けたりすることであり，他者から肯定されるようなことである．多数派の行動あるいは「自然な（ふつうの）」行為という慣習化された（ステレオタイプの）イメージに自分を同調させる．行為は，しばしば，その意図の善し悪しによって判断される——「彼は善いことを意図している」ということは，まず重要なことになる．「善良であること」によって是認を受ける[3]．

この「第3段階」の規定に登場する，「他を喜ばせたり，助けたりすること」について考えてみましょう．これは，他者への「共感性や思いやり」ということを意味しています．そして，他者への共感性を持つことや他者を思いやることは「他者から肯定される」ことにつながります．このようにして，自己と他者との絆・関係性を良好に保っていくことは，相互にやさしさ，愛，誠実さをめざすことにつながります．これは，人間の倫理観，特に女性の中では大切にされていることがらです．当然，女性はこうした点を重視した道徳的判断を働かせることが多く見られます．

しかし，コールバーグの尺度では，こうした価値観は高く評価されるどころか，むしろマイナスの要因となってしまうのです．それは家族や友人関係のような親密な人間関係には最も適合するものです．しかし，その関係以外の場面に適用するのは困難との理由で「判断の普遍化に結び

つかない」とされるからです.

コールバーグは，こうした共感性や関係性を重視する姿勢を「多数派の行動あるいはステレオタイプのイメージへの同調」というかたちで記述しています．このことは，そうした姿勢をいわば「**集団主義**（collectivism）」への傾向と同一視してしまっていることを意味しています．前述の「分離を経て自律へ」という発達観に照らし合わせると，「集団主義」は「個人の集団への埋没」を意味することになります．「自律的な個の未発達」を意味するがゆえに「第3段階」という低いランクにとどまることになってしまうわけです．

2.4 女性が示すもう一つの方向

ギリガンは，こうした男性中心的な自我観の中におかれ，これにそぐわない女性のあり方を見つめるうちにある点に気づきました．道徳上の問題をめぐる語り方や，他者と自己との関係を記述する様式についても，女性は男性とは異なった方向を示している，という点です．

コールバーグを含め，これまでの心理学では，男性に見られる方向のみを標準としていました．そのため，女性が示すもう一つの方向（もう一つの声）は十分に考えられず，両者の違いは「発達段階の差」として片づけられてしまったのだ，と考えるにいたりました．

ギリガンは，女性の倫理観の中に強く見られるこうした傾向，つまり，他者への共感性と関係性とを重視する思考様式を「ケアの倫理」と呼びました．そして，これをコールバーグ理論などが志向する「正義の倫理」と対置しました．ただし，ギリガンは「ケアの倫理」を「正義の倫理」にとって変わるものとして提示しているわけではありません．彼女は，コールバーグ理論そのものも，「正義の倫理」をも否定はしていません．

2.5 日本人でも同様の結果

ギリガンは，最終的には両者の相違が性差に還元できるとも考えていなかったようです．このことと関連して付け加えると，コールバーグ理論を日本で検証した1980年代の研究によれば，日本の被験者も男女を問わず第3段階への圧倒的な傾向を示していた，とのことです．

したがって，ギリガンが性差の問題として指摘したことは，文化差の問題としても指摘することができます．ギリガンが，女性について考えたことは，ほぼそのまま（少なくとも1980年代ころまでの）日本人についてもあてはまるからです．

ギリガンによれば「**正義の倫理**」と「**ケアの倫理**」とは互いに相補的なものであって，女性においても男性においても，その両者は統合されるべき人生の二つの側面として考えられていました．その限りで，ギリガンのコールバーグ批判は，「批判」というよりは「一面性の指摘」というべきものです．

3 「正義の倫理」と「ケアの倫理」との統合

3.1 集団主義的文化における自律的な個

では，ギリガンが「ケアの倫理」と「正義の倫理」との統合について，どのような見通しを与えているか，を見ることにしましょう．この統合への道は，日本のような「ケアの倫理」への志

向を持ちつつも「集団主義」的な文化の中で，いかにして「自律的な個」を確立していくか，という道筋にもつながるともいえます．ギリガンは，「正義の倫理」と同様に，「ケアの倫理」にも発達段階があることを示しています．「正義の倫理」と「ケアの倫理」との統合への道筋はその発達段階の中で示されています．

3.2 「ケアの倫理」の発達段階

コールバーグの「前慣習的水準」に相当する「第1の視点」での判断では，「生存を確保するために」ひたすら「自己にのみケアを示す」自己中心性を示しています．

しかし，「責任」という概念によって表現される自己と他人との関係に気づくことにより，「第1の視点」による判断は「自己中心的である」という自己批判が起こります．このことをきっかけに，「第1の視点」から「第2の視点」への移行が起こります．

慣習的な段階にあたる「第2の視点」の見解の特徴は，「責任の概念を洗練させ，またその概念を，他人に依存して生きている者や，不平等な取り扱いを受けている者に対してケアを示すことをもとめる母性的な道徳と結びつけること」にあります．この段階では，「善良さ」は「他人にケアを示すこと」と同一視されます．しかし，「女性は他人だけが女性のケアを受けられると考えて，自分自身を除外して」しまうため，人間関係の中で問題が起きることになります．コールバーグが第3段階の欠点と考えていた問題点は実はここにあります．

「第2の視点」において，ケアの精神と自己犠牲とが混同されている状況の不合理さに直面することによって，もう一度人間関係についての考え直しが迫られます．これが「第2の視点」から「第3の視点」への移行です．

「第3の視点」の見解では，「他人と自己との相互の結びつきに対する新しいとらえ方をすることによって，自己中心性と責任との間の緊張はほぐれて」いきます．この段階では，ケアを自主的な判断の基本原理としつつ，人間関係の心理についてより適切にとらえることができるようになります．自己と他人の分化が進み，社会における相互作用の力学の理解が発展します．こうして「ケアの倫理」は，ケアと責任のとらえ返しを通じて「誰も傷つけられるべきではない」という普遍的な道徳的命法（非暴力の倫理）を自覚するところまで成長する，といいます．

3.3 「第2の視点」から「第3の視点」へ ── 「自己の真情」と自己の発見

ギリガンが提唱する「ケアの倫理」と「正義の倫理」との統合による，人間としての十全な成熟は，この「第3の視点」を実現することによって果たされます．その道筋の主なポイントは，「第2の視点」から「第3の視点」への移行にあります．この移行について，もう少し詳しく見てみましょう．

なお，アメリカ人であるギリガンが，前述を見るように硬い言いまわしで述べています．これは，長年「ケアの倫理」を重視する文化的伝統に生きてきた日本人固有の語彙によって，意外と簡単に表現できるように思われます．

「第2の視点」における問題点とは，日本的な語彙によれば，「遠慮と気兼ねによって自分の本当の気持ちを偽ってしまう」という，古典的日本人であれば，男性（ただしやさしくて気の弱いタイプの）でも経験する事態といえます．

ギリガンが事例としてあげている25歳の女性は，恋人の「妻や子どもたちへの責任を感じたが

ゆえに」自分の子どもを中絶しようとしました．しかし，彼女は「責任という名を借りた犠牲は，やがて怒りへと爆発する秘かな恨みを生じさせ」，当の恋人との関係を気まずくさせてしまいました．日本的にいえば，彼女は「気づかぬうちに相手に恩着せがましい態度をとっていた」わけです．

ギリガンは，ここで「相互に思いやるという道徳は依存の心理に埋めこまれている，という間違いを犯している」としていますが，これは日本的な言いまわしでは「甘えて相手のせいにしている」ということになります．

ギリガンによれば，彼女の課題は彼女が逃げてしまった「選択する，という責任」に直面すること，ということですが，それは「自分の本当の気持ちに正直に向きあう」ということにほかなりません．これは自己の内面を掘り下げることにより，意識下に抑圧された「自己の真情」に気づく，という自己発見の道です．

それと同時に，それは隠れた「甘え」を処理することでもあります．つまり，他者を他者として，ひとつの人格として認め，受容するに至ることです．問題の事例では，結局彼女は熟慮の末，あらゆる当事者にとっての最善の決定として，恋人との関係を清算することを選択したそうです．

3.4 自己と他者との発見が統合の道へ

このように「ケアの倫理」の発達とは，「甘え」という日本語固有の言葉を用いることにより簡潔に表現できるでしょう．「第1の視点」が直面するのは，「身勝手さ」というあからさまな「甘え」です．「第2の視点」が直面するのは，「遠慮と気がね」の内に秘められた「甘え」です．そして，「第3の視点」とは，これまで「甘え」に隠れて見えなくなっていた「他者」を，初めてありのままの他者としてその全体像において見ることができることです．また，相手の心を歪みなく理解できるようになり，その結果「筋をとおした」（「正義」を規準とした）かたちで人間関係を処理できるようになる，ということではないでしょうか．

そしてそれが，ギリガンが「第3の視点」の特徴としてあげていた「自己と他人の分化が進む」ということで，自己と他者との発見です．そしてこの時，「共感性」は「集団主義」的な個の埋没を意味することなく自律的な個人の特性となり，「ケアの倫理」は「正義の倫理」と統合されることになります．

4 「ケアの倫理」の意義

4.1 「やさしさ」「思いやり」の正当な意義づけ

最後に，ギリガンが提唱する「ケアの倫理」の意義と特色について，簡単にふれておきましょう．

まず，「ケアの倫理」の意義は，権利の尊重という方向に向かう「正義の倫理」に対して，「やさしさ」や「思いやり」の倫理的価値を正当に意義づける点にある，ということができます．これは，コールバーグらのめざす，西洋近代以来の個人主義的な倫理学が示す方向性の中では抜け落とされがちな倫理的価値の補足ということになります．

4.2 物語的な思考

「ケアの倫理」の特色としては，それが**物語的（ナラティブ；narrative）**[*3)]な思考を要求する，という点をあげておく必要があります．

「正義の倫理」は，自己を他者との絆から切り離すことが大切です．さらには自分自身の利害からも離れることによって，つまり自己がおかれた状況の制約から，可能な限り自由になることによって普遍的な判断をめざすものである，ということができます．

これに対して，「ケアの倫理」において自覚される「誰も傷つけられるべきではない」というテーゼは，「普遍的な道徳的命法」と呼ばれてはいますが，そこに至るまでには徹底的に状況・物語の中に身をおいた思考が要求されます．

4.3 所与の状況からの出発

ここで，ギリガンがあげた前述の事例について見てみましょう．この事例について，当事者が妻子ある男性と「不倫」の関係に陥ったこと自体が問題である，という論評がなされるかもしれません．確かにそれは正論ですが，当事者にとってはそれはすでに「起こってしまったこと」です．まず「ケアの倫理」はこうした「所与の状況」に身をおくところから出発せざるを得ません．

しかも，問題の事例が示すように，多くの場合その「所与の状況」とは，さまざまな人間関係の「しがらみ」がからみ合う場面といえます．そして，ほとんど自分を見失いかねないくらいの状況なのです．

「ケアの倫理」における「第2の視点」には，まさにこの「自分を見失う」という危険性がありました．「ケアの倫理」の「第3の視点」，あるいは「正義の倫理」を統合した「ケアの倫理」の確立とは，このような状況の中において，自分自身を見すえ，真のやさしさ，真の愛とは何か，を見いだしていく倫理的成長を意味しています．

この倫理的成長過程では，単に「判断力」のみではなく，人間全体の深まりが要求されます．つまり，自他の中の「思い」に対する洞察をもち，場合によっては「つらい」気持ちを乗り越え，自分の感情をコントロールしていくことです．その結果，自他の「誰もが傷つけられるべきではない」という「命法」[*4)]を実現することになるのです．

4.4 医療・看護の現場と「ケアの倫理」

医療・看護の現場は，集中的なかたちで「ケア」が問題とされる場面といえます．無力な存在

[*3)] **物語的（ナラティブ；narrative）な思考**
私たちは，一人ひとりがそれぞれ「自分の物語」，さらに平たくいえば「身の上」の中を生きています．「物語的（ナラティブ；narrative）な思考」とは，自己という人格に意味を与えるセッティングとしての「私の物語」の中，つまりは自己がおかれた立場，状況の制約の中に身をおいて物事を考えることを意味します．そしてそれは，そうした制約を越えたいわば「神の視座」に立とうとするような思考法と対比されるものです．

[*4)] **「命法」**
「命法（Imperativ＝独）」とは，語の意味としては「命令文」という意味です．カントは，神ならぬ有限な理性的存在者である人間には，「道徳法則」強制の意味を持つ「命令」のかたちで，それも「……したいなら……せよ」という条件付きの「仮言命法」ではなしに，端的に「……せよ」というかたちの「定言命法」で示される，と述べています．「命法」という表現は，こうしたカント的な用法を背景として，道徳的な，それも普遍的な義務の基準を指す意味で用いられています．

となった患者は「やさしさ」と「思いやり」を求めています．そこでは，確かにいわゆる「生命倫理」問題や「患者の権利」の問題など，主として「正義の倫理」で解決されるべき問題もあるでしょう．それと同時に，多くの点で成熟した「ケアの倫理」が要求されます．

若い看護学生は，しばしば患者や家族に対して過度な共感を示す，といわれています．そうしたとき，先輩の看護師から「情に流されるな」と叱られるそうです．しかし，だからといって事務的に「義務のみを果たす」という態度では冷淡すぎます．

「過度な共感性」とは，結局「ケアの倫理」の「第2の視点」に伴う問題性なのです．こうした問題は身の程をわきまえぬ無理な同情のほかにも，劣悪な労働条件の中で「献身」のみを自己に課する態度というかたちをとることもあるでしょう．あるいは家族の側においても，病人の看護や，高齢者の介護に対して，特定の人にのみ負担が強要される，といった場面などが同様の問題性があるといえます．こうした危険性について十分な洞察を持ったうえで，真のやさしさを発揮する聡明さこそが，医療の現場に身をおく者にとっての「ケアの倫理」のあるべき姿といえましょう．

まとめ

「やさしさ」と「思いやり」を強調する「ケアの倫理」は，ケアと責任のとらえ返しを通じて「誰も傷つけられるべきではない」という普遍的な道徳的命法（非暴力の倫理）を自覚するところまで成長します．看護のうえで考えなければならないことは，意識下に抑圧された「自己の真情」に気づく，という自己発見の道ではないでしょうか．その道すじは「甘え」を処理することで，他者を他者として一つの人格として認め，受容するにいたる，というものです．倫理的成長過程では，単に「判断力」のみではなく，人間全体の深まりが要求されます．自他の中の「思い」に対する洞察を持ち，場合によっては自分の感情をコントロールしていくことです．これが「つらい」といった否定的感情を乗り越え，「誰もが傷つけられるべきではない」という「命法」を実現することになるのです．医療・看護の現場では，集中的な「ケア」が問題とされます．無力な存在となった患者は，「やさしさ」と「思いやり」を求めています．看護場面では，「生命倫理」や「患者の権利」の問題など，主として「正義の倫理」で解決されるべき問題もあります．それと同時に多くの点で成熟した「ケアの倫理」が要求されるのではないでしょうか．真のやさしさを発揮する聡明さこそが，医療の現場の「ケアの倫理」のあるべき姿と考えます．

[学習課題]

□コールバーグの道徳性発達理論の概要を説明してみましょう．
□ギリガンがコールバーグの道徳性発達理論のいかなる点を批判したか述べてみましょう．
□「ケアの倫理」とは何かをまとめてみましょう．
□「ケアの倫理」にはいかなる倫理学的な意義と特色があるかをまとめてみましょう．

キーワード

ジレンマ　道徳的判断力　罰と服従への志向　道具主義的な相対主義志向　対人的同調あるいは「よい子」志向　法と秩序志向　社会契約的な法律志向　慣習的水準　普遍的な倫理的原理の志向　義務論倫理　普遍化可能性　道徳性発達理論　分離を経て自立へ　集団主義　正義の倫理　ケアの倫理

引用文献

1）L・コールバーグ著，内藤俊史，千田茂博訳（1985）「である」から「べきである」（永野重史編（1985）道徳性の発達と教育第1章，に所収），p.10，新曜社．
2）前掲書1）p.22-23.
3）前掲書1）p.22-23.

参考文献

1．山岸明子著（1985）日本における道徳判断の発達（永野重史編（1985）道徳性の発達と教育第6章，に所収），新曜社．
2．Gilligan, C.（1982）　In a Different Voice, Psychological Theory and Women's Development, Harvard University Press. 邦訳：岩男寿美子監訳（1986）もうひとつの声，川島書店．

8

バイオエシックスと医療・看護

[学習目標]

□生命科学の発展によって生じた医療問題に関する認識を深める．
□生命科学の発展がバイオエシックスとどのようにかかわるのかについて理解する．
□バイオエシックスの理念に基づいた医療のあり方を理解する．

1 バイオエシックス誕生の背景

1.1 総合科学としてのバイオエシックス

(1) ドリーが予測させたクローンベビー

　イギリスのロスリン研究所でクローン羊ドリーが誕生したというニュースが，世界中に流れたのは，1997年2月のことでした．**体細胞核移植クローニング**です．精子と卵子の結合を必要としない無性生殖によって新しい生命を創りだしたことに人々は驚き，同時に不安と恐れを持って，このニュースを聞きました．

　その後，クローンベビーの誕生を予告する医師も現われ，私たちはクローン技術が人間の生殖医療にまで及んでいることを知り，新たな不安に包まれることになりました．

(2) 生命の操作は神への冒涜か

　ドリーは2003年2月，6歳で死亡したことが報じられましたが，ドリーの誕生に続く一連のクローン報道は生命に関する多くのことを私たちに投げかけてくれます．「ついに人間は，神々の領域に手を出してしまった」という思いをぬぐい去ることはできませんでした．

　これまでにも，病気の診断や治療において多くの人為的な操作はありましたが，人間の「生」と「死」に対する操作は私たち人間の及ぶ範囲ではなく，むしろそこに手を出すことは神に対する冒涜だと考えられていました．

　またある種の恐れを抱いていたことも事実です．人間の生死は神秘的な出来事で，私たちには見えない偉大な力に左右されていると信じられてきたからです．

(3) 総合科学としてのバイオエシックス

　これから将来，科学・技術は，私たちの想像をはるかに超えて進展し，今日私たちが戸惑っていることが，日常生活の中に浸透してくることが予測されます．

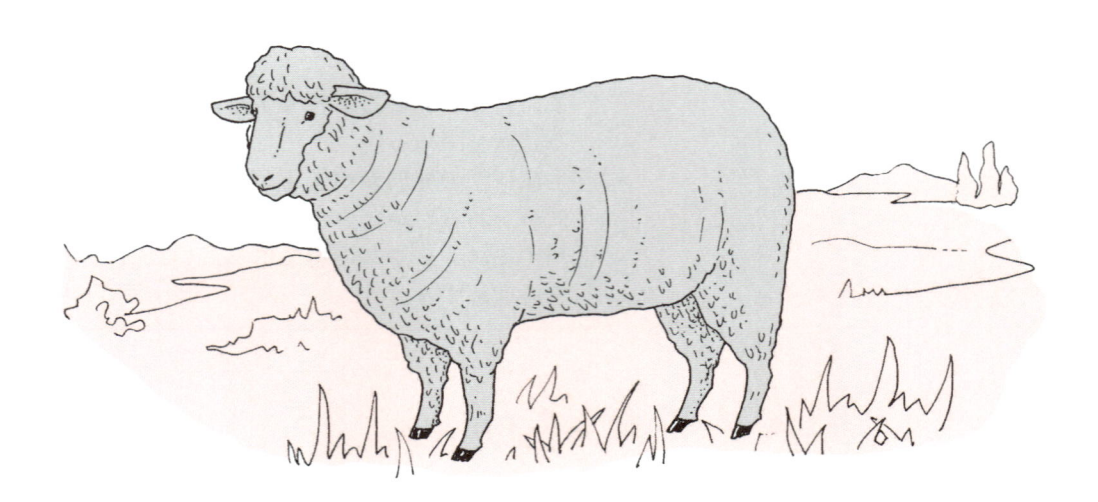

このような生命科学の急速な進展に対して倫理的な立場にとどまらず，宗教，法律，経済などの各分野からも検討しようとする総合科学がアメリカで誕生しました．それが**生命倫理**（以下，**バイオエシックス**）という専門分野で，生命科学の進展に伴って生じた諸問題の研究に取り組んでいます．

2 バイオエシックスとは

2.1 人類生存のための学問

バイオエシックス（bioethics）は，ギリシャ語のビオス（bios＝生・生命）とエティケー（ēthikē＝倫理・習俗）を語源とし，英語のバイオ（bio）とエシックス（ethics）の合成語として生まれた用語です．「バイオエシックス」，あるいは日本では直訳して「生命倫理」と呼ばれています．

バイオエシックスという用語を提案したのは，**V.ポッター**（Van Rensselaer Potter 1911 - 2001）というアメリカのがん学者でした．ポッターは現代科学技術の進展が人間の生態系を破壊しつつあることに危機感を抱いてこの学問を構築しようと考えました．バイオエシックスを人類生存のための学問として位置づけたのです．そこには人類の未来を見すえたうえで，世界的規模で倫理を発展させようとする壮大な発想を知ることができます．

2.2 バイオエシックスの課題

(1) 医療・医学のとどまらない人権運動・公共政策

わが国におけるバイオエシックスの先駆者でもある早稲田大学人間科学部教授の**木村利人**（1934～）によると，「バイオエシックスとは，医療・医学のみならず，ビオス（生命・生物・生活）のすべてにかかわりを持つ，人間の尊厳に根ざした人権運動であり，公共政策づくり」であり，「旧来の医療専門家中心の〈医の倫理〉とは，その発想も方法論も体系もまったく異なる新しい学問分野であり，運動」[1]と説明されています．

一般的に学問は，自分自身の学問領域・専門を前提として，学際的な視点からの研究が求められます．しかし，木村はそれでは十分ではなく，生命倫理学は堂々と他の学問領域に入り込み，挑戦していくという姿勢が必要だと説明しています．

(2) 医療分野における主な課題

医療問題に関していえば，これまでの医師中心の医療から患者中心の医療のあり方が提言されています．バイオエシックスが取り扱う医療分野における主な課題として，以下のことがあげられています．

①遺伝子操作，胎児実験，体外受精，人工受精などに関連した生命・医科学実験および生命の始期をめぐる問題．
②人工臓器，臓器移植患者・被験者の権利など，人間の生命の質に関連する問題．
③安楽死，尊厳死，ホスピス運動などに関連した生命の終末期に関する問題．

3 現代の医療・看護問題

3.1 ゲノムブームの弊害
「夢の抗がん剤」として，多くのがん患者の期待を背負って生まれた新薬，"イレッサ"の副作用で，173人もの人が死亡したというニュースはまだ記憶に新しく，薬剤に対する不安を人々に抱かせることになりました．

この問題の原因については，これから解明されていくものと思われますが，薬剤の不適切使用，情報開示・承認審査に問題があったことが指摘されています（朝日新聞朝刊，15面，2003年2月14日付）．

バイオ産業の発展はめざましく，いまや1970年代のインターフェロン[*1)]に続く第二次バイオブームともいわれています．これはヒトゲノムの解読に[*2)]よってさらに拍車がかかり，**ゲノムブーム**ともいわれています．こういったブームの中で，安全性の保証よりも商品化のほうが優先され，研究・実験室と企業が直結・癒着する傾向にあることも否定できません．

3.2 近代西洋医学の特徴
今日の医療は，西欧諸国から輸入された**近代西洋医学**が主流になっています．この近代西洋医学は私たちに多くの恩恵を与えてくれました．その最たるものは，細菌の発見に伴うペストやコレラ，結核菌などの伝染性疾患の克服にあるといえます．

またそれは「病気には必ず原因がある」という考えの基盤をつくることになり，近代西洋医学は「原因となるものを徹底的に攻める」という方法で発展してきました．例えば，今回の場合のように，がんの治療に対して抗がん剤を使用する，または腫瘍への放射線照射などのように，病変部位を特定してそれを「たたく」，あるいは「攻める」という原因療法が行われます．

3.3 デカルトの心身二元論
もう一つの近代西洋医療を特徴づけるものとして，**デカルト**（René Descartes 1596～1650）の**心身二元論**が底流をなしているといわれています．「我思う，故に我有り」としたデカルトは，思考することのうちに自己の存在の確証を見いだしたのですが，その際人間のこころとからだを区別して考え，身体を機械としてとらえようとしました．からだは「魂が宿る機械」であり，病気を治すことは「機械の修理」という発想につながったのです．それは人間を科学的に対象化することを意図しており，からだは数量化・同質化が可能だと考えました．診断に用いられる血液検

[*1)] インターフェロン
ウィルスに感染した生体の細胞がつくりだすたんぱく質の一種．ウィルスを抑制する作用があり，B型，C型肝炎の治療に使われている．1970年代に始まった最初のバイオブームでは，がんの特効薬かと期待され，大手製薬会社が競って研究費を投じたが，がんの治療にはほとんど使えなかったという経緯がある．

[*2)] ヒトゲノム
生殖細胞が持つ遺伝情報をゲノムと呼ぶ．ヒトのゲノムは30億の塩基対（A，T，G，Cで表される分子）から成り立っている．世界中の研究者が協力して塩基の配列順序を調べ上げるという壮大な研究が2003年を目標に取り組まれ，解析が完了した．病気の診断，治療など医療への応用が期待できる半面，遺伝子に関する個人情報の漏洩（ろうえい）や遺伝子の組み合わせによって希望する子どもを得ることも可能になるなど，倫理的な問題も山積している．

査，尿検査，心電図などはその点を如実に表しています．

　さらに，この考えは「機械の修理」によって命を「長く生かす」という生命の量的側面を重視する発想につながりました．例えば，終末期医療における末期患者の延命医療の是非などが問題となって論議されています．

3.4　バイオエシックスの提言

　そのような状況の中で，人々はいのちの問題に対して真剣に考え始めました．これまでの医療者任せの姿勢を反省し，「自分のいのちは自分で守る」という主体的な取り組みに変わりつつあります．しかし，まだまだ十分とはいえません．医療の当事者としての患者だけではなく，医療者を含めた他の関連分野の専門家，さらには一般の人々も参加して自分たちの問題として真剣に医療について検討することが求められています．その中から人類共通の価値基準や合意をつくりだしていこうというのがバイオエシックスの提言なのです．

4　バイオエシックスの考えに基づいた医療・看護

4.1　全人医療

　心身二元論の考えが基礎にある近代西洋医学は，その発展の過程で「人格を持った統一体としての人間」というとらえ方が薄れるという問題を生み出してしまいました．そのことに対する反省として生まれたのが，**全人医療**（holistic medicine）という考え方です．

(1) 人格を持った人間としての患者理解

　全人医療とは，人格を持った人間として患者をとらえ，こころとからだのバランスの調和に重きをおいた医療として，1970年代ごろから使われてきた言葉です．医療・看護の対象は，壊れたら他のパーツに置き換えることのできる機械としての人間ではなく，こころとからだをもった人間全体としてとらえます．

(2) 一人の人間として理解する

　医療には，肉体的・精神的な病いを治す手助けをすることによって，人々の健康を取り戻し，ひいては人類の幸せを可能にするという使命があります．その中にあって医療者には，患者を見るとき「病気を見るのではなく，病人として見る」という努力が求められています．そこには病気のために痛みや，悩み苦しみをもっている一人の人間として患者を理解するという先人たちの教えがあり，医療者のあるべき姿として後世に受け継がれていくことでしょう．

(3) 心身統一体としてとらえる

　しかし，現代医療に対して患者が求めていることの一つが，正確な診断と適切な治療であることを考えると，患者は当然，「病気も見てほしい，また病人としても見てほしい」と両者を求めることになります．また，現代の医療はそれに十分応えることのできる水準にあります．

　こうしてみると，全人医療は心身二元論の流れをくむ近代西洋医学とは，一見対立するように見えますが，しかしながら，機械論的な人間観を土台とした西洋医学の限界を超えて，人間を心身統一体としてとらえることが期待されていると考えられます．

4.2 医療の主役は患者である

これまでの医療の主役は医師が務めてきました．したがって，病気に関するすべては医師に主導権があり，患者はいわれるままに黙って治療を受ければよいという考えで医療が提供されていました．これは封建時代の**家長主義**（paternalism），温情的干渉主義に似ており，医師の「パターナリズム」と呼ばれています．

paternalには，「父の，世襲の」などの意味があります．封建時代の夫や父親は一家の大黒柱として家庭内において最高の権威を持っており，家長が家族のためによかれと思って決めた方針は，家族には何の相談も説明もなく最善のものとして扱われていました．

医療の世界における家長の役割は医師ということになります．しかし現在では，そのような権威主義的な医療のあり方が問い直されようとしています．

(1) 対等な人間関係

家長と家族はそのまま医師・医療者と患者関係に当てはめることができます．患者は医療を受ける立場にあり，ラテン語のpatior（＝苦しむ，耐え忍ぶ）にさかのぼって悩む人（ホモ・パティエンス homo patiens）として表現され，一方医師を中心とする医療者は，助ける人，配慮する人（ホモ・クランス homo curans）として説明されます．こうした両者の形式的な関係においては，心理的に強者-弱者関係が生じやすく，対等な立場を保持するのは難しいといえます．

バイオエシックスでは，あくまでも医療における主役は患者という考えのもとで医療が提供されるため，患者は病気の治療という目的を医療者と共有し，独立した人格の主体として自らの意見を対等な立場で述べることが必要とされます．したがって患者は，これまでの医療者に対する根強い依頼心や，医師に対して判断を任せる態度を少しずつ変えていかなければなりません．また，医療者もこれまでの態度を十分反省することが求められます．患者に接するときの権威的な態度，医療者側からの一方的なコミュニケーション，忙しいことを理由にした説明不足などがないように，一人ひとりが注意しなければなりません．

4.3 ある看護師の詩から

患者から見て医療者，特に看護者はどのように映っているのでしょうか．次に掲げるルース・ジョンストン氏の詩から読みとってみましょう．

聞いて下さい，看護婦さん

「ひもじくても，私は自分で食事ができません．あなたは私の手の届かぬ床頭台の上に私のお盆を置いたまま去りました．
そしてあなたは，看護のカンファレンスでは，私の栄養不足を議論されました．
私はのどがからからで困っていました．でも，あなたは忘れていましたね．
付き添いさんに頼んで，水差しを満たしておくことを．
あなたは看護記録につけました．
私が流動食を拒んでいますと．
……（略）……
私はお金に困っていました．

> あなたの心の中で私は厄介な者になりました．
> 私は一つの看護問題として扱われました．あなたが議論したのは，私の病気の理論的な根拠です．
> 私を見ようとさえなさらず，私は死にそうだと思われていました．
> ………（略）……
> 助けて下さい．私に起きていることを心配して下さい．私は疲れ切って，寂しくて，本当に怖いんです．
> どうか私に話しかけて下さい．手を差し延べて，私の手を取って下さい．
> 私に起きていることを，あなたにも大事な問題と考えてください．
> どうか聞いてください．看護婦さん．

（ルース・ジョンストン（1971）聞いてください，看護婦さん，American journal of nursing）

　患者を一つの問題ととらえ，関心の中心は「病気」であり，「病人」としての患者にはまったく目を向けない看護者の姿が皮肉をこめて書かれています．看護は，心身統一体として患者を見るように努力してきたにもかかわらず，現場ではときにこのようなかたちでとらえられることもあります．

　ルース・ジョンストン氏はニューオリンズの看護師で，1971年にこの詩を雑誌に発表しました．看護の専門職者としての反省をこめて書かれており，文面からもそれが伝わってきます．患者の内なる心の叫びを感じることのできる看護師となれるよう，努力を重ねたいものです．

4.4 患者の自己決定権を大切に

　バイオエシックスが最も大切にしていることに，医療における患者の自己決定権があります．患者には医師の示したいくつかの検査や治療を「選択する権利」があるという考えです．したがって，医師には患者が比較検討し，自主的に判断・選択ができるように診察によって得られた所見や，必要と思われる検査・治療について「説明する義務」が要求されるのです．その説明によって患者は自ら選択することになります．

　また，その中には「治療を拒否する権利」があることを忘れてはなりません．たとえば，DNR（Do not resuscitate）[3]などは，患者や家族の意思に基づいた医療における自己決定として認められ，医療現場で受け入れられ始めています．

4.5 わかりやすいインフォームド・コンセントの提供

(1) インフォームド・コンセントとは

　インフォームド・コンセント（informed consent）とは，医療現場における「説明と同意」として理解されています．十分に情報（インフォメーション）を与えられた（説明された）うえでのコンセント（同意）の意味があり，もともとアメリカの法律用語としてつくられました．

---

[3] DNR（Do not resuscitate「蘇生させないで」）
あらゆる手を尽くしても，もはや助からない終末期患者，老衰の患者，救命の可能性のない患者などを対象とした，本人または家族の希望で心肺蘇生を行わないとする意思表示．

(2) 医療者の努力

アメリカにおいて病気の治療は，患者と医師との契約関係であるという考えが前提にあります．医師は契約の内容について説明する義務があり，患者は医師から真実を知らされる権利があるとして生まれた考え方です．星野はアメリカ式のインフォームド・コンセントを日本に適用させるためには，それらの基本的価値を変えずに日本の国民感情になじむように適度の改良が必要だと述べています．[3] そこで，医療者に求められる姿勢としては次のようなものがあります．

① インフォームド・コンセントは，医師・患者関係に限定されることなく，患者と家族・医療者，医療者・医療者全体との関係も視野に入れる．
② 医療者からの一方的な選択肢のみでなく，患者側からの選択肢も認め，双方で話し合い，よりよい方向を探す努力を大切にする．
③ インフォームド・コンセントを法的規範と考えるのではなく，倫理的な規範として患者の立場に立って医療を提供する．

医療における患者の自己決定は大きな意味を持っています．患者に説明した際に，理解しているかどうかを確認し，しっかりと納得するまで説明しなければなりません．そのうえで患者が「自ら選ぶ」という行為を助けることも医療者に求められているのです．

4.6 生命至上主義から QOL 重視へ

(1) 生命至上主義とは

近代西洋医学は，科学至上主義で推進し，生命の長さに重点をおいて発展しました．その結果，1分1秒でも長く生かすことに力を注ぐ医療を生み出すことになってしまったのです．これを**生命至上主義**といいます．

例えば，終末期医療において，死のプロセスをたどりつつある患者に提供される積極的な医療を例にとってみましょう．あらゆる手を尽くしても助かる見込みがない患者であっても，高性能の医療機器につながれたうえ，点滴や栄養チューブ，心電計や人工呼吸器などが取り付けられ，濃厚な治療が行われています．

1分でも長く生かすことに主眼がおかれますから，「より長く」といった生命の量的側面に注目され，積極的な医療が提供されます．家族は部屋に入ることも制限され，たとえ入ることができたとしても，患者は医療機器につながれたままで家族との会話を交わすことが難しいという状況です．そのような環境の中で，患者が最後まで苦しみながら孤独に死んでいくことに対して，人々は疑問を抱きました．「よりよく」といった質的側面が軽視されがちになった医療はどこかおかしいと気づき始めたのです．

(2) 病気と仲良く暮らす

人々は病気に対して立ち向かうというより，病気と仲良く暮らすという姿勢で対応しようとしています．すなわち，「よりよく生きる」という質的側面を充実させることを願っているのです．

また，一方では「よりよく死ぬ」ということにも理解が深まりつつあります．その考えは充実した豊かな人生を設計することにもつながり，バイオエシックスが唱える「自分のいのちは自分で決める」「死なせないのが医療ではない」という主張が理解され始めたのだといえます．

まとめ

　生命科学の急速な進展に伴って生じたいのちの問題に対して，新しい発想と方法で研究しようとする学問がアメリカで誕生しました．それがバイオエシックスです．医療の中におけるバイオエシックスは，患者の自己決定をどのように支えるのか，ということが中心的な課題となって議論されています．全人医療，インフォームド・コンセント，医療におけるQOLなどさまざまな問題を取り上げ，その中から医療のあるべき姿を模索しようとしているのです．

[学習課題]

□バイオエシックスとはいかなるものかについて説明してみましょう．
□医療分野におけるバイオエシックスの意義・課題について考えてみましょう．
□バイオエシックスに基づいて医療・看護がどのように展開されるのか考えてみましょう．
□医療における患者の自己決定の重要性について調べてみましょう．

キーワード

体細胞核移植クローニング　バイオエシックス　ゲノムブーム　近代西洋医学　心身二元論　全人医療
家長主義（paternalism）　DNR（Do not resuscitate）　インフォームド・コンセント　生命至上主義

引用文献

1）木村利人（1999）命を考える バイオエシックスのすすめ，p.11-12，日本評論社．
2）ルース・ジョンストン（1971）聞いて下さい，看護婦さん，American journal of nursing．
3）星野一正（2003）インフォームド・コンセント——患者が納得し同意する診療，p.150，丸善．

参考文献

1．川喜多愛郎（1992）医学への招待——生命・病気・医療，日本看護協会出版会．
2．木村利人（2000）自分のいのちは自分で決める——生老病死のバイオエシックス，集英社．
3．響堂新（2003）クローン人間，新潮社．
4．中山愈（1998）生命倫理，弘文堂．

9

哲学的考えに基づく看護の本質 専門職者としてのあり方

[学習目標]

□ 生きることの意味や「いのち」の問題に触れることによって,「いのち」に対する畏敬の念を持つ.
□ 哲学的視野から,看護の対象である「人間」について理解する.
□ 看護の専門職者として,その「あるべき姿」がイメージできる.

1 6万年前のネアンデルタール人の「こころ」

1.1 ネアンデルタール人の助け合い

　1950年〜60年にかけてアメリカの人類学者，ラルフ・ソレッキ教授が北イラクのシャニダール洞窟を調査し，ネアンデルタール人の遺跡から9体の人骨を発見しました．そのうちの1体は4万5000年前の地層から見つかり，1号人骨と名づけられました．1号人骨には左頭に大きな穴があいており，さらに調べていくと，目の周囲の骨がねじれているのが確認されました．この状況から1号人骨は生前，目が不自由だったと考えられます．また，右手にはなんらかの事故で切断されたと思われる傷がありましたが，その骨の先端部は治癒しており，けがをした後も生き延びていたと推測されます．

　ネアンデルタール人の生活は狩猟採取が中心であり，そうしたハンディキャップのある人が狩猟に参加したとは考えにくいところです．おそらく，仲間に食料をもらいながら生活していたのでしょう．野生の動物では，おおよそ考えることのできない仲間同士の助け合いが行われていたのです．

1.2 人間らしい存在の証拠

　さらに，6万年前の地層まで掘り進めると，そこでも人骨が見つかりました．これを4号人骨と名づけました．この人骨の周囲の土を採取して分析してみますと，またしても意外な事実が発見されました．土の中からタチアオイ，アザミ，ヤグルマギクなどの多量の花粉が見つかったのです．さらに調べてみると，花粉は人骨の上半身に集中していることがわかりました．花粉が偶然，洞窟の中にまぎれ込むことも考えられました．

　しかし，花粉の密度が濃いこと，またこれらの花は群生しないことなどからラルフ・ソレッキ教授は，ネアンデルタール人たちが，亡くなった仲間のために花束をつくり，胸のあたりに捧げたのではないかと推測しました[1]．

　ハンディのある仲間をいたわる行為，死者を埋葬し，花束を捧げる行為を6万年前の人類の祖先が行っていたことに，まず，驚きの念を禁じ得ません．このことを紹介している文献には，こう記されています．

> 　この1号人骨と4号人骨の発見は死者を悼み，美しい花飾りを添えて埋葬するという儀礼の最初の発見として人類学では有名なエピソードであるが，ここに，私たち人間の心の起原，人間性の始まりを見ることができるのではないだろうか．弱者への思いやり，死の認識，これらは人間性という言葉を用いてもけっしておかしくないほど高度な心である．この6万年前の遺跡から出てきたものは，人間らしい心の存在を感じさせ，文明や文化といったものに関連した最古の証拠の一つであるといえる[2]．

1.3 「人間とは何か」という問いかけ

　この事実から私たちの中に，「人間とは何か」という問いかけが生まれてきます．また，ハンディキャップのある仲間や死んだ仲間に対して，思いやりに満ちた態度を示すというこころは，

脈々と現代に生きる私たちの中にも受け継がれていることがわかります．今日，私たちが人間を理解しようとするとき，6万年前のネアンデルタール人が示した行動の中に，一つの答えを見ることができます．そして，その問いかけに対して，具体的にどのように考えを進めていけばよいのか迷ったとき，その方法を私たちは哲学の中に求めることができるでしょう．

1.4 人間理解には哲学の力が必要
澤瀉久敬（おもだかひさゆき）（1904-1995）は哲学について次のように語っています．

> 哲学は「生きること」ではなく「知ること」であり，「行動すること」ではなく「思索すること」であるということ，一言で言えば，哲学は「実践」ではなく「理論」である．

そして，哲学的精神あるいは哲学的態度とは，「存在に対する知性の徹底的な闘い」と説明しています[3]．

看護師には，医療の提供者としての科学的知識，考え方が求められます．また一方で，看護は人間学が基礎にあるため，人間の本質を探究する努力が必要です．看護するうえで最も大切な要件である人間理解を可能にするには，あらゆる問いかけに対して徹底的な知識の探求を行おうとする哲学の力を借りることで理解が深められます．そこから人間の本質が少しずつ見え始めるのです．そうすることで，看護の対象としての人間はもっと生き生きとした魅力的な姿で私たちの前に現れるのです．

2 看護の中における哲学の役割

2.1 看護に必要な学問を統合する
看護を学ぶ者にとって「人間とは何か」という問いかけは永遠のテーマとして存在します．またそれに関連した，**生きることの意味**，**死の意味**，**人間のもつ喜び・悲しみ・苦しみ**なども同じように議論の対象になっていくでしょう．それらを哲学に学び，さらに看護はそこからもう一歩踏み込んで「病気」あるいは「病気を持った人」「看護」というように議論を進め，人間理解を深めていかなければなりません．

具体的な方法として，「看護」や「病気」についての理解を近代看護の創始者といわれるナイチンゲールの考え方にならってみましょう．

2.2 「人間とは何か」から看護のあるべき姿を模索する
(1) 多くの学問を取り入れたナイチンゲール
ナイチンゲールは「**看護とは何か**」を問うとき，あるいはそれを実践に移すとき，多くの学問分野の助けを借りています．例えば，彼女は衛生学を学んでいましたから，その知識はクリミア戦争時，スクタリの野戦病院における衛生状態の改善などに，いかんなく発揮されました．感染症で次々に死んでいく兵士たちの死亡率を下げることができたのは，功績の一つとして高く評価されています．

悲惨な病院の状況を本国に報告する際は，統計学を使って詳細な説明をしました．父親から学

んだ管理者や経営者としての教育も決して無駄にはなりませんでした．戦場となったクリミアに行く以前の，ロンドンの病院で働いた経験や，建築学の知識などは貧民のための公立病院建設時に生かされています．看護とは何かを探求する際には医学，教育学，社会学なども取り入れています．

(2) 学際的にとらえて知識を統合

また，彼女は，人生のあらゆる時期においても問題の核心を見通す才能を備えていたことでも知られています．どんなに困難な状況に遭遇しても，彼女を揺り動かす大きな原動力となっていたのは，強い宗教心と倫理に支えられた揺るぎない信念でした．そのため，幅広い視点から人間をとらえることができ，多くの学問分野に裏打ちされた看護を示すことができたといえます．近代看護はそのような背景で確立されていったのです．

100年以上も前に活躍していたナイチンゲールに，私たちが学ぶことは数えきれないほどあります．なかでも看護を**学際的**にとらえて，あらゆる学問を吸収しながら看護という仕事に肉付けしていった点は大いに学ぶべきでしょう．学際的とは，一般的には自分自身の学問・専門領域を前提として，その発想と立場から他の学問分野にかかわることと理解されています．

看護の対象は「こころを持った人間」です．その人間を理解するには，学際的で豊かな知識の海を持ち，深く静かに思考する姿勢が求められます．そこで，看護に必要と思われるあらゆる学問を学ぶとき，それらを統合する役割が哲学に求められることになります．「人間とは何か」という問いかけが中軸となって知識の統合が可能になるでしょう．そのような営みの中からしだいにくっきりと看護のあるべき姿が見えてくるのです．

2.3 いのちの意味を考える

(1) 人為的な操作による「いのちの長さ」の問題

解剖学者・三木成夫は，いのちには二つの意味があるといっています．一つは「**いのちの長さ**」，もう一つは親から子へ，さらに孫へという連続性としての「**いのちの波**」（図9-1）です[4]．医学はその発展の過程で「いのちの長さ」に注目しました．近代医学においては，1分1秒でも長く生かす医療が優先され，それは特に終末期における延命医療の問題として浮上してきています．あらゆる手を尽くしても助からない患者に対して提供される濃厚な医療は，かえって患者を苦しめているのではないかという批判があります．これは，自然に死にゆく人に対する「いのちの長さ」の人為的な操作という問題にもふれることになります．

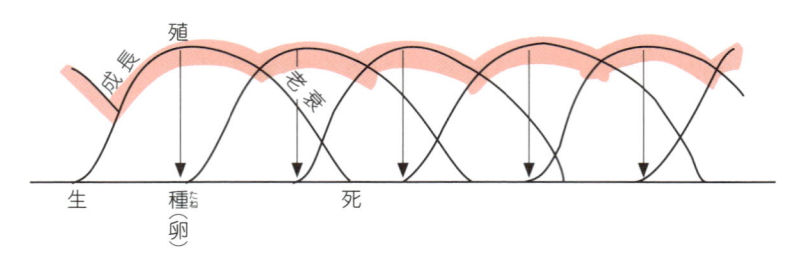

図9-1　いのちの波

（三木成夫（1992）海・呼吸・古代形象，p.110，うぶすな書院）

一方，36億年もの長い時間を刻んできた「いのちの波」に対する人為的な操作も問題になっています．遺伝子操作やクローン技術による生命の誕生，体外受精，人工授精などはその代表的なものです．また，安楽死問題は「いのちの長さ」を自らの，あるいは他者の意思で短縮し，「いのちの波」を断ち切るという深刻な問題を投げかけます．

ここで私たちは，改めていのちの問題を突きつけられることになります．いのちはかけがえがないものといわれます．それはなぜなのか，また，なぜいのちは大切にされなければならないのでしょうか．その問題を考えてみることにします．

(2) いのちはなぜ大切にしなければならないのか

太古における生命の誕生から約36億年に及ぶ年月を経て，私たちが今ここにいることの意味は大きいと考えます．私たちは，連綿と続く36億年の「いのちの波」をつなぐほんのわずかな長さを引き受けている存在でしかありません．しかし，人類を存続，繁栄させ，人類の遺産を次の世代に引き継ぐ大切な役割を担っていると考えると，今，この時代の「ここ」にいることの不思議を感じずにはいられません．

私たちのいのちは一回性・固有のものであり，代替不可能なものであるといえます．しかもその誕生には高い偶然性が伴います．たとえ，クローン技術が人間の生命を誕生させたとしても，まったく同じ自分が生まれることはないのです．この世にたった一度だけ生まれ，そして死んでいくいのちだからこそ，かけがえのないいのちとして大切に守り育てなければならないのです．

しかし，人間として，何かをするために生まれたいのちと考えた場合，決して個人だけのものではないともいえます．自分を大切にするのと同じように他人も大切にしなければならない理由はそこにあるといえます．

(3) 限界ぎりぎりまで成長するいのち

いのちには限りがあり，それぞれの人が有する「いのちの波」は一人ひとり長さが違います．自分のいのちの長さを知っている人はいません．生まれたいのちは課題あるいは使命をもち，生きていた証を残すために，いのちの消えない間に何かをつくり上げようと涙ぐましい努力をします．長く生きたとしても120年くらいしか生きられないのです．

いのちの長さがわからないという不安は，かえって人生の中身を充実させる行動に私たちを駆りたてます．永遠のいのちが人間に与えられているとしたら，私たちはどのような生き方をするのでしょうか．

(4) いのちは「人格」を持った尊いもの

人のいのちには，何人たりともおかすことのできない尊厳がそなわっていると考えられています．他人が決して立ち入ることのできない神聖なものともいえ，そこには「**人格**」が宿っています．いのちはそれだけで尊いのではなく，その人の「**人格**」がそなわっているから尊いとされています．動物や植物のいのちと区別して，人間が尊厳ある存在と位置づけられるのは，自分自身の価値あるいのちを自覚しながら，よりよい生き方をめざすという人格的自由があるからです．

動物や植物のいのちと人間のいのちの際立った違いは，人間は「いのちの長さ」に限界があることを知っており，その限界ぎりぎりまで成長する存在だということです．そして，人間だけが自由に自己を決定する能力を与えられているということです．

2.4 自分自身を見つめる方法を学ぶ

患者（patient）を辞書で引いてみると，「忍耐強い」「我慢（辛抱）強い」とあります．ちなみに忍耐とは，苦しみ・つらさ・怒りなどを耐え忍ぶことと説明されています．健康問題を抱えている患者は，医療者に対して苦しみや辛さを封じ込めて我慢している弱い立場にいるということです．このような立場の患者に対して，医療を提供する立場にいる私たちは，知らず知らずのうちに上下関係をつくりあげていることがあります．そんなとき，私たちはどのように対応したらよいのでしょうか．

これは，哲学の「**内省**」という方法から学ぶことができ，見いだすことができます．自己の内面を見つめ，そこにあるものを探求してみるのです．これでいいのかと自分自身を疑い，自分のこころの動き，こころの状態を深く静かに見つめるのです．つまり相手を理解するには，まず自分自身からということです．自己を問い直す「内省」を経て他者と向き合い，人間対人間として患者 - 看護者関係をつくり出すことができれば，さらに質の高い看護が提供できるでしょう．またそれによって患者の主体性を尊重し，医療に対して対等な関係をつくり出すことができたとき，患者の不安・苦痛は軽減されるでしょう．

2.5 科学の限界を知る

(1) 近代医療は万能ではない

近代医療は「検査」「診断」「治療」「延命」という役割を果たしながら，人々の健康回復のために日々貢献しています．ときとして私たちは**近代医療**が万能であるかのような錯覚をしてしまいがちですが，決してそうではないことも自覚しなければなりません．どんなに手を尽くしても治らない病気があるからです．

生命科学者・柳澤桂子（1938 ～）は，研究者として順風満帆の生活を送っていた32歳のとき，突然原因不明の病におかされ，以後30年間もの長い闘病生活を送りました．原因不明ということは診断がつかない，有効な治療方法が見つからないということです．どんなに医療の限りを尽くしても取り去ることのできない痛みに対して，医療者からはついに「心因性の痛み」「わがまま」といわれ，無念の思いで苦しみ続けます．

その後，口から食事をとることができなくなりだんだん病状が悪化したとき，ついに，医師に「尊厳死」を要求することも考えたといいます．

そんなある日，夫と息子が，モルヒネも効かない痛みに効く抗うつ剤と抗けいれん剤があるという情報を知り，柳澤は精神科を受診することになりました．薬を飲み始めて1週間でからだのしびれと痛みは徐々になくなり，病気は少しずつ回復の方向に向かい，やがてベッドから起き上がることもできるようになりました[5]．

(2) 科学は意識やこころの領域についての対象化は不可能

病気が快方に向かったとき，柳澤は自身の病気を振り返って，こう語っています．

> あの苦しいときに，点滴を止めていただきたいとお願いしたことは間違っていなかったと思います．あのとき，抗鬱剤が効くということがわからなかったら，私はどうしていたでしょう．たぶん予定通りの行動をとっていたと思います[6]．

医学がめざましい発展を遂げている現代にあってさえ，診断できない病気がたくさん存在し，

まだまだ私たちの知り得ない世界があります．科学は，その解決方法として「対象化」「抽象化」「分析化」を要求しますが，例えば，意識やこころの領域についての対象化はしばしば困難であり，強いて科学的に対象化するとそこには誤りが生じるということが起こります．

3 医療者に求められる態度

3.1 困難が豊かな人間性をつくる

哲学者ミヒャエル・ラントマン（Michael Landmann 1913生）の次の言葉は重く響きます．

> 人間の生は前もって敷かれたレールの上を走るのではない．人間は，自然によっていわばなかば仕上げられて放り出されたのだ．あとの半分の仕上げを，自然は人間自身に任せたのである．人間とは，自己自身を完成するという課題を自分のうちに見出す存在である[7]．

人間は，困難な状況に出会い，苦悩を背負い込むことがあっても，受け止め方はさまざまですが，あらゆる方法を駆使しながら前向きに生きようとします．結果として，自らの内面を成長させ，豊かな人間性を身につけることになります．

医療の現場において，しばしば私たちを感動させるのは，死を意識しながら，最後まで自己を完成させる努力を放棄しない人との出会いです．自己の完成は，人によってその到達点も内容も違いますが，人間としての完成をめざすという点では，同じ重みを持って私たちに訴えかけてきます．

3.2 一人ひとりを理解し，創造的取り組みを

このような場面に立ち会うことは一般の人はそうめったにありませんが，医療者にはそのような機会が与えられています．改めて人間の最も奥深いところの声を聞くことのできる職業であることを自覚し，襟を正すことが求められています．

医療を提供する場である**病院**（hospital）は，ラテン語の〈hospitium〉を語源としており，「人々を親切にもてなすこと」「歓待」，あるいは「宿泊所」などの意味があります．かつて病院に求められていたものは癒しの場であり，温かい医療の提供でした．提供する医療の内容は時代によって変わりますが，こころの通った温かい医療を願う人々の気持ちは今も，そしてこれからも変わらないでしょう．温かい医療の提供者は，私たち一人ひとりであることを自覚し，質の高い医療提供者として創造的に取り組むことが望まれます．

まとめ

　看護の対象である人間について専門的に理解を深めようとするためには，あらゆる学問分野からの知識が必要です．看護は人間学が基礎にあるため，学際的な学び方が求められますが，ときとしてこの方法は収拾がつかなくなるおそれがあります．それは，幅広く学ぶ目的が何かがはっきりしていないときです．当然のことながら，得られた知識は必ず看護に帰結しなければ何にもなりません．その際，それぞれに学んだ学問を統合する役目を哲学に託してみました．特に「人間とは何か」という問いかけがその中心的な役割を果たします．

[学習課題]

□看護の対象の特性について説明してみましょう．
□現代の医療問題が，看護の対象に与えている影響についてまとめましょう．
□看護の対象を理解する際に哲学的な考え方の必要性についてまとめてみましょう．
□看護の専門職者として，「あるべき姿」について具体例をあげながら説明してみましょう．

キーワード

生きることの意味　死の意味　人間のもつ喜び・悲しみ・苦しみ　看護とは何か　学際的　いのちの長さ　いのちの波　人格　内省　近代医療

引用文献

1）NHK 取材班（1993）NHK サイエンススペシャル 驚異の小宇宙・人体Ⅱ 脳と心 こころが生まれた惑星 進化，p.10-13，日本放送出版協会．
2）前掲1）p.13-15
3）澤瀉久敬（1976）哲学と科学，p.10，日本放送出版協会．
4）三木成夫（1992）海・呼吸・古代形象，p.110，うぶすな書院．
5）KAWADE 夢ムック 文藝別冊 総特集（2001）柳澤桂子 生命科学者からのおくりもの，p.1，河出書房新社．
6）柳澤桂子（2001）いのちのはじまりとおわりに，p.130-131，草思社．
7）ミヒャエル・ラントマン著，谷口茂訳（1991）哲学的人間学，p.15-16，思索社．

参考文献

1．川喜多愛郎（1992）医学への招待 生命・病気・医療，日本看護協会出版会．
2．木田元（1998）私の哲学入門，新書館．
3．モニカ・ベイリー編，助川尚子訳（1994）ナイティンゲールのことば――その光と影，医学書院．

10

ホリスティック看護と哲学

[学習目標] I

- □ ホリスティック看護の必要性を認識・理解する．
- □ 人間を心身の統合体としてとらえるとはどのようなことであるのか理解する．
- □ 看護本来の仕事とは，生理的な範囲内での働きであることを理解する．
- □ 心身統合の意味を知り，今日の看護の中に欠けている「アート」の認識を深める．

[学習目標] II

- □ ホリスティック看護が持つ哲学的広がりを理解する．
- □ 個人を「全体」としてとらえる積み上げ主義，複眼主義を学習する．
- □ 直観的アプローチと分析的アプローチの関係性について認識を深める．
- □ ホリスティックの思想の源である「全体論」の概念を理解する．

I　ホリスティック看護の実践

1　ホリスティック看護が求められる背景

1.1　病気の原因を究明し根絶する近代西洋医学

　ホリスティック（holistic）看護は，「全人（的）看護」とも呼ばれ，心身両面からアプローチする看護と理解されています．そこでは人間と環境，個人のライフスタイル，心身のバランスなどに目が向けられ，自然と共存しつつ生きようとする姿勢が底流をなしているといってよいでしょう．

　ここで疑問点としてあがることは，**心身両面**からアプローチする看護そのものがホリスティックであるにもかかわらず，今，なぜ「ホリスティック看護」といわなければならないのかということです．

　現在，医学の主流は近代西洋医学です．そこには「病気とは疾患を持つことであり，疾患は特定の原因によって引き起こされたもの」という基本的な考えがあります．この考え方を「**特定病因論**」といいます．したがって，病気の原因究明とその原因療法が近代西洋医学の得意分野ということになります．

　例えば，昭和20年代，わが国の死因第1位は結核でした．結核は，結核菌によって引き起こされた病気であり，治療には抗生物質によって結核菌を「たたく」という医療が提供されてきました．近代西洋医学は，このように疾患の原因となるものを究明し，それを根絶するために積極的に患者の身体への介入を行います．この方法によって近代西洋医学は，これまでの伝染病に代表される感染症に対しては多大に貢献し，病気を治癒に導いたことで高く評価されてきました．

1.2　人間を全体として見る視点が失われてきている

　しかし，しだいに疾病の構造が変化し始め，現在では国民の死因は第3位までを悪性新生物，心疾患，脳血管疾患などの生活習慣病が占めています[1]．これら生活習慣病には，決定的な治療法はなく，近代西洋医学が総力をあげてこの治療にあたっても，現在のところ完全な治癒は望めません．**対症療法**や**食事療法**によって合併症を起こさないように努め，病気の進行をできるだけゆるやかにするのが精一杯です．生活習慣病が，「一生上手につき合っていかなければならない病気」といわれているのはこのためです．

　近代西洋医学は，人体を部分の集合と考え，部分の故障は取り替えればよいというデカルトの心身二元論の延長線上にあるといわれています（第8章「バイオエシックスと医療・看護」参照）．こころを切り離したからだは，対象化・数量化できる機械と見なしてデータで病気を見ようとするため，「病気を持った人」という視点が忘れられがちになってしまいました．

　さらにその視点は，病変のある臓器・器官から細胞，ついには遺伝子レベルへと，限りなく先鋭化されています．こうして発展してきた医学は，あまりに細分化されすぎたため，残念なことに人間全体をまるごと見るという視点が失われつつあることは否定できません．近代西洋医学の

限界はここにあると考えられています．

1.3　患者と家族−医師−看護師との間の全人的なアプローチ

　心身二元論の視点からは，医療現場において科学的なものの見方が優先されます．そのため，健康状態の判断は，数値化された検査データを正しく読むことから始まります．そして，得られた数値がどれほど基準値から逸脱しているかに重点がおかれます．医学と看護学は車の両輪に例えられます．看護学も医学の発展を無視することはできません．医学と同様，人間を心身の統合体としてとらえることを忘れがちになっている，といわざるを得ません．

　このような状況下にあって，看護にとって重要な意味を持つ患者の訴えを十分聞く，顔色や表情・しぐさを見てこころの内面を推し量る，身体各部を観察する，などのことがおろそかになっている場合がしばしばあります．

　聖路加国際病院名誉院長・聖路加看護大学名誉学長の**日野原重明**（1911 〜）は，科学の領域を超えた枠での人間関係，すなわち，患者や家族と医師・看護師との間につくり出される全人的なアプローチの技が，医師や看護師のアートとして重要視される，と言います．また，医療現場の現状について以下のように述べています．

> 　残念なことに，医学の近代化とともにアートに重点をおく医学や看護が疎んじられ，医学や看護は冷たいものになりつつあります．地熱を失い，冷え切ってしまう地球の将来をこれにたとえると，戦慄すべきものが感じられます[2]．

　ホリスティック看護の必要性をこうして訴えているのは，医療現場における看護の現状を憂いているからこそです．つまり，「病気を持った人として患者の全体像を見るように」という警鐘ともいえます．

2　看護はもともとホリスティック

2.1　人を「心身の統合体」としてとらえる

　ナイチンゲール以来，「**看護とは何か**」が問われ，現代に至っても看護の本質を明らかにしようとする働きかけが飽くことなく続けられています．看護には，人間のからだにそなわっている**自然の治癒力を高める**ように生活を整える役目があり，そこに看護独自の機能があるとされています．看護における人間のとらえ方は「心身の統合体」として身体的・精神的・社会的・霊的存在として考えます．つまり，看護にとってはホリスティックな人間のとらえ方はごく当たり前のことであり，そうでなければならないのです．

　「看護本来の仕事は何か」と問われたとき，私たちははたして何と答えるでしょうか．まず，検査・治療の補助業務は，診療の補助にあたる医師の従属機能[*1]ですから除外することにします．看護独自の機能といわれているものは，患者のおかれている環境の整備や日常生活の援助と理解されています．

　ではその援助内容は，具体的にいったい何をさしているのでしょうか．看護師自らの判断が可能とされている日常生活の援助についてさらに見ると，食事や排泄の援助などに加えて，全身清

拭，洗髪，足浴，入浴介助，陰部洗浄など身体を清潔にする行為や，温湿布，冷湿布などの罨法，病室の清掃など環境整備に関するものなど，さまざまなものがあります．

2.2　生理的働きかけこそが看護本来の仕事

改めて見ると看護業務には，「さんずい」の仕事が多いことに気づきます．この「さんずい」は「水」を表す部首です．からだを清潔にする際の清拭にしろ，痛みを取り除く目的で温めたり冷やしたりする罨法にしろ，必ずそこに「水」が介在します．

看護は，病気に対して患者のからだに侵襲を加えるようなことをせず，あくまでも自然な働きかけをします．手術，化学療法などの技術をからだに適応する医学とは大きな違いがあります．看護には清める，洗う，浄化するなどの水の介在する行為に，さする，手を当てる，さらに精神・心理的な援助行為などがそれに加わります．つまり，生体が本来持っている自然の治癒力を高めるような，生理的な範囲内での働きかけこそが看護本来の仕事といってもいいのです．「医師のシンボルが聴診器ならば看護師のそれは洗面器いっぱいにたたえられた水（あるいは湯）」という表現がありますが，医学と看護学の違いを端的に表現しているものといえます．

3 ホリスティック看護の実践

3.1　人間は自然の一部であるという考え

ホリスティック看護は，患者に対して人格を持った全体の人間として，**包括的**に見ることが求められます．看護を提供する際にその人の持っている**生命観・人間観**はそこで大きく影響します．

(1) すべては界面でつながっている

解剖学者・三木成夫は，「この世に生きるすべての細胞はみな天体ではないのか」という問いを投げかけます．最初の生命物質は，今から約36億年前の海水に生まれ，この地球をつくるすべての元素を少しずつもらい受けた一個の球体と考えられるといいます．

> 一つの界面[*2]をとおして，周囲から一定の物質を吸収し，それを素材としてみずからのからだを組み立てる一方，つくったものを片っ端からこわして，周囲にもどしていく．つまり，吸収と排泄の双極的な営みによって絶えざる**自己更新**を行う[3]．

このような，まことに新奇な存在であったという説明です．この原始生命球は，「母なる地球」からあたかも餅がちぎられるようにして生まれた，いわば「地球の子ども」と見ています．天体

[*1)] **医師の従属機能**
看護師は，正当な業務範囲を逸脱して医師・歯科医師の業務に属することを行ってはならず，保健師・助産師・看護師法に定められている看護師が独自の判断で行える業務としては，傷病者・褥婦に対する療養上の世話であり，看護独自の機能と呼ばれている．一方，看護業務のうち，医師の従属機能にあたるものとして，診療の補助業務があり，医師・歯科医師が患者を診断治療する際に行う補助行為をいう．

[*2)] **界面**
二つの物質が接触している境目をいう．胎児は胎盤を通して母体とつながり，そこから栄養を吸収しているが，母体である地球から誕生した原始の生命も同じく，地球との接触面（界面）から元素をもらって生物としての営みを続けている．原始生命と母なる地球との接触は，すなわち「原始の海」とのつながりを意味する．

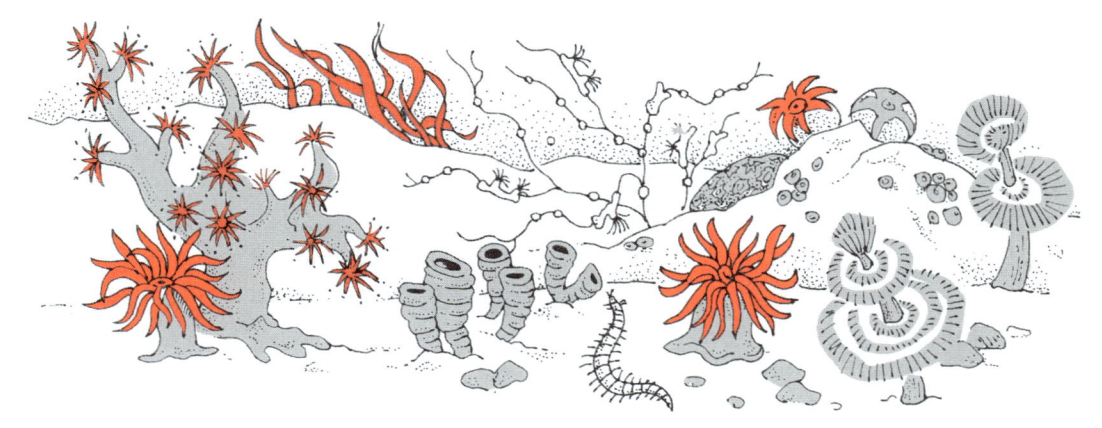

図10-1 生命の源は海にあった

の惑星は引力だけでつながっていますが，この「生きた惑星」は「界面」という名の胎盤を通して母胎，すなわち原始の海と生命的につながる「星の胎児」であるというのです．

(2) 生物の究極の故郷「海」

三木は，人間と自然との密接なつながりを裏づけるもう一つの理由を，脊椎動物が太古の海から陸に上がるとき，その古代の海水を「いのちの水」として，陸に持って上がったからだと説明しています．この「いのちの水」は，生命の営みとして現代に至るまで，変わることなく受け継がれているものです．例えば，妊娠中の子宮の中を満たした羊水に見ることができます．また，私たちは出産の後も血液を介して海とつながっているとされており，地球上における生物の究極の故郷が「海」であるといいます（図10-1）．ヒトの羊水や血液の組成は古代海水と酷似し，脊椎動物が海をともなって陸に上がった証拠とされています[3]．

あらゆるいのちが時間的・空間的につながっていると考えるホリスティックな見方は，あたかも母と子が断ち切ることのできない，見えない絆を持つのと同様に，「いのちは宇宙や大自然と密接につながっている」という生命観・人間観を持つのだと考えます．

3.2 患者のセルフケア能力を高める

(1) セルフケアの提唱

今後の医療・看護に求められるものは，「疾患に対する原因治療」という発想から「人間の健康をめざす」発想への方向転換ということができます．がんを例にとると，がんにおかされた臓器や器官だけに注目するのではなく，がんの発生した背景は何かという点に着目します．

つまり，患者を取り巻く環境や心身の状態を含め，健康障害に至った問題全体を患者とともに見ようとする考えで展開されるのです．したがって，患者自らが健康問題を考える主体者として積極的に医療に参加し，自らが判断をするための説明を受ける立場を持つことになります．

もう一方で人々には，現在健康であるなしにかかわらず，「自分の健康は自分で守る」という考えでセルフケア能力を高めることが重要になります．また，できるだけ薬剤の使用を控え，心身のバランスを適正に保つよう心がけるなどの努力も必要とされます．ホリスティック看護は対象者に，日常生活のなかに自然に近い環境を取り入れ，新鮮でバランスのとれた食物の選択ができ

るように働きかけます．それと同時に，自然のリズムに合わせた生活時間，禁煙など，ライフスタイルへの配慮が必要です．そして，どの場合にも相手の全人格を認めるということが大前提であることはいうまでもありません．

(2) 心身統合の意味を知り看護する

　ナイチンゲールは，病気に対して「**回復過程**」という発想をしました．ホリスティック看護における病気のとらえ方も同様のことがいえます．病気は，健康を取り戻していくためのステップであり，もし，死が目の前にあるとしても，自然から生まれたいのちが自然に還るという当たり前のこととして受け入れます．これは生と死の間にある人生を意味のあるものとして理解しようとするからです．

　ホリスティック看護をめざす看護師は，地熱を失いつつ冷え切ってしまうとされている地球であってはなりません．いつでも温かい，こころのこもったケアが提供できるよう，心身統合の意味を知り，今日の看護のなかに欠けているアートをもう一度取り戻す努力が重要課題だといえます．

まとめ

　これまで近代西洋医学は，「特定病因理論」のもと，病気の原因究明とその原因療法が進められてきました．そこではこころを切り離したからだを対象化・数量化できる機械と見なしてデータで病気を見ようとするため，「病気を持った人」という視点が忘れられがちになってしまいました．つまり人間を「心身の統合体」としてとらえることが薄れてきているのです．ホリスティック看護は，「全人（的）看護」とも呼ばれ，心身両面からアプローチする看護です．人間と環境，個人のライフスタイル，心身のバランスなどに目が向けられ，自然と共存しつつ生きようとする姿勢です．この考えのもと，温かい，こころのこもったケアが提供できるよう，心身統合の意味を知り，今日の看護の中に欠けているアートをもう一度取り戻す努力が必要です．

[学習課題]

☐ホリスティック看護の意義について自分の考えをまとめてみましょう．
☐近代西洋医学には限界があるとされています．その理由をより深く考えてみましょう．
☐看護の業務には主に検査・治療の補助があげられます．これ以外に看護の本来の仕事としてあげられるものをまとめてみましょう．
☐「疾患に対する原因治療」から「人間の健康をめざす」発想への転換をまとめてみましょう．

キーワード

心身両面　特定病因論　対症療法　食事療法　心身二元論　看護とは何か　自然の治癒力を高める　包括的　生命観・人間観　自己更新　回復過程

引 用 文 献

1 ）厚生統計協会編（2003）厚生の指標 国民衛生の動向，vol.50，p.46，厚生統計協会.
2 ）日野原重明（1993）延命の医学から生命を与えるケアへ，p.21，医学書院.
3 ）三木成夫（2002）胎児の世界——人類の生命記憶，p.191，中央公論新社.
4 ）前掲3），p.191-192.

参 考 文 献

1．石川光男，高橋史郎編（1997）ホリスティック医学と教育，現代のエスプリ，至文堂.
2．帯津良一監修（1995）ホリスティック医学の治癒力，法研.
3．木村利人（1999）いのちを考える バイオエシックスのすすめ，日本評論社.
4．田畑邦治（1994）出会いの看護論——人間の尊厳と他者の発見，看護の科学社.
5．中村雄二郎（1992）臨床の知とは何か，岩波書店.
6．日野原重明（1999）ケアの新しい考えと展開，春秋社.

II ホリスティック看護の哲学的考察

1 人間の全体に迫る道

1.1 「全体」とは何か

前項ですでに触れたように，ホリスティック看護は，人間をこころとからだに分断して見るような姿勢ではなく，あくまでも「病気を持った人」として見ることです．これは「**全人（的）看護**」とも呼ばれるように，人間をそのままに一つの全体として見て看護することです．ここでは，前項で取り上げた看護の現場における「ホリスティック看護の実践」を念頭におきながら，それが持っている哲学的な広がりについて考えていきます．

(1) 分割できない「私」「自分」

人間は物質的にいえば，確かにさまざまな部分や要素を持っています．これらは単なる機械的な寄せ集めではなく，「一個」の全体的な存在です．英語では個人のことを「individual」といいます．これは，それ以上に「分割（divide）」「できない（in）」，つまりまとまった全体ということを意味しています．私たちは誰もが「自分」「私」という意識を持っていますが，それは分割できない何かです．したがって，「全体」ということと「私」「自分」といったこと，つまり，人格的な存在とが深くつながっていることが予測されるわけです．

(2) 他人を全体として見るとは

ところで，自分が一個の全体だということは経験的に理解していても，実際に相手を「全体」としてとらえるということは，それほど簡単ではないのです．以下の代表的な二つの立場を見ておきましょう．

①**積み上げ主義**：第一の立場は，部分から全体へ迫っていこうとするものです．全体といってもあいまいなものです．そのため，まずはちょうどジグソーパズルのように，細かい部分やパーツをていねいに分析していきます．その成果を少しずつ積み上げていき，全体像をつかむという考えです．これを「**積み上げ主義**」と呼んでおきます．

②**複眼主義**：第二の立場は，やや複雑です．看護は「**臨床の科学**」です．したがって，純粋な自然科学ではありません．この科学は，初めから人間を直観的・体験的にとらえるアプローチを大切にしてきたのでした．その意味で，すでに全人的な営みでありました．もちろん「科学」でもあるからには，**分析的アプローチ**は当然，前提とされてきました．**直観的・体験的アプローチ**と分析的アプローチの二つのアプローチは，いずれも排除できないものであり，同時に混同することもできません．この二つのまなざしを併用することが，なんとかして全体に迫る道であるという立場です．これを「**複眼主義**」と呼んでおきます．

1.2 部分と全体を見直す

(1) 部分の総和が全体なのだろうか

積み上げ主義と複眼主義の二つの立場は医療現場では一般的な考えであり，おおむね穏当な意見ではないかと思われます．しかし，もう少し掘り下げて考えてみると，積み上げ主義について

は，部分の分析的結果の総和がはたしてほんとうに全体なのか，が問題となります．他方，複眼主義のほうは，直観的・体験的アプローチと分析的アプローチはどのような関係があるのか，が問題となります．

しかし，いずれの場合にも共通していることは，部分と部分の総和，直観と分析の総和が，人間の全体像をとらえる方法として考えられていることです．また，部分に対する分析的アプローチそれ自体は，素朴に信用されているということです．

(2) 開かれた「部分」

積み上げ主義と複眼主義のどちらの立場においても問題があります．一つの部分の中はすでに他の部分や全体に開かれ，またそこからの「影響」を受けています．さらに，一つの部分には他の部分との「関係」がすでに避けがたく入り込んでいることを十分に考慮に入れていないということがあげられます．それはちょうど一人の人間を，家族関係や社会の構造や歴史的状況などをまったく度外視して，あたかも純粋な「個人」というものがあるかのように見なして分析する態度にも似ています．しかし，それは明らかに間違っています．

したがって，そこで信用されているはずの部分の分析的結果は，すでに誤差やゆがみをはらんでいる可能性があるということになります．そのために，部分的理解を総和したとしても，必ずしも正しい全体像をとらえたことにはならないのです．

これに対しては，得られる全体像は完璧なものなどあるはずはなく，あってもそれは常に近似値であるほかはない，という反論があるでしょう．

2 「全体」についての哲学

2.1　全体論の問題提起

次に，「ホリスティック」という概念が強調されるようになった思想的背景を，看護よりも少し広い背景から確認しておきましょう．

ホリスティックは，「**全体論**（holism, wholism）」という思想から出てきた概念です．全体論とは一般的にいって，全体は部分の総和としては認識できないものであって，全体はそれとして部分の認識とは別の原理によってとらえられなければならない，という立場を意味します．

例えば，近代の生物学は生物を機械論的に，つまりは部分の集合体としてとらえる傾向がありました．これに対して全体論は，生物現象も基本的には物理的・化学的な法則のもとにあることは認めながらも，生命現象のすべてをそうした部分的アプローチだけでは把握することはできないと主張したのです．

2.2　デモクリトスの原子論

これと似た問題が，すでに古代ギリシャの哲学者たちの間にも生じていました．今，私たちが享受している自然科学の遠い源は，古代ギリシャの自然哲学者の思想にあります．特に**ソクラテス**（Sōkratēs B.C.470/469 〜 399）や**プラトン**（Platōn B.C.427 〜 347）以前の**デモクリトス**（Demokritos B.C.460 ころ〜 370 ころ）の**原子論**は世界の現象のすべて，認識のすべてを，それ以上「分割できない（a-tomos）」原子の量的な結合や複合によって説明しようとしました．これは

近代自然科学の原理や法則に似た考え方であり，歴史的にみても近代自然科学の成立に多大な影響を及ぼしたのでした．

しかし，こうしたデモクリトスの考えを徹底していけば，世界は機械的な運動がつくり出す，意味も価値もない不気味なものになってしまうはずです．もちろん，デモクリトスの名誉のためにいわなければならないことは，彼の原子論はまだ現代の原子物理学とは違い，あくまで自然哲学としての原子論です．彼にはまた「魂の癒し」についての著書もあったといわれていますから，単純な科学主義ではなかったのです．

それでも，デモクリトスの中には確かに機械論的な唯物論がありました．例えばプラトンのような哲学者は，それでは人間の生き方とか行為の意味や価値をとらえることができないのではないか，と考えて厳しく批判するようになりました．

2.3　プラトンにおける人間の全体とは
(1) 魂が何を意味するかという重要性

プラトンは『カルミデス』という対話編の中で，ソクラテスに次のようなことをいわせています．

> よい医者は眼病を治そうとするときには，まず頭をよくするようにするものだ．また頭が痛いときには，からだ全体の治療をする．
>
> よい医者たちは養生法というものを決めて，からだ全体に注意をむけ，全身もふくめて患部の手当，治療にかかるわけだ．
>
> 頭のことを考えずに眼の治療にあたったり，からだのことを考えずに頭の治療にあたるべきではないのと同様に，からだのほうも魂をぬきにして治療を試みるべきではない．

プラトンは，こうして現代の全人的医療の専門家のようなことを述べているのです．ただ，上記の引用個所を注意深く読むと，「魂（プシュケー）（psychē）」が，からだよりも根本的で，より大きな全体であり，したがって，また魂の治療があってはじめて，からだも本当に癒されるものと考えられていることに気づきます．ですから，プラトンの場合の全人性とは，現代の心身医療でいわれるような「こころ」と「からだ」の相関関係を重視するということに終わっていません．

つまり「魂」「こころ」のほうが優位におかれていて，これこそが人間の全体性の鍵を握っているのです．ちなみに，「魂」が何を意味しているかは，プラトンの中だけでも思想的発展がありましたが，ここでは人間を動かしている「精神的生命」と理解しておいてよいでしょう．プラトンにとって，からだの医療は例えに使われているにすぎません．関心はあくまでもこの「魂」の治療・世話（ケア；Care）にありました．

(2) 全人的ケアに果たす言葉の意義

プラトンは，この人間にとって最も大切な「魂」を世話することこそが哲学の使命と考えていました．そしてその際の方法が，**美しい言論（ロゴス；logos），正しい対話（ディアレクティケー；dialektikē）**の道にほかならないのでした．

もちろん，医療や看護は「言論」や「対話」だけですむはずはありませんが，人間への全人的（ホリスティック）な道として「言葉」が重視されていることは参考になるでしょう．現代医療のキーワードともいうべき「**インフォームド・コンセント**（「十分な説明を受けたうえでの同意」の原則；informed consent）」が示しているように，医療行為が適切に行われるためには，患者に対する言葉や文書での詳しく親切な説明が不可欠です．

　それは単に医療過誤を防止するための予防措置にとどまらず，患者を，「言葉を聞き，言葉を理解し，理解したことに主体的に同意する一人の人格的な存在」として認めることなのです．そのような患者に対するトータルなかかわりが全人的な看護の中心にあるのです．

まとめ

　人間は「一個」の全体的な存在です．まとまった全体ということを意味しています．「全体」ということと「私」「自分」といったこと，つまり，人格的な存在とが深くつながっていることがいえます．全体論とは一般的にいって，全体は部分の総和としては認識できないものであって，全体はそれとして部分の認識とは別の原理によってとらえられなければならない，という立場を意味します．プラトンは，人間にとって最も大切な「魂」を世話することこそが哲学の使命と考えました．医療や看護は「言論」や「対話」だけですむはずはありませんが，医療行為が適切に行われるためには，患者に対する言葉や文書での詳しく親切な説明が不可欠です．患者に対するトータルなかかわりが全人的な看護には必要なのです．

[学習課題]

- □自分が一個の全体と理解するうえで，考えられる二つの立場を説明してみましょう．
- □部分と部分の総和，直観と分析の総和がありますが，人間の全体像をとらえる方法を説明してみましょう．
- □プラトンが提唱する「全人性」を説明してみましょう．
- □美しい言論，正しい対話をふまえた看護のあり方を説明してみましょう．

キーワード

全人（的）看護　臨床の科学　積み上げ主義　複眼主義　直観的・体験的アプローチ　分析的アプローチ　ホリスティック　全体論　デモクリトス　原子論　カルミデス　魂（プシュケー）　美しい言論（ロゴス）　正しい対話（ディアレクティケー）　インフォームド・コンセント

参 考 文 献

1．加藤信朗（1988）初期プラトン哲学，東京大学出版会．
2．田畑邦治，明智麻由美（1999）ホリスティック・ケアとは，月刊ナーシング，第 19 巻，第 7 号，p.102-104，学習研究社．
3．藤沢令夫（1982）ギリシア哲学と現代——世界観のありかた，岩波書店．
4．プラトン著，山崎耕治訳（1986）カルミデス（プラトン全集第 7 巻），岩波書店．
5．クラウス・リーゼンフーバー編訳・監修（2000）西洋古代・中世哲学史，平凡社．

11 看護実践における科学的方法の意味

[学習目標]

□患者の健康状態が肯定的に変化することをめざす看護援助とはどのようなものか．
□言語・非言語的メッセージをとらえる感性について考えてみる．
□問題解決に必要な分析力,判断力とは何かを学ぶ．
□看護過程のステップを理解し，看護援助にいかに活かすかを学ぶ．
□看護診断が誕生した背景について理解する．

1 看護における言語化の意味

1.1 肯定的変化をめざした看護援助の提供

　看護は「実践の科学」であり，実践なくしては存在し得ません．それではこの実践とは何をさすのでしょうか．私たち看護師は，病んでいる患者の健康状態が，少しでもよりよい状態へと，肯定的に変化することをめざして，看護援助を提供しています．患者の健康状態が，まさに私たち看護師の関心事なのです．

　その健康状態の肯定的変化をめざす援助そのものが，看護実践を構成している中心であるといえます．それでは，この患者の健康状態は，いったいどのようにしてとらえていったらよいのでしょうか．

1.2 看護の対象は思考する存在としての人間である

(1) 看護の視点でとらえることとは

　例えば，肝硬変に罹ってしまったAさんの健康状態は，どのようにしてとらえていくのでしょうか．Aさんの健康状態は，血液検査結果，尿や便の検査結果，X線撮影の検査結果，内視鏡検査結果など，諸臨床検査結果から，異常がないか，正常であるのか，などを診ることができます．しかしながら，これだけでAさんの健康状態を看護の目でとらえることができたといえるでしょうか．

　看護は人間を対象としています．人間は思考する存在です．人間はいつも何かを体験している存在なのです．さらに人間は時間を経て，さまざまに変化する存在でもあります．

　したがって，血液や尿・便などの検体だけでは，Aさんその人を看護の視点でとらえることはできません．Aさんはいったい何を思い，何を考え，どのような体験をしているのでしょうか．そして私たち看護師は，Aさんという人の行動を，どのように観察しようとしているのか，あるいは実際に観察しているのか，そうしたことすべてが，看護に反映されることになります．

(2) 言葉の奥にある意味を注意深く考える

　それでは，人の行動とは何を意味しているのでしょうか．

　まず，一つは言葉です．人は体験していることを言葉で表すということをします．例えば，Aさんは肝硬変に罹患し，肝臓実質の壊死を起こしかけています．そのために，全身倦怠感，つまり，全身がだるくて重いというような体験をしているはずです．これをAさんは，このように表現するかもしれません．

> 「からだじゅうがだるいわ」
> 「からだがいつもより重い感じがするわ」

　Aさんから発せられたこの言葉は重要です．Aさんが沈黙していて何も言わないとすれば，私たちはAさんが体験していることを知るよしもありません．患者から発せられた言葉によって，看護師は患者が体験していることをキャッチします．そうすることで，そのときのその人の健康状態を表している一つの重要な情報だとして受けとめることができるのです．

　私たち看護師は，患者から発せられた言葉をしっかりと聞く耳を持っておかなくてはなりませ

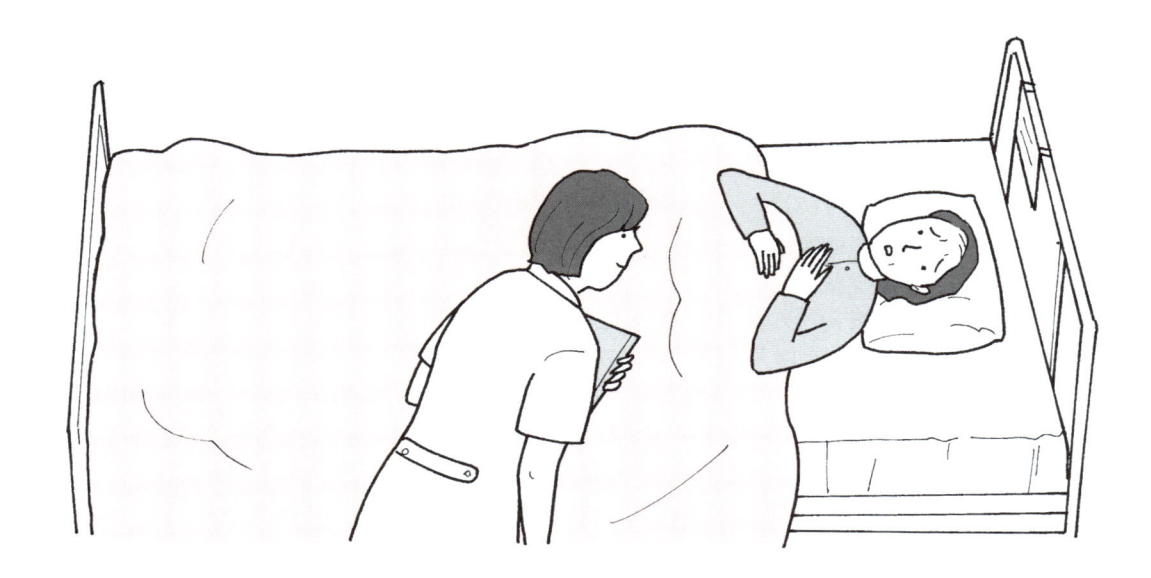

ん．また，患者から発せられたすべての言葉を聞くのみではなく，その言葉の奥にある意味を注意深く考える，ということもしなければなりません．先ほど，Aさんから発せられた「からだじゅうがだるいわ」「からだがいつもより重い感じがするわ」という言葉を聞いたとき，〈なぜ，からだがだるいのだろう？〉〈なぜ，からだが重いのだろう？〉と考えることが必要なのです．

(3) まず求められる一定程度の医学的知識

　考えることではじめて言葉の意味を，もっといえば，Aさんの体験を科学的に解明することが可能となるのです．言葉の意味を考えるときには，一定程度の知識が必要となります．知識の一つに，医学があります．肝硬変という疾患の病態生理を知っておかなくては，全身倦怠感がなぜ生じるかということがわかりません．あるいは，Aさんが体験している全身倦怠感が今後どうなっていくかを予測することもできません．

　しかしながら，医学的知識だけでは十分とはいえません．

　例えば，Aさんは医師から，「この病気は一生つきあっていかなければならない病気です．退院してからも，日ごろの健康管理をしっかりとしてもらわなくてはなりません」といわれたとします．しかしAさんは，この健康管理ということがわからず，「どうしたらいいのかしら」ととまどいました．

　私たち看護師は，このAさんの言葉，「どうしたらいいのかしら」の意味を，どう考えればよいのでしょうか．

(4) 保健医療行動に関する理論的知識

　さて，ここで必要な知識があります．それは，人間の保健医療行動に関する理論的知識です．病気を体験している人々の研究をとおして，あるいは，今は健康であって病気にならないようにするための予防行動をとっている人々の研究をとおして，医療社会学の領域で人間の保健医療行動に関する理論が数多くあります．

Aさんは一生涯, 肝硬変という慢性の病気と闘っていかなければなりません．その途上で, どのような問題が出現する可能性があるだろうか, それを知識として理解したうえで, Aさんの「どうしたらいいのかしら」のとまどいに対して, 援助していかなければなりません．

このように, 人間を対象としている看護師は, 多様な領域の知識を用いて, 発せられている言葉の意味を考えていかなければなりません．科学的に言葉の意味を考えていく, ということは, 現在存在している知識を駆使して, 患者の健康状態がよりよい状態へと向かっていけるよう, 援助を提供していくことを意味します．

1.3　言語・非言語的メッセージを感性豊かにとらえる

(1) 非言語的なメッセージとは

言葉以外にも, 人間の行動を表すものがあります．それは, **非言語的メッセージとしての表情, 態度, 動作, しぐさ**などです．言葉を伴っている場合もあります．また一方で, 言葉が発せられなくても, 表情やしぐさで体験を表している場合もあります．

例えば人は悲しい体験をしているとき, どのような表情をするでしょうか．あるいは, 楽しい体験をしているとき, どのような表情をするでしょうか．考えてみてください．

患者が言葉で言い表せないほどのつらい体験をしているとき, たとえ言葉が発せられなくても, 患者の体験をなんとかとらえようとするために, 私たち看護師は患者の表情, 態度, 動作, しぐさなどから, 体験しているつらさや苦悩を読みとろうとするでしょう．

(2) いかに意図を伝えるか

ここまで見てきたように, 患者の言葉をはじめ, 非言語的メッセージとしての表情, 態度, 動作, しぐさなど, これらすべての意味を考えることは, 患者の体験している健康状態を知るために, そして肯定的変化をめざした援助を提供していくうえで, いかに重要であるかが理解できたことと思います．

もちろん, 私たち看護師も人間です．患者と同じように思考し, 体験を繰り返しています．そして, 感じたことや考えたことを言語化し, メッセージや意味を伝えます．患者とのやりとりにも, もちろん言葉を使います．ときには, 非言語的メッセージとしての表情, 態度, 動作, しぐさなどを使って意味を伝えることもあります．

看護の場面では, 数多くの患者とのやりとりが展開されます．患者に対し, 健康状態の肯定的変化を起こすために, なんらかの意図を伝えようするとき, 言語を巧みに使い, どのような状態の患者に対しても伝わるようにしていかなければなりません．そして, こちら側の意図が伝わったかどうかということも, 返ってくる患者からの言葉, 非言語的メッセージとしての表情, 態度, 動作, しぐさなどからとらえていかなければなりません．

(3) いかに援助していくか

考えてみますと, 看護の営み, その実践が展開されるところでは, どこでも人間と人間が, このようなやりとりを繰り返しています．ですから, 当然, **言語的メッセージとしての言葉**と, **非言語的メッセージとしての表情, 態度, 動作, しぐさ**などが重要なのです．

これらのことを感性豊かにとらえていくことが, 多様な体験をしている一人ひとりの患者を理解するために重要なのです．しかしながら, 患者を理解することだけにとどまっていては, 肝心の援助ができません．私たち看護師は, 何をどう援助すればよいのだろうか, ということを考え

ることがとても大切であるといえます．

2 問題解決に必要な分析力，判断力

2.1 どこに問題があるかを考える
(1) 健康上の問題を「看護的」な目でとらえる

　私たち看護師は，患者とのやりとりをとおして，つまり患者の言葉，態度，表情，しぐさ，動作などによって，患者が体験していることを知ろうとします．このように，患者の体験していることをとらえたうえで，患者が抱えている健康上の問題を，患者とともに解決する役割を看護師は担っています．そして，ここでは看護の視点が必要となります．

　つまり，患者が，どのような健康上の問題をもっているのかを，「看護的」な目で知るために，患者の体験している健康状態をとらえる目が必要なのです．それでは，患者の健康状態は，どのようなことを知ることで，看護的に見えてくるのでしょうか．この，看護的とは，どういう意味なのかを考える必要があります．

(2) 看護理論家が説いてきたこと

　こうした疑問を解決する鍵を教えてくれるのが，近代看護の祖として，早くも1850年代から「看護とは何か」「看護科学とは何か」を追究した看護理論家**ナイチンゲール**をはじめとする，数多くの看護理論家の著業です[1]（Part 1 第2章参照）．これらの看護理論家は，人間全体を看護の視点からとらえる枠組みを教えてくれています．

　例えば，**ヘンダーソン**（Virginia Henderson 1897-2003）は『看護の基本となるもの』という著書の中で，14項目からなる「**基本的ニード**」を説いています（Part 1 第2章参照）．この14項目は人間を看護の視点からとらえるときのガイドとなります[2]．

　あるいは，看護理論家の**アブデラ**（Fay Glenn Abdellah）は，「21項目からなる看護問題」を説いています．これも人間を看護の視点からとらえるときのガイドとなります[3]．これ以外にも，**オレム**（Dorothea E. Orem）は「**セルフケア**」という視点で人間を見る視点を説き[4]，**カリスタ・ロイ**（Callista Roy）は「**適応システムとしての人間**」という視点で人間を見ることを説いています[5]．

(3) 看護の専門性とは

　さて，看護に対して医学はどちらかといえば，臓器，組織，器官，細胞に異常はないだろうか，正常に機能しているだろうか，という視点から人間を機械論的に見ることに専門性をおいています．しかし看護は，人間の行動，とりわけ，生活している人の行動に焦点をあて，その行動に問題がないだろうか，ということを考えます．そこに働きかけをすることで，つまり，人間の行動の手助けをすることで，その人の健康状態を維持，回復，増進へと導こうとするところに専門性があるのです．

　もっとも，看護師が患者の医学的な側面について知らなくてよいということではありません．それも，その人の健康状態をとらえるためには重要な側面ですが，それだけでよいということではないということを，ここでは示しました．いま一度，看護が人の何に専門性をおいているのかということを，ここでは考えてきました．

2.2 アセスメント・看護診断とは

(1) 解釈・判断・推論

　その人の行動に健康上の問題があるだろうか，ということを考えるためには，人間の行動を一挙に，まるごととらえることは難しいので，少し系統的に整理してとらえていく必要があります．先ほど紹介した看護理論家の教えなどを参考にしながら，系統的にとらえていくことが可能となります．そして，系統的にとらえたうえで，どのような問題があるのかについて考える力が必要となります．

　これを看護の領域では，一般的に「**アセスメント**」（assessment）と呼んでいます．"assess"には本来「査定する，評価する」というような意味があります．看護の領域でいうところのアセスメントとは，以下のように**解釈・判断・推論**することをさしています．

　患者の体験している事実を表している言語的・非言語的な行動から，その行動にはどのような意味があるのか解釈し，その解釈に基づいて，これは問題である，これは問題ではないというような，ある一定の判断を下し，今は見えてはいないが，今後予測される行動を推論する，ということです．

(2) 一定程度の思考訓練が必要

　このアセスメントという言葉は，欧米では「**diagnosis（＝診断する）**」という言葉を使って表しています．医師が医学診断するのに対して，看護師は「**看護診断**」するのです．医師は，人の健康問題そのものを医学診断するのですが，看護師は，健康問題に対する人間の反応を看護診断するのです[5]．人間の反応，つまり，その人が体験していること，人間の行動をとらえ，看護診断をするのです．

　看護診断やアセスメントは，なまやさしいことではありません．その人の体験していることを系統的にとらえ，そこから何が健康上の問題であるのかを考える力，分析する力，判断する力，推論する力が必要となってくるのです．一定程度の思考訓練が必要です．偏見を持って事象を見るようなことは禁物です．先入観ゼロの状態で，患者の事実にせまり，その事実から考えていく力が必要なのです．

(3) 人間の行動は不可思議で神秘的

　しかしながら，看護の場合は，医学診断のように確定的な診断をすることはできないということも，また説明しておかなければなりません．したがって，看護の場合は，正しいアセスメントということも存在しないでしょう．正しい看護診断も存在しない，ともいえるのです．

　なぜならば，人間の行動は明確に100パーセントとらえることは不可能なほどに，不可思議であり，神秘的であり，その人自身でさえ予測できないくらい変化に富んでいて，これが絶対，その人の事実を表している行動である，という断定ができないものだからです．私たちに見えているその人の行動は，その人のすべての行動の一部でしかありません．何度見ても，何度やりとりを交わしても，その人のすべての行動が見える，などということはないのです．

(4) 仮説を構築する

　そこで，間違っているかもしれないが，これが今考えることのできる最大の解釈，判断，推測である，という仮説的なアセスメントや看護診断が必要となります．

　そうでなければ，その患者に対して，看護師として，いったい何を手助けしなければならないのかを探ることもできません．そして，その手助けが，その患者の役に立っているかどうかは，

その手助けをしたあとの，患者の行動によって，これも，解釈，判断，推測していくのです．

(5) 試行錯誤を繰り返して仮説を検証する

このように考えてくると，看護とはまさに「行動を科学する」領域だということが見えてきます．実践を繰り返しながら，その実践を見直し，次の実践を起こしていく，ということの連続です．試行錯誤の繰り返しです．仮説的な実践を行いながら，検証していく，仮説検証プロセスなのです．仮説が真実に近いものであるために，私たち看護師がいかに考えているのかということが問われてくるのです．

したがって，何度も繰り返し述べてきたように，思考する力，事実を表わしていると思われる行動の解釈，判断，推論が，看護の場合は，とりわけ重要なものとなるのです．

2.3 事例に基づいた検証

さて，本章ではここまで抽象的な説明に終始してしまいましたので，何を説明しているのかが，わかったようでわからないといった読者もいることでしょう．事例を用いて，「行動を科学する」ということがどういうことなのかを考えてみましょう．あるいは，アセスメントとはどういうことなのかを体験してみましょう．

(1) 事例紹介

患者：Bさん，30歳，女性．
診断：潰瘍性大腸炎．26歳のときに大腸全摘根治術とストーマ造設術実施．

〈経過〉

今回，本来の肛門からの排泄が可能になったということで，ストーマ閉鎖術のために入院してきました．Bさんは26歳のときに，この病気にかかってしまいました．しかし，それまではバリバリと出版社で働いていたのです．その出版社は，Bさんの第一志望の会社であり，大学院修了後，入社しました．しかし，この病気にかかったことで入退院を6回も繰り返し，会社は休職せざるを得ない事態となりました．

また，治療のためにステロイド剤を長期間服用したことで副作用が出てしまいました．顔面痤瘡やムーンフェイスにも苦しんできました．さらに，手術のために腹部に傷跡ができてしまいました．それまでは自分の能力，女性として容姿に自信があったBさんは，このような状況に嘆き悲しみ，社交的だった人々との交際も避けるようになってきました．

(2) 患者の思いをいかに受けとめるか

Bさんには，以下のような言動が見られました．

医師から，今後はステロイド剤は使用しないでよいこと，閉鎖術後は，潰瘍性大腸炎が回復していくという説明がありました．母親から「よかったね」という言葉がかけられたとき，Bさんは，こう嘆いたのです．

> 「こんなの私じゃないわよ…もう人前に出たり，会社で働くこともできなくなってしまったわ．別に自分が悪いんじゃないのに，どうしてこんなことになっちゃったの……」

さて，あなたは，このBさんの言葉の意味をどのように解釈しますか．あるいは，Bさんの問題は何だと判断しますか．そして，私たち看護師がBさんに手助けしなければならないことは，

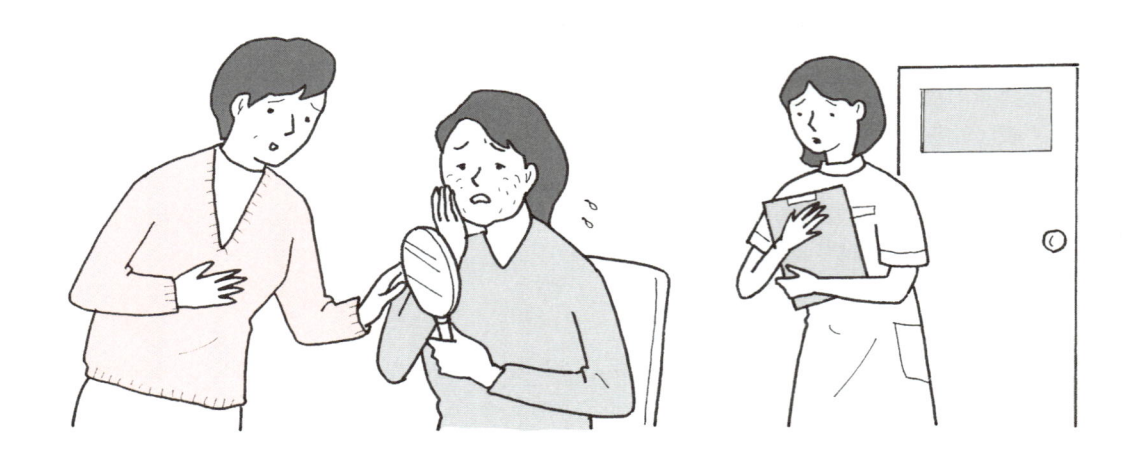

どのようなことだと考えますか.

(3) 分析する力，そして判断する力が大切

　Bさんは病気にかかる前までは第一線で働き，自信を持っていました．Bさんは，負けず嫌いで上昇志向の強いところがあります．今回病気を患い，腹部に傷跡ができてしまい，ステロイド剤の副作用に悩み，女性としてボディイメージを混乱させてしまっていました．このようなBさんの心理的な変化を，Bさんから発せられる言葉の意味や行動の変化からよく考えてみることが必要です．

　そうしたうえで，Bさんが少しでも前向きに闘病していけるように，また社会復帰できるように意図的な働きかけを行っていくことが役割として大切です．どのような援助をBさんに行っていくことが最も必要なことなのだろうか，ということを，私たちなりに一生懸命になって考えることで，Bさんにとって役立つ援助を行うことが初めてできるのです．

＊

　本項では，患者の健康問題が解決へ向かうことをめざした看護援助を考えるうえで，患者の言葉や行動から分析する力，そして判断する力が大切であることを解説してきました．

　それでは次の項では，患者の健康問題を，より系統的に考えていくために，看護過程という方法があることを解説しておきましょう．最近では，看護過程を展開していくうえで，看護診断を使用することもあります．看護過程と看護診断がどのような考え方であるのかを解説しましょう．

3 方法としての看護過程；クリティカルシンキングを含めて

　ここまでの解説で，一人ひとりの患者の健康問題を考え，その問題の解決を効果的にめざしながら援助していくために，私たち看護師がどれくらい一生懸命考えなくてはならないのかが見えてきたことと思います．

3.1　看護援助は有効であったかを評価する
(1) 時間的効率も大切
　私たち看護師がかかわりを持っていかなければならない患者や家族の方々は数多くいます．実践場面では，一人の患者を一人の看護師が受け持つなどというような時間的・人数的な余裕はなく，一人の看護師が何人もの患者を受け持つことになります．それぞれの患者の健康問題は何であるかに焦点をあて，意図的に看護援助を行うためには，時間的な効率性ということにも，現実の実践場面では目を向けなくてはなりません．

　こうした実践状況の中で，いかに的確な看護が提供できるのだろうか，ということも考えていかなければならないということです．また，看護援助を行った結果，患者の健康問題は解決されたのかどうか，別の看護援助が必要となってきてはいないか，という評価を日々行っていかなければなりません．

　患者は日々移り変わっていき，その移り変わりについていかなければなりません．

(2) 看護の過程につける道筋
　このような背景を受けて，看護実践を系統的・意図的に目に見えるかたちにしなければならないという事態が必然的に起こります．そこで，**看護過程**という方法が看護実践の中で位置づけられるようになってきました．

　もちろん，考えなくてよい，ということではありません．看護師が行う看護の過程を，時間的な軸に沿って整理しながら，考えを進めていく，ということです．そのために，初めから看護の過程にステップを設け，どこまで進んだのかを確認しながら，また評価しながら進めていく，ということです．

　時間は刻々と過ぎていくわけです．患者が入院されてからも，日々時間は過ぎていきます．入院されてから，時間の流れの中で，看護師はその患者に何をしているのか，それがわかるように，看護の過程に道筋をつけるのです．

3.2　情報収集，アセスメント
(1) 情報から看護援助立案へ
　一般的には，私たち看護師は看護の視点から，患者の入院時の情報を，一定の枠組みに従って得ることになります．患者に入院後，効果的な看護援助が提供できるように，患者のことを全体論的な視点で理解できるよう，情報を得る，ということをします．もちろん，情報は入院時だけ得るのではなく，入院後も随時，追加していくことが必要です．

　そして，情報が得られたら，次は前述のとおり，看護の視点からアセスメントを行います．このアセスメントに基づいて，患者の健康問題はいったい何であるかを考え，その問題に対する看護援助を立案していきます．

フィードバック

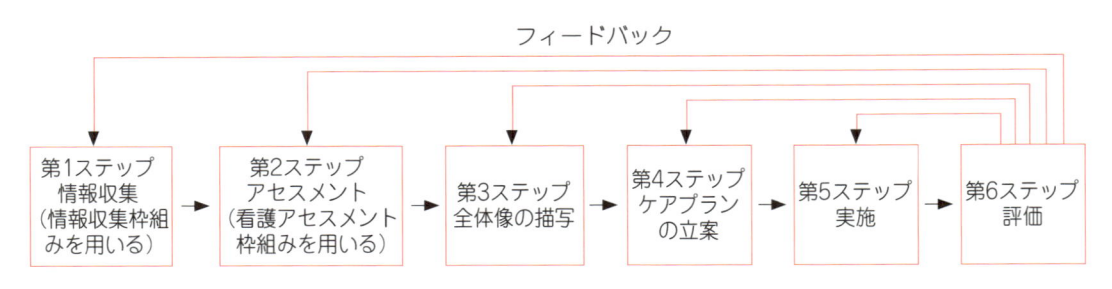

第1ステップ　情報収集（情報収集枠組みを用いる） → 第2ステップ　アセスメント（看護アセスメント枠組みを用いる） → 第3ステップ　全体像の描写 → 第4ステップ　ケアプランの立案 → 第5ステップ　実施 → 第6ステップ　評価

図11-1　看護過程のステップ

(2) 看護援助の実施・評価・修正

　そして，この立案された計画に基づいて，実際の看護援助を患者に行っていきます．看護援助を行った結果，その健康問題が解決されたのかどうかについて，一定程度の時間をおいて評価します．その健康問題が解決されていなかった場合は，計画された看護援助を継続して行う必要があります．

　また，再度情報を追加して再アセスメントを行います．健康問題が解決されていない場合には計画を見直し，フィードバックして計画を修正したりすることもあります．健康問題が解決されなかったとしても，評価の対象は患者ではなく，私たち看護師の看護援助や考え方にあるのですから．

3.3　看護過程のステップ

(1) 看護援助を行っていくうえで

　さて，この一連の流れを，看護過程のステップとして図11-1に示しました[6]が，このステップは，私たち看護師が，特定の患者に行っていることを整理し，考えを進めていくために設けているだけであり，患者がこのステップどおりに時間を経ているということではありません．しかし，このように考えを整理しながら看護援助を系統的・意図的に行っていかなければ，何人もの患者の看護を進めていくことは困難なのです．

　また，言葉として行っていることを表現していかない限り，私たち看護師が，各患者にいったい何を目的としてどのようなことを行っているのかを第三者に伝えることさえできません．また，評価をすることによって，看護援助の内容を見直したり，看護師の考えていることを振り返ることで，考えを修正し，より患者の真実に近づいたかたちで看護援助を提供していくことができるのです．

(2) 臨床現場のかかわりと看護過程

　いまは情報収集のステップだから，ただ情報を得ればいい，ということではありません．患者は常に私たち看護師から，やさしいかかわりや心地よい援助を得たいと思っているはずです．看護師の側からすれば「情報を得ながら援助を提供する」ということになるはずです．

　目の前の患者と一対一でかかわりを持ちながら，即座に患者の行動を見て，何を求めているのかを，随時アセスメントしながら援助の手を差しのべているはずです．そのことと，ここで解説

3.4 看護診断とは

さて，みなさんは最近になってよく耳にすることが多い「**看護診断**」という言葉をご存じでしょうか．看護診断も，看護過程と同じように，私たち看護師が行っていることを整理する文化という流れを受け，看護実践の領域に入ってくるようになりました．

(1) 健康問題を分類する枠組み

1973年，**マジョリー・ゴードン**（Marjory Gordon）博士は，当時混沌としていた米国の看護実践状況の中で，看護師が使っている言葉を整理してきちんと分類しよう，という働きかけを看護師に対して行ったのです．1000人以上の看護師が一堂に会し，実践の場で使っている患者の健康問題を表現する言葉を出し合いました．

山のように積み上げられた言葉を，当初はアルファベット順に並べて分類したのですが，それでは看護の意味を持たないということで，それらの健康問題を分類する枠組みが15名の看護理論家のグループによって提案されました[7]．これが分類法Ⅰ（タクソノミーⅠ）というものです．その後，2001-2002年からは，分類法Ⅱ（タクソノミーⅡ）が提案され，現在はこの分類法Ⅱが主流となっています．これら分類法は，看護の視点で健康問題を分類する枠組みになっています．

1973年に米国セントルイスでマジョリー・ゴードン博士が開催したこの会議は，米国看護診断分類会議と呼ばれるものです．その後も今日に至るまでこの分類会議は発展を重ね，1995年にはカナダが加わり，名称も**北米看護診断協会**（North American Nursing Diagnosis Association；NANDA）という組織に発展し，今日では**NANDAインターナショナル**と改称しています．

(2) 共通用語のかたちで整理・分類

NANDAインターナショナルによる看護診断：定義と分類は，すべて看護の視点で見た患者の健康問題になっています．私たち看護師が援助しているのは，どのような患者の健康問題なのかを，標準化された共通用語のかたちに整理し，分類したものです．

分類された看護診断の中から特定の1つの看護診断へとアセスメントしていく際には，今まで解説してきたように，全体論的な視点で見たところの患者の情報から，一生懸命考えてアセスメントすることが必要とされます．単に看護診断でレッテルを貼るのではありません．看護の視点で患者を見て診断していくのですから，いかに豊富な情報を得ているのか，情報をよく考えてアセスメントしているのかが問われます．

自動的に看護診断で患者の健康問題を当てはめるのではなく，考え抜いたすえに，暫定的に，仮説的に健康問題を看護診断名で表現し，焦点を定めたうえで，看護援助を考えていくのです．

したがって，看護実践を科学化することの意味は，有効な看護援助を考えていくうえで「人間行動を徹底的に科学する」ことであると同時に，混沌としているように見える実践を整理し，分類し，可視化していくことで，逆に科学的であるかどうかの客観的証明にも向かっていくことを暗に示しているのです．

まとめ

看護は「実践の科学」であり，病んでいる患者の健康状態の肯定的変化をめざしています．それを目的とした援助そのものが，看護実践の中心といえます．実践にあたっては，保健医療行動に関する理論的知識が基本として求められます．そればかりでなく，病気に苦しんでいる患者の言語・非言語的メッセージをきちんととらえることができる豊かな感性が必要です．看護実践の道筋として，看護過程があります．患者を看護過程にあてはめるのではなく，看護師にとっての評価法であることを理解しておく必要があります．こうした視点に立ってきちんと情報収集・アセスメントすることが大切です．常にフィードバックし，評価することも忘れてはならないでしょう．また，看護に関する共通用語としての看護診断について理解することも欠かせません．

[学習課題]

□いかにして患者の健康状態の肯定的変化に向けた援助ができるか考えてみましょう．
□言葉にならない非言語的メッセージにひそむ人のこころの動きについて考えてみましょう．
□患者を「看護的」に見るとはどういうことか具体的に考えてみましょう．
□看護過程のステップでは，なぜ常に評価を繰り返すのかを理解しましょう．
□看護診断に関する理解を深めましょう．

キーワード

実践の科学　肯定的変化　保健医療行動に関する理論的知識　言語的メッセージ　非言語的メッセージ　看護的　看護とは何か　看護科学とは何か　基本的ニード　アセスメント　看護診断　解釈，判断，推論　看護過程　評価　看護診断　分類法Ⅰ　分類法Ⅱ　NANDA

引用文献

1) Meleis, A. I. (1997) Theoretical Nursing ; Development & Progress (3rd ed.), p.33-34, Philadelphia, Lippincott.
2) 前掲1), p.186.
3) 前掲1), p.187.
4) 前掲1), p.391-407.
5) 前掲1), p.291-302.
6) 黒田裕子 (1994) わかりやすい看護過程，照林社．
7) 松木光子 (1997) 看護診断の現在，p.10-11，医学書院．

Part 4

看護実践に向かう哲学

第12章　現代の家族問題と看護
第13章　母子関係の看護と哲学
第14章　発達障害児への看護的ケアにおける哲学的問題
第15章　加齢に向かう臨床の哲学
第16章　ターミナルケアに臨む哲学・宗教
第17章　精神看護の思想と実践

12

現代の家族問題と看護

[学習目標]

□要介護状態になった高齢者を持ったときの家族関係の変化について理解する．
□家族を一つのシステムとしてとらえる視点について理解する．
□共感を持って傾聴することの重要性を理解する．
□客観的状況と家族の主観的な願いとの「ずれ」を哲学的に理解する．
□家族の歴史・関係性を見すえた視点とはどういうものか理解する．

1 家族を取り巻く外部・内部環境の変化

1.1 多様化した家族観

　現代の家族は，日本のいわゆる伝統的な家族とは異なる性質や問題を呈するようになってきた．これまでは家族の中で，特に女性の力に大きく依存してきた高齢者介護の問題があげられる．女性の社会進出の増加により，家族内だけで解決することが困難になってきている．さらに，家族観の多様化や個人化によって，**ファミリーアイデンティティ**（どこまでを自分の家族と見なすか）や，家族をどう定義するかでも，同一家族内でさえ，それぞれで違いが見られるようである．

　また，わが国の平均世帯人数は，1992（平成4）年に3人を割ってから減り続けている．これは，高齢者の夫婦のみの世帯や，独り暮らしの高齢者が急速に増えたことなどによる．そのうえ，かつては家族を周囲から支えた近隣や地域社会も十分に機能しなくなってきている．

1.2 弱まった家族の機能

　このように，家族を取り巻く環境が厳しくなっただけではなく，家族の内部機能にも大きな変化が起こっている．これまでの家族が持っていた機能が弱まり，社会的なサポートなしでは**家族機能**を維持できない場合もある．家族という閉じられたシステムの中で健康問題などを抱えている場合，家族内での弱者である高齢者や幼児に対する虐待や，その介護によって家族崩壊に至るというようなケースも起こるようになってきた．

　それは，長期にわたって高齢者を介護している家族には重い負担がかかり，それに耐えきれない家族が増えてきていることを表しているといえる．それに対して，介護保険制度なども導入され，介護負担が軽減されることが期待されている．しかし，介護を担う家族には，単に目にみえる介護負担だけではなく，介護によってもたらされる家族関係への影響など，介護保険制度の枠内での援助システムでは解決しきれない部分が多々あることを忘れてはならない．

1.3 哲学的視点からの考察

　ともするとバラバラになってしまいがちな現代の家族が，ある健康上の問題を抱えた際に，家族としてどのように対処し，困難を乗り越えていくのかが問題となる．そのため，対処過程を支える看護ケアのあり方や本質をじっくりと**哲学的視点**で考察する必要がある．まず高齢者介護の場合で考えてみよう．

2 家族援助のための二つの視点

2.1 人としての存在と家族のあり方

　レイン（Ronald David Laing 1927－1989）[1]によると，あらゆる人間関係は「他者による自己の，自己による他者の定義づけを含んでいる」という．人間が**関係存在**であること，つまり他者との関係においてはじめて人は自分の存在を確かめることができるのである．

　高齢者とその家族との**関係**から考えてみよう．高齢者が元気であったときの家族（現在の介護

者）は，長年の間，高齢者との関係を親・配偶者として自分の存在を定義づけてきた．しかし，高齢者が要介護状態になってからは状況が変化する．家族にとって高齢者は，今までのように頼りにすることができない存在となる．そればかりか，世話をしなければならない存在となる．高齢者との関係の変化が，介護者に新しい自己の定義を要求するようになる．

同様に高齢者自身も，今までの自分の**役割**や関係を維持できず，家族に依存し，介護される自分という，家族との新しい関係性における自己の定義づけを余儀なくされる．これらは，それまでの家族関係がどうであったか，ということと深いかかわりがある．この定義づけの変化を理解することは，両者にとって必ずしも容易ではなく，そこには当然，大きな葛藤を伴い，それがお互いの不満や憎しみにまで発展する可能性がある．

このように，介護問題に伴う高齢者とその家族の苦悩は表面的なものではなく，人としての存在や家族としてのあり方に深くかかっている．まず，このことが家族の関係性の変化へと発展することが多いということをよく理解したうえで，援助の方向性を考える必要がある．

2.2 家族システムの構築

介護を行う家族の援助について，もう一つの重要な視点は，家族を一つの**システム**と見なし，家族全体を援助の対象として位置づけることである．つまり，高齢者-介護者という二者関係のみで問題をとらえるのではなく，ともに暮らす家族のほかに近居・別居の家族も視野に入れて考えるのである．家族がシステムを構築し，互いにどのような影響を及ぼしあいながら介護問題に対処しているのかについて把握する必要がある．また，常に構造的にアセスメントを繰り返しながら援助に関する仮説を立てることも重要である．

家族という一つのシステムでは，一人の家族成員の変化が必ず他の家族成員に影響を及ぼし，その影響は波及しつつ循環的に作用しあうという性質を持っている．そのような考え方から家族の問題を構造的に見ることによって，はじめて援助の糸口を見つけ出せるようになる．この視点からの働きかけにより，家族成員間の力関係に変化が起こり，問題解決につながることがある．

人の関係的存在性と家族のシステムとしての存在という二つの視点から，一つの事例を示し，家族の変化を家族看護過程に沿って考えてみたい．

3 高齢者介護の家族援助事例

脳梗塞による**ADL**[*1)]低下が著しい女性・Aさんに対して，夫と息子が無理なリハビリを強要し，Aさんが孤立してしまった事例である．この事例を，保健指導を行う保健師の立場で，高齢者介護の家族への援助を試みた経過を**家族看護過程**に沿って見てみる．

---

*1) **ADL**（activities of daily living）
日常生活動作．一人の人間が独立して生活するために行う基本的な，しかも毎日繰り返される一連の身体的作業動作（移動動作・更衣動作・衛生動作・食事動作・コミュニケーションなど）をいう．

3.1 事例のアセスメント

(1) 患者と家族成員の状況

患者：Aさん，68歳，女性．
診断：脳梗塞による左片麻痺．症候性てんかんが見られ，服薬治療中．

〈経過〉

　Aさんは，6年前に脳梗塞で左片麻痺となった．ほかにも症候性てんかんが見られ，服薬治療中である．5年前より市の保健センターの保健師が訪問を開始した．在宅療養を始めてしばらくは外部のリハビリ教室に通っていたが，てんかん発作をおそれて中止し，その後は1日中坐位での生活となっている．

　Aさんの夫は，教職を退いてから地域の教育機関に嘱託として勤務している．Aさん夫婦は，二人暮らしで息子夫婦が同じ敷地内に住んでいる．息子は会社勤務をしているが，毎朝，保健師に教わったリハビリのメニューをAさんに指示している．Aさんがそれを実行しないと，帰宅してからきつく叱るという．

　大学の教員であった夫も息子に同調している．息子と夫からもっと身体を動かすようにと厳しくいわれて「まるでいじめられているようだ」とAさんはつらい感情を見せている．息子の妻もパート勤務のため，日中はAさんが独居でいる時間が長く，寂しいと訴えている．

　2年前には，腰部に褥瘡ができ，週1回のヘルパーによる入浴サービスが導入された．一度，重度の嚥下困難となり入院し，その後，中心静脈栄養の器具が挿入されて退院した．しばらくして経口摂取も可能になり，退院後8日目に器具は抜去された．退院後は，夫が勤務を週3日に減らし，排泄の介助や水分・栄養補給の介護を担当する生活を再開している．

(2) 家族の関係性と社会性

　Aさんは，大きな商家の実家から大学教員である夫に嫁いだ．しかし，夫の実家との間で価値観の食い違いがあったこともあり，夫婦の間は，しっくりいっているとはいえなかった．そのう

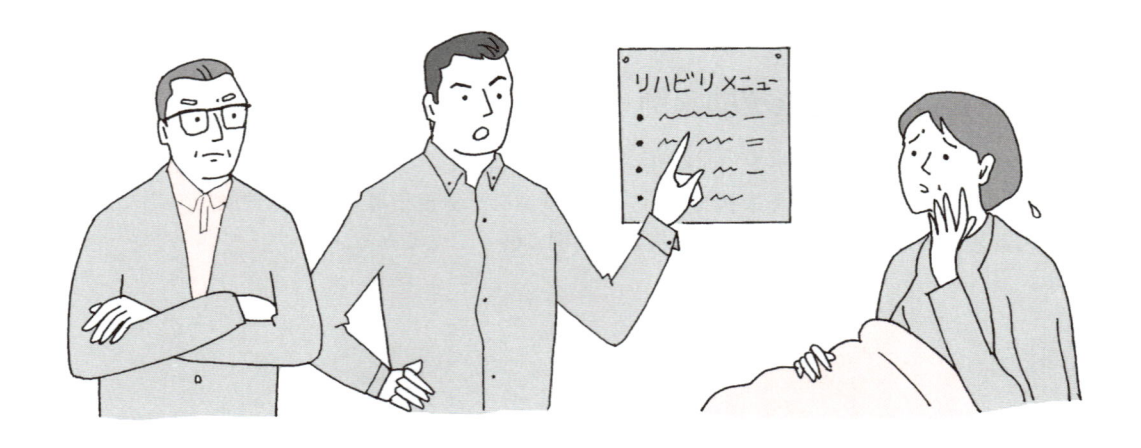

え，息子は幼少のときから両親の不和を目の当たりにしてきて，どちらかというと，母親に味方することが多かったという．

Aさんは，商家の娘らしく働き者で一家の中心を担っていたが，夫や息子は，Aさんが日に日に弱ってくることにとまどいを感じている発言もしていた．また，夫は保健師の訪問時に，保健師とAさんの会話に横やりを入れるという状況がしばしば見られ，夫婦関係の中でAさんの主体性が奪われているということが見てとれた．

息子はAさんのリハビリに一番熱心で，1日のメニューをつくってそれを強要し，「やらなければだめ」とプレッシャーをかけ，夫もそれに同調する状況が続いている．そんな息子について，息子の妻（嫁）は「夫は，母親が早く以前のように元気にならなければ困る」と思って，今の弱った母親を受け入れられないのではないかといっていた．

現在，Aさんに導入されているサービスは，保健師による訪問指導とヘルパーによる入浴サービスのほかに，開業医による月1回の訪問診療と週1回の訪問看護が行われている．しかし，家の中に段差が多く，改造を勧めているが，なかなか応じようとはしてくれない．

(3) 家族の発達課題

夫には，自分の仕事と介護を両立させるという課題がある．しかし，一方で終末期に向かっているAさんとのこれまでの夫婦生活を振り返り，充実した時間をともにしながら，いずれは訪れるであろう別れに対するこころの準備も必要と思われる．

また，息子夫婦にも老後の両親を支え，また母親（義母）の衰えを受容しながら，自分たち夫婦の生活を築いていかなくてはいけないという課題もある．

(4) 家族の対処・適応状況

息子が，Aさんに対してリハビリを強要する根底には，母親の変化（衰え）を受け入れられない気持ちがあると思われる．リハビリによって，母親がもとの状態に戻れるのではないかという期待がひそんでいる．一見，リハビリに協力的に思えるが，実際は非効果的なプレッシャーになっていることに気づいていない．

夫も息子に同調しているため，Aさんが孤立しがちである．家族はそのことに気づいていても，積極的な問題解決の行動には至っていない．Aさんが徐々に，終末期に向かっている状況で，家族として必要な課題に取り組めていない状況といえる．

3.2　援助仮説と援助計画

家族援助にあたり，まず援助仮説に基づいて計画を立案した．

(1) Aさんに対する援助計画

Aさんの孤立感や寂しさを受け止め，これまでの生活や生き甲斐を振り返ってもらう．その話に耳を傾けるようにし，その中から，これまでにAさんがやり残したことを見つける．そして，これからの日々の生活を有意義に過ごせるよう，方策をともに考える．

息子がリハビリを強要するのは，Aさんの回復を期待する息子の思いの表れと考えられる．Aさん自身ができる範囲で努力し，その姿を示して，息子の気持ちを受け止めることができれば「いじめられている」と感じることもなくなるであろうと推測される．看護師はAさんの気持ちを傾聴しながら適切な援助をしていくこととした．

(2) 夫に対する援助計画

これまで元気で家庭を切り盛りしていたAさんの衰えに不安を感じている夫に対しては共感を示す．そのうえで，仕事のかたわら，Aさんの介護の中心的な役割を担っていることをねぎらう．

しかし，Aさんは息子や夫からのリハビリの強要をむしろ苦痛に感じ，逆効果になっているということがある．そのため，夫にAさんの代弁者となってもらい，息子にもわかってもらえるように仲介してほしいと伝える．また，これまでともに過ごしてきた夫婦生活をAさんと振り返り，今後の生活を有意義に過ごす方策を考えていく．

(3) 息子夫婦に対する援助計画

母親であるAさんが病気で衰えていく様子が無念で，この状況を受容できない息子の気持ちを受け止める．少しでも前のように元気になってほしいという期待からリハビリに熱心であることにも共感的態度を示す．そのうえで，それがAさんにとってむしろ苦痛に感じられていることを息子の妻を通じて示唆してもらう．そして，息子夫婦がこれから両親の残された日々をどのように支えていくかを，ともに考えてもらうようにする．

3.3 実際に行った援助内容

(1) 援助の実際：Aさんへの援助

Aさんに対しては，寂しさや無念さを表出できるよう，**傾聴**に努めた．また，これまで家族の中で果たしてきた自分の役割や自分の人生の意味について考えることができるよう，ありのままの気持ちを語ってもらった．そして，今のAさんにできることは何かを見つけられるように継続してかかわった．

そんなある日，保健師がいつものように療養生活に関するつらさを聞き，Aさんは少しずつ元気を取り戻していくように見受けられた．きょうはこれで帰ろうと思ったとき，Aさんの口から「実は私たち夫婦について聞いてほしいことがあるのよ」との言葉があった．何かと思い，聴いていると，Aさんが息子を産んだ直後の出来事について，いつまでもこころに残っていることを話し始めた．

それは，難産の末，やっと長男が産まれたあとのことであった．出産後しばらく実家で静養していたAさんを，教員の夫が訪ねて来た最初のひと言が「いつまでも実家に甘えていないで帰ってきたらどうだ」であったという．難産でやっとの思いで産んだことへのねぎらいを期待していたAさんは，がっかりするやら悔しいやらで，夫には，思いやりというものがないと思ったという．

その後の育児生活でも，いつも夫が求めているものは「教員の妻として夫に甘えることなく，しっかりした妻であり母親であることの自覚」であった．それからは，いつもその期待に沿うように無理をしてきた自分があったと語った．夫はその後，教員として着実に昇進し，教授にまでなり，多忙な日を送ることになった．Aさんは，あまり実家に帰ることもなく，子育てと家事の合間に近所の人たちに師範の免許を持つ日本舞踊を教えたりするなど「人前に出ても恥ずかしくない立派な教育者の妻」を演じてきたという．

保健師という話相手を得たAさんは，これまで誰にも口にしたことがなかった夫に対する思いを語ったことで，自分の気持ちの整理がついたようだった．これまで一生懸命頑張ってきたのに，病気で急に弱い立場になった自分に，なぜ夫や息子が自分に無理なリハビリを要求し，叱咤激励

するのか．そう感じていたが，ようやく夫や息子の思いがわかったようだ．保健師の眼にも「しっかりした妻」「何でもこなしてきた母親」という同じようなイメージが映った．Aさんが柱になっていた家族である．その柱を失って家族が傾き始めるのが不安なため，息子が無理なリハビリの強要という行動に出た，という背景が理解できたのだった．

(2) 援助の実際：夫への援助

夫に対しては，これまでの介護について十分にねぎらった．Aさんは「しっかり者」「近所でも評判の働き者」と評価されていた．しかし，家族に頼らざるを得ないAさんには，今の状態の苦しみを理解してもらいたいという心情がある．さらに，夫には迷惑をかけたくないと思っている．そうしたAさんの気持ちを少しずつ代弁し，保健師は夫に伝えた．

また，息子からリハビリを強要されることを，Aさんが苦痛に思っていることをわかってもらうようにした．夫には，妻であるAさんの立場に立って息子との仲介者になってほしいと思っているAさんの気持ちを伝えた．さらに，Aさんが夫の帰りを心待ちにしている様子も伝えた．その結果，夫は今の仕事を減らし，Aさんと夫婦としての交流の機会を多く持つようになった．

(3) 息子の妻に対する援助

息子の妻（嫁）に対しては，今のAさんの寂しい心境とリハビリを強要されている苦痛を伝え，間接的に息子の理解を促してもらうようにした．また，Aさんが入院し，一時期な危機的状態を乗り越えて退院したときや，中心静脈栄養の器具がはずれたときなど，さまざまな状況で家族がともに回復を喜べるような機会をつくるよう努めた．このことは，Aさんにとっても今までにないよい経験となった．

3.4 事例の評価

(1) 家族それぞれの立場からアセスメント

保健師は，当初この事例を「リハビリを強要する家族による**消極的な虐待**」であると考えた．しかし，Aさんの身体的な衰えによる急激な変化に対して，家族，特に息子にはその現実を受け入れられず，もう一度もとのようになってほしいという期待があった．こういった背景が，息子の**対処行動**[*2)]に至っていることがアセスメントにより明らかにされた．

また，Aさん自身も結婚して以来，「何でもできるしっかり者」を演じてきて，弱者としての自分を夫や息子に見せることができずにいたことを，会話から気づくことができた．

夫も，リハビリを強要する息子に同調して過度に期待していた．そのため，ますますAさんは孤立感を深め，夫婦間に必要な**連帯感**が育たず，前向きにリハビリに取り組む意欲を失うという悪循環に至っていると考えられる事例であった．

(2) 家族の緊張を緩和

これらのことから，むしろ夫婦の連帯感を強めるため，夫や息子の妻に対して，息子との仲介役を担ってもらうようにした．このことが効果をもたらした．息子は朝，出かけるとき「きょうも頑張って」とのみ伝えるようになった．Aさんはそれを強要ではなく，励ましと感じることが

[*2)] **対処行動**
危機に直面した家族が家族機能のバランスを保とうとして，資源，認知，行動などの面で対応を行う家族内外の相互作用を示す．

できるようになっていった．

　この事例では，全体をとおして保健師という第三者が介入したことによって，家族が抱えている緊張が次第に緩和されるという効果をもたらしたと考えられる．輝いていた過去のAさんは「しっかり者」という鎧を着ていた．夫や息子は，病後の弱者の立場になったAさんを受け入れられず，リハビリを強要し，Aさんを孤立させていた．

　家族としての望ましい関係性は，あるがままのAさんを受け入れることであった．しっかり者として一家を切り盛りする役割は果たせなくなっても，そこにいるだけで家族にとって大切な存在として認めることができ，家族全員が再生していくことであろう．そして，いずれは訪れるであろう夫婦や親子の「別れ」のためのこころの準備を促して，最後まで家族としての存在を認め合う関係性が続くことを期待して援助が終了となった．

4 事例についての哲学的考察の試み

4.1　対人援助論からの考察

　村田[2]は，**現象学**[*3]の立場に立って「対人援助論」を説いている．それによると，人の苦しみの構造は，その人の客観的状況と主観的な想い・願い・価値観との「ずれ」によって生み出される．その客観的な状況を変化させるのが「**キュア；cure**」であり，主観的な想い・願い・価値観が客観的な状況に沿うように変わるのを支えるのが「**ケア；care**」という援助であるとしている．ケアにあたっては，その「ずれ」によって生ずる苦しみに焦点をあてた傾聴が援助として有効であると述べている．

　高齢者を介護する家族の場合，頼りにしていた以前のような親や配偶者が徐々に衰え，変化していく客観的状況と，いつまでも元気で頼もしい親や配偶者であってほしいという主観的な願いとの「ずれ」が苦しみを生み出している．その結果，相手とのそれまでの関係性によって成り立っていた自己の存在が危ぶまれたり，以前の関係性が維持できなくなってしまう．

　この事例でも，徐々に衰えていくAさんの客観的な状況と，家族の主観的な願いとの「ずれ」が生じていた．家族の苦しみが産み出されて，夫が職業に没頭して介護から逃げ，息子とリハビリを強要するといった間違った対処行動をとっている．

4.2　ナラティブモデルからの考察

　昨今，看護にも社会構成主義の考え方が取り入れられ始めている．社会構成主義とは，人の現実は，あらかじめ自明のように存在するのではなく，社会的に構成されるという認識である．すなわち，**ナラティブ**（語り，物語；narrative）という会話をとおして現実が構成され，考えや観念や記憶さえ，人々の交流から生まれ，言語に媒介されると説明されている[3]．

[*3) **現象学**
ヘーゲルに始まり，フッサール，ハイデガーなどによって発展してきた哲学で，物ごとの本質，特に人の生きる体験の意味を追求する．その中でハイデガーの現象学は，知覚というまさにその行為が意味の把握であり，解釈にほかならないと主張する点で，他の流派から分かれる．詳しくは，Part2 第5章「近代・現代哲学における人間理解」を参照のこと．

Aさんの場合も，保健師という相手を得て，自分の人生に大きな影響を与えてきた体験を語ることができた．そのことから，これまで母や妻としての自分独自のあり方が自覚されることになった．これは，他者に語ることによって，はじめて自分のあり方が意味を持った現実としてAさんに意識されたといえよう．

ハイデガー（Martin Heidegger 1889 - 1976）は，「人は，あらゆる過去（既在）を引き受け直し，将来に対する覚悟に支えられて現在を生きるという**時間的存在**であるとしている」[4]．Aさんは，今までの自分の姿と照らし合わせて改めて現実を見つめ直し，これから先のことが考えられるようになった．また，そのようなAさんのこころの変化は，夫や息子にも影響し，そこから家族の新たな現実がつくり出され，家族のあり方が変化していったと考えられる．

5 家族へのかかわりにおける看護職の役割

5.1 家族の語りを聴き，生きる意味をつくり出す役割

このような事例への援助において重要なことがある．介護する人が抱く，自分の親や配偶者の変化を受け入れにくいという気持ちを傾聴することである．そうすることで，各自が苦しみを表出し，自分のとっている誤った対処行動を客観視できるようにするのである．つまり，健康問題を持つ高齢者ではなく，むしろ「介護者の苦しみに焦点をあてた介入」を行うことに特徴がある．

Aさんの場合には，今，息子や夫がとっている「リハビリの強要」という行動が，どのようにして起こってきているのかを理解してもらうことが必要と考えた．保健師も「なぜだろう」という疑問を持ちながら，Aさんの気持ちを聴いていた．そのような中から，Aさん自身も気になっていたにもかかわらず記憶の底に隠されていた夫の発言や，自分のこれまでの生活を支えていた信念のようなものが表出された．それが，夫や息子の行動を理解することの糸口となったわけである．

鷲田[5]は「聴く」とは，人の発言を頭で理解することではなく，語る人のそばにたたずみ，その思いの切実さを受け止め，相手の存在を心身ともに受け止めることであると述べている．また，小森ら[6]は，ナラティブセラピーの方法をいくつかあげている．その一つにクライエントの語りを「世界に一つしかない物語」として，その固有のシナリオや比喩（ひゆ）の内側に身をおくという姿勢が重要であるとしている．

この事例でも，保健師がAさん一家の固有の物語を「聴く」という行為があったからこそ，Aさんの気持ちの底にあり，この家族の苦しみのもととなっているものが語られたのである．家族のそれぞれの今の生き方の意味が明らかになり，生きる意味がつくり出されたといえよう．

5.2 家族の関係性の仲介者となる役割

家族は一つのシステムとして存在している．そのため，一人の家族成員の介護に対する対処行動は，他の家族成員に連鎖的に波及する．そのことから，家族全体の関係性に「こじれ」が生じてくることが多い．それが最も弱い立場にある高齢者自身にも大きな影響をもたらす．

したがって，高齢者介護の家族支援では，その家族の問題の成り立ちをシステム的にアセスメントすることが大切である．悪循環が見られる場合には，よい方向へと転換していく．そのため，

援助者は家族の誰か一人にかかわっていても，家族システムへの循環的な波及効果を意図してかかわり，他の家族成員への影響まで含めて援助の効果を評価しなければならない．

最も重要なことは，高齢者を持つ家族では，家族の発達段階として，これまでの人生を振り返り，家族，特に夫婦がともに過ごしてきた人生を意味づけることである．また，終末期の場合には，夫婦や親子の十分な「別れの時」をもつことが重要になる．

家族としての課題に気づき，達成できるように援助するために重要なことがある．夫婦や親子などの家族関係の中で，これまでの人生を振り返りながら，互いに家族の情緒的交流・相互理解を促す「**コミュニケーションの仲介者としての役割**」を援助者がとることである．そうした場合の家族への具体的な援助方法をあげておく．

①これまでの家族の生活の歴史についての話題を引き出す質問をする．
②ともに語らう場の雰囲気づくりを行う．
③家族の発言に共感したり，肯定的に評価しながら，家族が自ら人生の振り返りやコミュニケーションができるように手助けをする．

これらの家族のコミュニケーションへの援助は，家族の関係性へ働きかける援助の重要な役割の一つである[7]．

6 家族の固有の歴史という視点

6.1 家族の歴史・関係性の変化に注目する

これまで，現代の家族問題と看護について，息子や夫から無理なリハビリを強要され，消極的な虐待を受けていると感じているAさんの事例から，その援助過程をいくつかの哲学的な視点で解釈してみた．

そこで浮かび上がってきたことは，家族への援助において，今現れている現象だけを見て問題解決を考えるのではなく，それまでの**家族の歴史**，とくに家族内の関係性の変化に注目するもう一つの視点の重要性である．問題の背景を家族自身でひもといていくプロセスに辛抱強くつきあっていくことも重要であると思われる．もともと家族というものは，家族成員の異なる個性が集合し，日々の生活と互いの関係性の中で，**固有の物語**を紡いでいる存在であると考えるからである．

目の前にいる家族は，これまで何千日，その前の世代を含むと何万日という永きにわたる歴史から生み出された固有のストーリーを有する存在である．夫婦それぞれが生まれ育った家族から自分の家族の歴史を振り返ってみると，何世代も前からの親子関係に，現在の家族関係に起こっている問題の根っこが見つかることさえある．

6.2 筆者の経験から

ちなみに筆者（鈴木和子）の実家についてふれると，私の兄は9歳のときに事故で片方の眼を失明した．その事故とは，半世紀以上も前に母の留守中に姉ときょうだい喧嘩をして割れた窓ガラスの破片が原因であった．兄とは一つ違いの姉が10歳のときのことで，その日からわが家は，それまでの平凡な家族ではなくなった．兄自身の苦しみはもちろんのこと，一瞬にして加害者に

なってしまった姉の苦しみと，留守中であった母は，自責の念で兄への盲目的な愛に走った．

また，父は兄を強く育てるために柔道を習わせ，精神を鍛える役割を担って最大限の努力をしたようだ．しかし，そのような努力の一方でわが家は，両親夫婦の関係，親子関係とくに母娘・兄姉間で**葛藤関係**が残った．それは，母が病を得て50歳代で亡くなるまで10数年間続いた．

わが家にとって，その日の出来事は，その後の家族の生活を左右する危機的な事件であった．その中で当時5歳だった私は，最もその影響を受けなかったが，家中がその事件をきっかけに大きく揺れているのを感じ取り，ただ，わが家が日々平穏であることを祈るという存在であったように思う．

6.3 「家族は関係存在」の象徴的な存在

これは，まさに私の家族の固有のストーリーである．ここに体験談を示したことで，自分が「家族」という集団に引きつけられる要因の一つが，この体験がこころの底に潜在していたからではないかと気がつくことができた．そして，家族看護学への道に自然に導かれて今日まできた．そこであらためて認識したことは，目の前にいる家族の背景は何も見えないとしても，そこには，はかりしれない固有の歴史や軌跡がある，ということであった．

それぞれの問題に直面して苦しんでいる姿を見ると，なんとか乗り越えてほしいと願う．そんな気持ちがわき起こるのは，自分の家族における立場と体験が影響しているのかもしれない．どんな人にも固有の家族体験がある．また同時に，家族に対する感じ方や反応は，その人が家族内でどのような存在であったかによっても異なってくる．まさに，家族というのは，レインのいう**「関係存在」**の象徴的な存在であり，家族内での関係性から，その人独自の存在のあり方がつくり上げられていくのである．

7 弁証法的視点との一致

7.1 哲学的視点からの解釈・考察

(1) 家族の抱える問題

これまで，Aさん一家の事例をもとに，家族の抱える問題とそれに対する看護についていくつかの哲学的視点で解釈し，考察を加えてきた．それらをまとめてみる．

①人は関係存在であるがゆえに，家族を関係性の視点から見ることの必要性．
②対人援助論やナラティブセラピーなどでは，看護師は家族の関係性の仲介者としての役割がある．それらは，看護師と家族との関係性に焦点があたっていること．
③家族の固有の歴史や，変化を見ることの重要性に気づかされたこと．

(2) 脈絡と位置，諸位相間の移行，協働主体の相互関係のとらえ方

これらの3つの視点は，**ヘーゲル**（Friedrich Hegel 1770～1831）などが哲学の基礎として打ち立てた，**弁証法**[*4]にとって欠くことのできない3つの視点として説明されているもの[8]と一致している．それらの3つの視点とは，以下に示すものである．

①個別的な諸契機の全体における脈絡と位置にかかわる視点．
②出来事全体とその方向の諸位相間の移行にかかわる視点．

③ある構成過程における主体と客体ならびに主体と協働主体の相互関係にかかわる視点.

(3) 現象としての家族という集団

それらの視点を家族とその看護に単純化して言い換えると，以下のようになるであろう．
①個々の家族成員の関係性を見る視点．
②家族の変化を見る視点．
③家族と看護職の関係性を見る視点．

これらの弁証法の基礎となっている三つの現象のとらえ方が，家族という集団の現象のとらえ方，すなわち家族を関係性と変化という視点でとらえることと同じであると考える．また，家族とのケア関係を樹立し，ともに問題を解決する道を探っていく家族看護の方法論とも一致していることは，大変興味深いことである．

7.2　あらゆる現象をあるがままに知ろうとする姿勢

物ごとの現象を根本的に見ていく哲学が，家族という集団に起こる現象とその看護を説明することに役立つことは，当然のことといえるかもしれない．家族成員の関係性の成立と変化を人間の生きる意味からとらえ直すには，現象学的なものの見方が必要になる．現象学とは「あらゆる存在の生きられる世界に立ち戻り，存在の独自性を在るがままに知ろうとするものであり」[9]，そのような方法を援助そのものにも取り入れるのが「現象学的アプローチ」である．

これまで現代の家族問題と看護について，さまざまな哲学的な視点で考察してきた．それらをとおして明らかになったことは，家族に関するあらゆる現象をあるがままに知ろうとする姿勢が貫ぬかれていなければ，家族の本質には決して近づくことはできないということであった．

この姿勢こそが，「現象学的アプローチ」であり，現在の家族看護には欠かせないものになっている．そして，家族は，それまでの過去（既在）の出来事や，今の生活の中での自分の存在を引き受けられたときに，将来への覚悟ができ，現在を生きることができるのである．これらの哲学的な視点を豊かに持ちながら，特に現象学的なものの見方を忘れずに家族をとらえ，再生へのプロセスを，家族とともに歩むことが家族看護の本質であろう．

---

*4) **弁証法（Dialektik）**
自然，人間社会および思考の一般的法則についての論理であり，人間社会に起こっている現象や法則を説明する哲学である．もともとはギリシャ語の対話を意味する「ディアレクティケー」（dialektikē）にさかのぼるものであるが，ヘーゲルにおいては事象・歴史の中のある立場なり考えは，それと対立矛盾するように見えるものとのかかわりによって，よりいっそう高い立場（総合）に移るとされる．

まとめ

　要介護状態の高齢者は，それまでの自分の役割や家族関係を維持できず，家族に依存する．新たな自己の定義づけを余儀なくされ，それまでの家族関係に大きな変化が生じる．そこには大きな葛藤があり，それが家族間の不満や憎しみにまで発展することもある．家族をシステムとしてとらえた援助では，それぞれの気持ちを傾聴し，各自が抱える苦しみを表出してもらうことが重要である．介護問題に伴う高齢者と，その家族の苦悩は表面的なものではなく，人としての存在や家族としてのあり方に深くかかわっている．こうしたことをふまえ，援助の方向性を考える必要がある．固有の家族に見られるさまざまな現象を，あるがままに知ろうとする現象学的な姿勢を貫ぬくことが，家族の本質に近づく重要なアプローチである．

[学習課題]

□健康をそこなった高齢者がいるとき，どのような変化が家族に生じるか考えてみましょう．
□一つのシステムとして家族をとらえることを考察してみましょう．
□思いを表出してもらうためにどうしたらいいか，具体的な方法を考えてみましょう．
□現象学的な対人援助の具体的な方法を考えてみましょう．
□それぞれの家族の歴史・関係性を理解するためにはどのように接したらよいでしょうか．

キーワード

ファミリーアイデンティティ　家族機能　哲学的視点　関係存在　関係　役割　システム　ADL　家族看護過程　傾聴　消極的な虐待　対処行動　連帯感　現象学　客観的状況　ずれ　ナラティブ　時間的存在　コミュニケーションの仲介者　家族の歴史　固有の物語　葛藤関係　弁証法

引用文献

1）R.D.レイン著，志貴春彦他訳（1975）自己と他者，みすず書房．
2）村田久行（1998）ケアの思想と対人援助，p.43-47，川島書店．
3）木原活信（2000）ソーシャルワーク理論を学ぶ人のために，第3章 ナラティブモデルとソーシャルワーク，世界思想社．
4）木田元（1993）ハイデガーの思想，p.134，岩波新書．
5）鷲田清一（1999）「聴く」ことの力――臨床的哲学試論，TBSブリタニカ．
6）小森康永，野口裕二，野村直樹（1999）ナラティブ・セラピーの世界，日本評論社．
7）鈴木和子，渡辺裕子（2006）家族看護学――理論と実践，第3版，p.113-115，日本看護協会出版会．
8）ベルンハルト・ヴァンデンフェルス著，鷲田清一訳（1982）開かれた弁証法の可能性，現象学とマルクス主義II，白水社．
9）木田元（1970）現象学，岩波新書．

13 母子関係の看護と哲学

[学習目標]

□産前・産後の女性の「子どもとの絆の形成」について理解する．
□産後の女性心理を理解し，安心して子どもを育てられるような援助について考察を深める．
□「経験」ということについて哲学的アプローチを試みる．
□そばにいて「傾聴」することの真の意味を理解する．

1 個別的な母子関係の価値観を尊重する

1.1 胎児・新生児は多くの能力を持っている

近年，母親の育児不安が社会的問題として取り上げられることが多くなってきている．その背景の一つには出生数の減少があり，そのため国は出産・育児環境を整える支援政策に力を入れてきている．このような現状の中で，改めて重要視されているのが親子関係である．親と子の関係づくりは母と子を中心にして，その家族，社会との関連によって築かれ発展するものである．その関係は個別的であるため，それぞれの価値観を尊重した理解と対応が求められる．

1960年代の医学では，新生児の大脳は小さく未発達であるため，行動をコントロールしたり，不快や疼痛を感知したりすることはできないとされていた．しかし，1970年代に入ってから，胎児・新生児の認知能力や親との相互作用等に関する研究が飛躍的に進んだ．その結果，胎児・新生児が，以前考えられていたよりもずっと多くの能力を持っていることが明らかになった．そうしたことをふまえ，この時期の臨床実践は大きく変化してきている．

1.2 親子ともに発達していく過程

例えば胎児・新生児が，どのようにコミュニケーションすることを学ぶのかということがまずあげられる．胎児・新生児も親の行動を共有し，単なる神経組織でなく人間のこころを持つようになる．さらに，親もまた妊娠，出産，子育てという過程をとおして発達していくことなどがわかってきたのである．

したがって，その時期の親子にかかわる看護者は，親子関係を促すための適切な看護支援を提供しなければならない．そこで本章では，出生前から生後1年までの母子関係に焦点をあて，各時期の母子関係の特徴について概説し，その後2事例から母子関係を支援する看護のあり方について哲学的視点をもふまえて考えていきたい．

2 母子関係に関する概要

2.1 親になる過程

女性が母親になる過程は容易なことではない．妊娠を知った女性が戸惑いを感じ，不安を抱きやすいことは一般的に知られている．妊娠中の女性が母親として適応していくのに必要な課題として何よりも大切なことは「**子どもとの絆を形成する**」「**自分自身を与えることを学ぶ**」ことである．

(1) **妊娠という事実を受容することから始まる**

「子どもとの絆の形成」は妊娠を受容することから始まる．妊娠初期，多くの女性は喜びと不安の入り混じったアンビバレント（両価的）な感情を持つといわれている．妊娠による身体変化に感情や認識がついていけないために，妊娠前と同じ行動や役割をとろうとし，焦ったり，イライラしたりする．つまり妊娠を受け入れにくい状態になりやすいのである．

妊娠中期になり，胎動を感ずるようになると体内に自分とは別の生命を宿しているという実感

を持てるようになり，徐々に母親になることを受け入れていく．最近では，超音波画像で胎児の存在を眼で確認できるようになったこともあり，妊娠実感を早い時期に感じるようになっている．

このような胎児の確認は，女性に子どもをイメージさせる．具体的には，性別への期待や話しかけなどの行動を示すようになる．そして，これらの体験は子どもとの絆の形成を強めることにつながっていくのである．

(2) 子ども中心の生活を考える

次に「自分自身を与えることを学ぶ」課題とは何かを考えてみたい．妊娠の過程で，女性と家族はやがて生まれてくる子どものためにこれまでの自分たちの生活を変えざるを得ない必要性に直面する．子どものために，自分の時間や仕事，趣味などを調整したり，あきらめたりしなければならなくなる．このような経験をとおして女性（母親）は自分自身を子どもに与えることを学んでいくのである．

(3) 母親の原初的没頭とは

以上のことから，妊娠期間40週は身体だけでなく，こころも親になるための準備期間といえる．したがって，この時期をどう過ごすかは，その後に大きな影響を及ぼすことになる．なぜなら，この時期の体験が育児の原動力であり，前述した2つの課題は出産・育児を通じてより深く，より強くなるからである．

女性は出産によって自分から分離した子どもと対面し，あらためて関係が結ばれていく．**ウィニコット**[1]（Donald Woods Winnicott 1896-1971）は，母と子の最初の関係を「**母親の原初的没頭**」と呼んだ．つまり，母親は子どもを自分と同一視する傾向が強く，子どもを自分の「内的対象」ととらえると説明している．この状態は，妊娠後期から産後数週間から数ヶ月間続き，この間に子どもの立場に身をおくことができるようになり，子どもの欲しいものがわかるようになるというのである．

母親に比べて父親がその役割を担うには，出産後相当な時間が必要といわれている．父親役割には，育児に関して母親との間に信頼と協調の関係を持つことや，母親への情緒的支援などがある．

2.2 胎児・新生児の能力はいかなるものか

(1) 胎児期から始まっている子育て

近年になって，胎児は子宮の中で呼吸し，羊水を飲んでいることなどがわかるようになった．それだけでなく，胎児は五感も発達し，胎内で母親の声を聞き，光を感じ取っている．つまり，妊娠中から胎児は母親を認識しているのである．したがって，子育ては胎児期からすでに始まっているといえる．

(2) 新生児は母親のにおいを知覚できる

マクファーレン[2]（A.Macfarlane）は，新生児が生後早い時期から母乳のにおいがわかることを明らかにした．母乳哺育の新生児に母乳をしみこませたガーゼを顔に近づけると，その方向に顔を向けることが多かったのである．つまり，母乳哺育を受ける新生児は母親のにおいにさらされることが多いため，母親のにおいを知覚する能力を発達させているのである．

(3) 脳に組み込まれている主体的コミュニケーション能力

子どもの模倣能力について，**チャールズワース**（W.R.Charlesworth）ら[3]は，子どもの顔の表

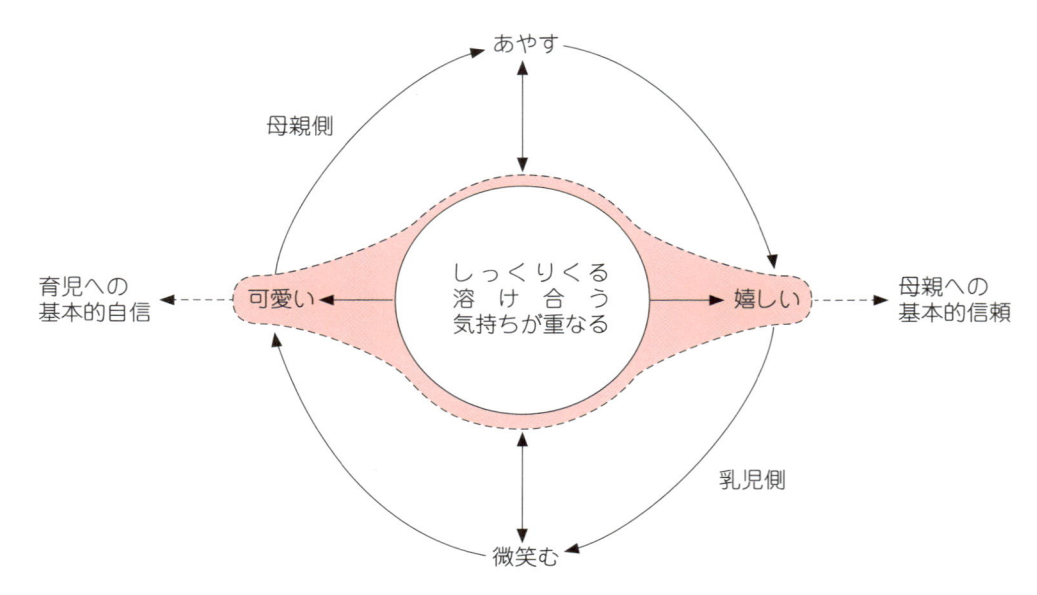

図13-1 「可愛い－うれしい」の間主観的関係の概念図

(鯨岡峻編訳（1989）母と子のあいだ——初期コミュニケーションの発達, p.295, ミネルヴァ書房)

情は，親が喜び，不快，恐怖，驚き，興味などの感情を現すときの表情によく似ており，それは新生児でも同様であると報告している．**メルツォフ**[4]（A.N.Meltzoff）は，新生児の模倣能力として口唇の突き出し，開口，舌出し，手指の運動の四つが模倣可能としている．

このように新生児には出生直後から人の顔を見つめ，話しかけに反応する主体的なコミュニケーション能力が誕生前から脳に組み込まれ，また誕生後の最早期から活動しているといえる．

2.3 出産後早期の母子相互作用

(1) 母親の愛情，子どもの愛着

母子相互作用は，母親のわが子への愛情と，子どもの母親への**愛着**から成り立っている（図13-1）．そして，母子相互作用によって母と子の絆は形成されていく．**クラウス**（M.H.Klaus）ら[5]は，感受期と呼ばれる分娩後約1時間，新生児は覚醒状態にあり，この時期の相互作用が重要であるとしている．

母から子への作用には，抱く，撫でるなどの接触，見つめる，「**エントレイメント**」などがある．エントレイメントとは，人間が話し合っているとき，その言語に同調して身体の部分を動かす現象をさす．母親の語りかけに，子どもが手足の動きを同調させている場合などである．子から母への作用には目と目を合わせる，泣き声，においなどがある（図13-2）．

(2) カンガルーケア，タッチケア

近年，NICU（新生児救急ケアセンター）を中心にデベロップメンタルケア（**発達促進ケア**）が広まっている．これは，**アルス**（H.Als）ら[6]によって提唱された新生児ケアである．NICUはモニターなどの機械類に囲まれ，子どもは終日，機械音や光の中で過ごしている．

このような環境下での医療への反省から，やさしいケアとして環境の調整とともに，**カンガル**

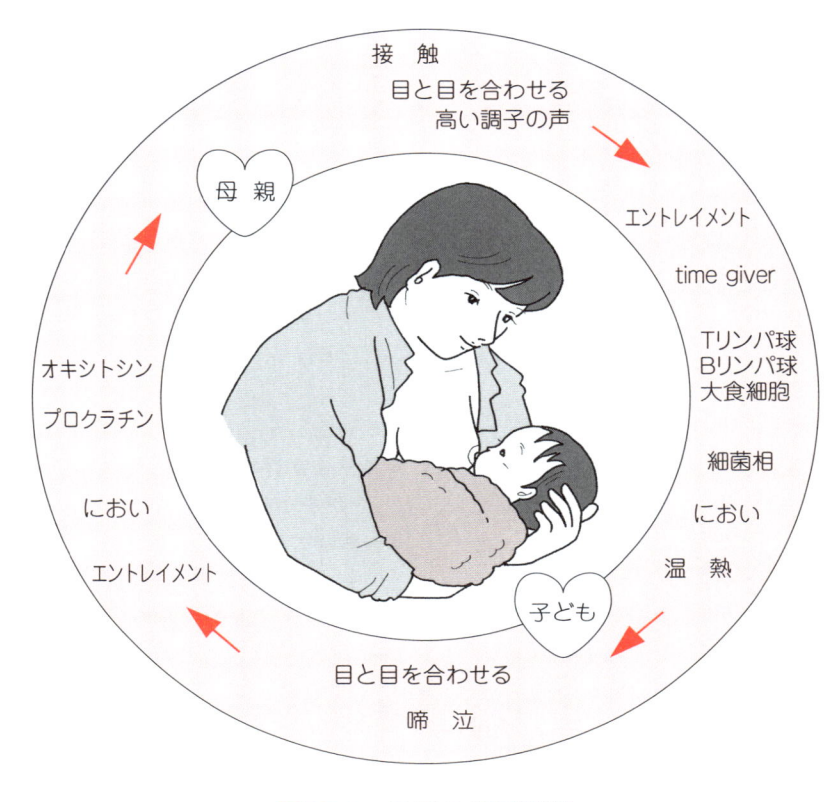

図13-2 母子の相互関係
（西島正博編，加納尚美（2001）母性看護学30，p.262，金原出版）

—ケアやタッチケアが行われるようになってきている．これらのケアは，特に予定日に満たない期間で生まれてくる未熟児が保育器に入り，母親とのふれあいが少なくなることに対応したケアである．

母親とのふれあいが少ないというマイナスが発達に影響することが考えられるため，子どもへのマッサージや抱くことによる体性感覚刺激効果を期待したケアである．

3 事例1：出産後の母子関係への看護支援

3.1 事例紹介

産婦：32歳，Yさん．市内の病院で出産し，出産後8日目．1日前に退院してきた．
家族状況：33歳の夫，3歳の長女Rちゃん，生後8日目の長男Tちゃんの4人家族．Yさんは，大学卒業からRちゃんが1歳になるまで教師をしていたが，夫の転勤により仕事を辞めた．仕事を辞めてからは生協活動，地域の子供会活動，母校の研究会参加など積極的に行動してきている．

明るく，しっかりした人という印象であった．

〈経過〉

今回の出産は家族にとって待ち望んだものであった．妊娠・分娩経過は正常であり，産褥経過にも問題はなかった．入院中も母乳育児をしたいと意欲的な姿勢がみられた．退院3日目の朝，泣きながら看護師に電話をしてきた彼女の訴えは以下のような内容であった．

〈母親の訴え〉

退院2日目，夜間2～3時間ごとの授乳で不眠となり，身体的につらいと思いながら朝を迎えた．午前10時ごろ，ようやく授乳を終え，ほっとしていた．そこにRちゃんが「おかあさん，おしっこしちゃった」とパンツを下げながら泣きべそをかいていた．長女は3歳になってからは一度もおもらしをしたことがないのに，下に弟ができて退行しているのかなとYさんは思いながら「パンツ替えようね」といった．

しかしそのとき，イライラしている自分と無理してやさしく演じている自分を感じていた．夕食後，夫がYさんに「きみは退院してからTにばかり声をかけているよ．Rのほうに気持ちが向いていないように見える．Rは寂しいんだから，もっと気をつけてやらなくては」と話しかけた．その言葉を聞いたとたん，Yさんは涙をうかべ，声をあげて泣き出し「わかっているわ．努力しているのにどうしてそんなふうにいうの」といった．夫は，突然の妻の反応にとまどいを隠せなかったという．電話では「私はだめな母親になってしまった．どうしたらいいのかわからない」と訴えていた．

3.2　アセスメント：マタニティブルー

Yさんは新しい家族が増えた喜びと同時に，その変化によって生じる**母親役割**の拡大にとまどっているといえる．Yさんのような感情体験を**マタニティブルー**といい，ホルモンアンバランスが原因で生じると説明される．それだけでなく，役割移行に伴う自我の調整過程に生じる感情が

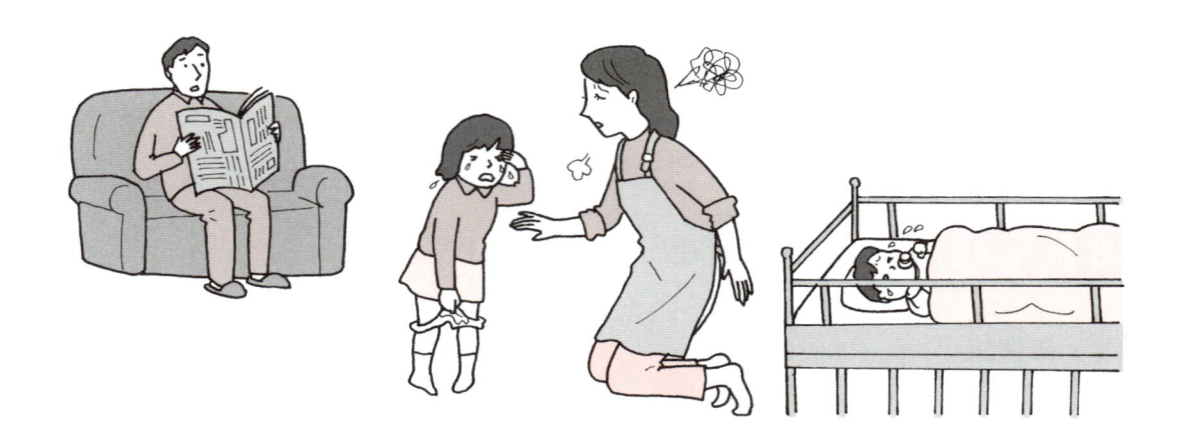

加わるといわれている.

　Yさんは，普段は積極的に問題解決できる人であるが，この時期は退院して間がなく，身体は回復過程にあり，休息が必要である．しかし，Yさんは子どもの世話を全面的に引き受け，そのうえRちゃんのよい母親をこなすことを要求され，混乱していると考えられる．夫は生まれたばかりの長男だけに眼がいきがちな妻に不満を持っており，それを直接妻にぶつけたために，Yさんに混乱が生じたのである．

　この時期，多くの父親が母親と生まれた子どもの密接した関係に戸惑いを感じるといわれる．夫には，妻の**キーパーソン**（key person；重要他者）としての役割がとれるように支援する必要がある．

3.3　看護支援：回復促進，心理的・教育的支援
　Yさんの母子関係への看護支援として，次ようなことがあげられる．

(1) 産後の身体回復を促進する

　休息がとれることで，Yさんの気持ちはかなり落ち着くと思われる．なぜなら，夜間の授乳や産後の復古など身体変化は疲労を増加し，初期の母子関係を阻害する要因となるからである．安心で安楽な健康状態への支援がまず求められる．

(2) 産後心理を理解した支援をする

　健康な母親は，妊娠後期から産褥早期にかけて感受性が高まる．自分の関心を生まれてくる子どもに向け，その要求に応えられる自分になろうとする．看護師はこの時期に母親の感受性が高まることを理解し，ケアすることが大切である．ウィニコットがハネムーン期と呼んだように，出産後しばらくの間，母親は生まれた子どもだけとの時間を持つことを望む．

　この時期に，母と子の関係に十分満足した母親は，その後に果たすであろうさまざまな役割にも目がいき，実行できるようになる．したがって，看護支援としては，母親が自分の感情を表出できるよう，訴えに十分耳を傾け，また母親の努力を支持し保証することが大切となる．

　そして夫や他の家族員に，この時期の母親の心理状況を説明し，母親が安心して子どもと過ごせる環境を整えるといった家族間の関係調整をはかることも必要となる．さらに，長女の心理を考慮した対応について話し合うことも重要となる．母子を中心とした家族関係はこのような経験をとおして再構築され，強まっていくのである．

(3) 対処方法への教育的支援

　育児に慣れなくつらい時期においては，自分のペースに子どもをあてはめようとするのではなく，子どものペースに自分の生活を合わせるほうが問題解決が早いといった助言をする．また，夜泣きなどの育児上の困難も，いつまでも続くことではないといった，発想の転換を促す論理的対処法などの説明も有効となる．

3.4　哲学的視点からの考察：経験の真の意味とは
(1) 経験とはいかなることだろうか

　母と子の関係は前述したような，さまざまな経験をとおして形成され発展していく．その経験は，日常生活と密接に結びついている．そもそも「**経験**」とはどのような性質のものであろうか．中村雄二郎[7]によれば，経験とは活動する身体をそなえた主体が行う他者との間の相互行為であ

る．さらに経験は，一人ひとりの生の全体性と深くつながってこそ，真に意味を持つものとなる．ただある出来事に出会ったからといって，それがすべて意味ある経験となるわけではない．意味ある経験とは「**能動的に**」「**身体をそなえた主体として**」「**他者からの働きかけを受け止めながら**」の三条件を満たすものであるといわれる．

(2) パトス（情念）的・受苦的存在とは

第一に「能動的に」とは，要するにぼんやりとではなく，主体的にということである．そうでなければ，何をしても意味あるものとはならないからである．第二に「身体をそなえた主体として」とは，ただ頭や観念だけではなく，文字通り，身体が参加してこそ，経験が他人事ではないものとして成立する．しかし，この二つの条件だけはなく，身体的なものである限り，そこには受動性が必ず伴う．これが第三の条件「他者からの働きかけを受けとめながら」ということである．中村は，これらのことによって人間が「パトス（情念）的・受苦的存在ともなる」ともいっている．

(3) 能動的になるための支援

Yさん家族が，産後の早い時期に出会った出来事を意味ある経験にすることが母子・親子関係にとっては重要である．母子関係の場合においては，第二，第三の条件は当然のこととしてそなわっていることが多い．しかし，第一の「能動的」ということに関しては，まわりの支援が必要である．母子が能動的になるためには産後の疲れを軽減し，安心できる環境を整えるという看護支援が大切である．そのようにして得られる意味ある経験は，以後のよりよい母子関係の促進につながっていくのである．

4 事例2：未熟児を出産した母親への母子関係づくりの支援

4.1 事例紹介

産婦：Aさん，32歳．妊娠34週で1500gのIちゃんを出産した．IちゃんはNICUの保育器に出生直後から入っている．

〈経過〉

産後1日目，NICUで初めてIちゃんに会ったとき，Aさんは言葉もないといった感じで長い沈黙が続いた．しばらくして「こんなに小さくて．どうしよう．私が注意していれば，もっと長くお腹の中に入れておいてあげられただろうに」とつぶやき，涙ぐんだ．それから数日間Aさんは眠れない，食べられない状態が続いた．Aさんはこのときの思いを後日，交換ノートに次によように記述している．

> NICUはまぶしいほど明るく，モニターなどの機械がたくさんあって，ここが赤ちゃんの部屋とは信じられなかった．娘のIはたくさんのチューブに囲まれ，裸で部屋の真ん中の保育器の中にいた．あまりにも痛々しく，自分の想像を超えた姿でした．この子は私が待ちに待っていたわが子なのだろうか．私はその場に立っているのが精一杯でした．

産後3日目，Aさんは保育器をのぞき込みながら「Iちゃん」と呼んだ．Iちゃんがその声に応えるように目を開いたのを見て「私のことを見ている」とうれしそうな声をあげた．看護師は

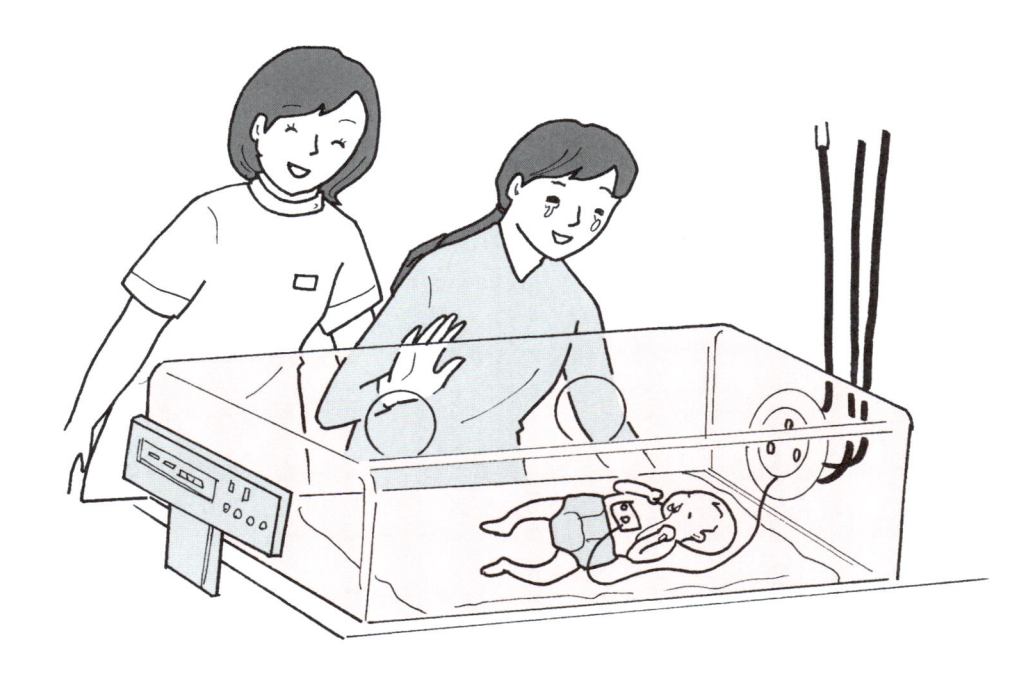

「お母さんの声がわかるのね」といった．Aさんはのちに「自分がこの子の母親として頑張ろうと初めて自覚したのはIちゃんが自分の声に反応を見せたときでした．そのとき『お母さんの声がわかるのね』と看護師さんがいった言葉のおかげでした」と看護師に伝えた．

4.2 アセスメント：自責の念にかられた母親

(1) 葛藤から生じた身体症状

早産の母親はその原因を自分に向け，自分を責めたり，悩んだりすることが多い．Aさんも普通の出産で母親になることを想像していた．しかしそのことがかなえられなかったために，自分を責め，現実を直視することができなかったと考えられる．

そのうえ，のちに交換ノートにつづったように，NICUの状況は初めてのAさんにとって大きなショックであった．わが子の痛ましい姿への思いと，そういう子をわが子と認めたくないという思い，この葛藤は不眠・食欲不振という身体症状も生じさせている．

(2) 生きようとするわが子に向き合う

早産は多くの場合，予測なく突然なこととして母親を襲う．母親は子どもをひと目見ることもできないまま，子どもをNICUに連れていかれる場合も少なくない．このため，子どもを胎内からの連続性を持ったわが子として受け止めることが難しいといわれている．一般的には，このような状況は**状況危機**ととらえられる．

3日目，AさんはIちゃんの反応に母親としての思いを呼び起こされた．生きようとするIちゃんに初めて向き合うことが，そのときにできたと思われる．母親の思いを子どもの表情につなげようとする行動を，看護師は母子関係発達の重要な機会ととらえ，支援している．

4.3　看護支援：母親のこころのケア

誕生間もない時期に健康障害を持つ子どもと母の関係づくりへの支援は，まず何よりも母親のこころのケアである．

(1) そばにいること，聴くこと

突然の出来事で，現状認識ができにくくなっているAさんには時間が必要であった．Aさんは子どもを守れなかった罪悪感で自分を責め，また母としての自己のゆらぎがあった．こんなとき，なかなか子どもに目がいかず，ときには子どもに否定的行動をとることが考えられる．

看護師は，そんなAさんが焦りやいらだちを持つことがないよう注意深く接した．また複雑な気持ちを少しでも理解するために，NICUでのAさんには，必ず看護師が寄り添うことにした．保育器のそばでの長い沈黙に対応することは看護師を緊張させたが，その時間の共有化が両者の関係を深めることになった．

つまり，そばにいる母親のつらさを看護師が感じとろうとしていることが伝わり，看護師はつらさを吐露できる相手となり得たのである．看護師はAさんの思いを，うなずきながら聴くことで対応した．

(2) 子どもに触れる機会をつくる

NICUでのAさんは3日目から1日に数回，保育器のわきでIちゃんを胸に抱き過ごすようになった．NICUが比較的落ち着いている時間を選び，Aさんの意向を確認しながら勧めた．子どもの温もりや表情がAさんを勇気づけ，言葉が多くなっていった．Iちゃんにとっても母の温もりは発達上欠かせないものである．そして，Aさんにとっても肌から伝わるIちゃんの呼吸・温もり，ちょっとしたしぐさなどが，こころの傷を癒してくれたようである．

4.4　哲学的視点からの考察：共時的な相互接触とは

NICUという現場は，生と死が背中合わせに存在している．そんな中で，看護師は自己と向き合わなければならない場面に多く遭遇する．

(1) 同じ時間をともにし，苦しみをともにする

この事例の看護支援項目にあげた「**そばにいること**」「**聴くこと**」の姿勢は，看護の本質といえる．「そばにいること」の意味は，同じ時間をともに経験しながら，そこにいる他者に無関心でいられないこと，または他者の苦しみをともにすることである．鷲田[8]は，このことを「**共時的な相互接触**」と表現し，ミンコフスキー（Minkowski, E.）は「生きられた共時性」と呼んでいたと説明する．同じ場所にいても，別々のことを考え思っていたら共時的とはいえない．保育器のかたわらにいるAさんとの長く重苦しい沈黙は，まさに「共時的な相互接触」であって，それは言葉で表せないほどの深い交流となる．

(2) そばにいることは，ゼロではない

阪神・淡路大震災後の救援活動にふれて，ある精神科医は，同じ場に仲間がいてくれることでどんなに勇気づけられたかを語っている．また広井[9]は，ケアとは「その相手に〈時間をあげる〉こと，といってもよいような面を持ち得る．あるいは，時間をともに過ごす，ということ自体がひとつのケアである」と述べている．

「そばにいること」はゼロではない．何もしないからプラスにはならない，ということではない．「そばにいること」は，しばしば「何かをする」ことよりも深く相手を支えることがあるというこ

とを忘れてはならない．

(3) あるがままの状態を受け入れ聴くこと

　看護の機能は24時間，患者の生活を援助することにある．つまり患者のそばにいて，経時的な流れの中で，その人特有のニーズを把握し，よりよい看護を提供することにこそ独自性がある．まさに看護は「そばにいること」が原点であり，その質が看護の質を決めるといってもいいだろう．この事例では，看護師は常にAさんのそばにいることの意味の深さを知っていた．だからこそ，Iちゃんが目を開いたという反応が見られたとき，Aさんの心を奮い立たせる声かけができたといえるのでなかろうか．

　「聴くこと」は「そばにいること」によって成り立つ．中川[10]は，医療は苦悩する患者を支持することであるといっている．支持とはコントロールでも，説得でもなく，不安を解消する契機を求めている患者を受けとめることだと説明している．そのための方法として話を聴くことをあげている．「聴くこと」は，その人のあるがままの状態を受け入れることであり，自分の不安が受け入れられることにより，その人の不安は軽減され，自立へと向かうことができる．

(4) 自他の相互補完的関係

　「そばにいること」「聴くこと」は言葉でいうほど簡単なものではない．なぜなら看護者と患者関係の中で，してあげる，してもらうという意識が生じやすいことを経験するからである．この意識は，前述した他者との関係を絶つものとなる．マルセル[11]は「自己自身に対して影となるものは，つねにわたしの自己である．なぜなら，不透明性は，自己が自我と他者のあいだに介入することによって生ずるのだから」と述べている．

　一方で鷲田[12]は，自他は相互補完的であるとした．たとえ看護者と患者が一方通行的関係に見えても，かかわっていく過程では患者から逆規定を受け，さらに看護者自身のアイデンティティも補強されていると説明している．自分がよくわからないものであり，不透明さを持つという感覚は，他者の気持を理解しようとする幅を広げることのようにも思われる．自らに問い続ける課題であろう．

　母親としての自分に自信が持てない状況にあるとき，子どものためにと思い，子どもにかかわった母親が，子どもから勇気を得るという体験もまた，相互補完的関係として説明できるのではなかろうか．これまで，母親の存在は子どもの発達にとって必要であるという位置づけで見られがちであったが，母親としての発達から見た母子関係への看護支援のあり方も重要となる．

まとめ

母性看護の基本概念は家族中心の看護と位置づけられ，看護実践は母子を中核にして展開される．今回提示した2事例では，いずれも母子関係を中心にして看護上の問題を考えてみた．産後の心理的葛藤を持つ褥婦と家族の関係を支援するためには，相手の状況，気持ちを理解することが不可欠である．武井[13]は，相手に共感することイコール理解ではなく，共感をとおして理解していくプロセスが必要であるとし，「共感的に感じる」ことに加え「感情と理性」の二つの働きが必要であると述べている．つまり，自分の感情と他者の感情とを安易に混同せず，距離感を持つことが重要なのである．宮本[14]は，共感的理解の具体的方法として「違和感の対自化」を提示している．他者と一致することより，まず「自己一致」することが大切だと強調している．他者に対して，なんらかの違和感を抱くということの根源には，自分自身とのなんらかの対立があると思われる．そのようなときにこそ，自らへと意識を向けること（対自化）が必要なのである．相手を主体とする看護においては，看護者が自らに目を向け，自身が持っている感情を知ることから始まるといえよう．

[学習課題]

□胎児・新生児にはいまだ解明されていない能力がひそんでいることの認識を深めましょう．
□産後早期の揺れ動く産婦を援助していく際の具体的方法を考えてみましょう．
□ただそばにいることが持つ深い意味を，哲学的に考えてみましょう．
□相手の状況・感情を受け止めるために必要なものは何か考えてみましょう．

キーワード

母子関係　子どもとの絆を形成する　自分自身を与えることを学ぶ　アンビバレント　母親の原初的没頭　内的対象　母子相互作用　感受期　エントレイメント　デプロプメンタルケア　カンガルーケア　タッチケア　体性感覚刺激効果　マタニティブルー　ハネムーン期　経験　未熟児　共時的な相互接触　違和感の対自化

引用文献

1）D.W.Winnicott 著，牛島定信訳（1984）子どもと家庭——その発達と病理，誠信書房．
2）Macfarlane, A.（1975）Olfaction in the development of social preferences in the human neonate. In Parent-infant interaction（Ciba Foundation Symposium 33），Elsevier.
3）Charlesworth, W. R. & Kreutzer, M. A.（1973）Facial expressions of infants and children. In Ekman ed. Darwin and Facial expression，NewYork：Academic, 91-168.
4）Meltzoff, A. N. & Moore,M.K.（1989）Imitation in newborn infants:exploring the range of gestures imitated and the underlying mechanism，Developmental Psychology, 25, 954-962.
5）Klaus, M. H. & Kennell, J. H.（1976）Maternal-infant bonding, Mosby.（竹内徹，柏木哲夫（1979）母と子のきずな，医学書院）

6）Als ,H., Lawhon, G. et.al. （1986） Individualized behavioral and environmental care for the very low birth weight preterm infant at high risk for bronchopulmonary dysplasia : Neonatal intensive care unit and developmental outcome, Pediatrics, 78 （6）：1123-1132.
7）中村雄二郎（1999）臨床の知とは何か，p.62，岩波新書203.
8）鷲田清一（1999）「聴く」ことの力──臨床哲学試論，p.51～55，TBSブリタニカ.
9）広井良典（2000）ケア学──越境するケアへ，p.4～5，医学書院.
10）中川米造（1977）医の倫理，p.168，玉川選書.
11）鷲田清一（1966）じぶん──この不思議な存在，p.114，講談社現代新書1315.
12）前掲書文献8），p.94～95.
13）武井麻子（2001）感情と看護──人とのかかわりを職業とすることの意味，p.91～92，医学書院.
14）宮本真巳（1995）「異和感」と援助者アイデンティティ，日本看護協会出版会.

参 考 文 献

1．大島清（1995）胎児からの子育て，増補版，築地書館.
2．大藪泰（1992）新生児心理学──生後4週間の人間発達，川島書店.
3．鯨岡峻編訳著，鯨岡和子訳（1989）母と子のあいだ──初期コミュニケーションの発達，ミネルヴァ書房.
4．桑子敏雄（2002）感性の哲学，日本放送出版協会.
5．ケネス・ケイ著，鯨岡峻・鯨岡和子訳（1993）親はどのようにして赤ちゃんをひとりの人間にするか，ミネルヴァ書房.
6．小林司（1994）「生きがい」とは何か　自己実現へのみち，日本放送出版協会.
7．城塚登，片山洋之介，星野勉（1995）現代哲学への招待，有斐閣.
8．田村真，向野宣之（1993）ケアの本質──生きることの意味，ゆみる出版.
9．S.プリースト著，河野哲也，安藤道夫，木原弘行，真船えり，室田憲司訳（1999）心と身体の哲学，勁草書房.
10．養老孟司（1997）日本人の身体観の歴史，法蔵館.
11．鷲田清一（2002）じぶん──この不思議な存在，講談社現代新書1315.

14

発達障害児への看護的ケアにおける哲学的問題

[学習目標]

□ 発達障害の器質的・精神的背景には何があるかを理解する．
□ 発達障害児支援の課題を年齢軸において理解する．
□ 先端医療と人為的操作の問題点は何かを理解する．
□ 問題解決への医療関係者の姿勢に関する認識を深める．

1 発達障害とは

1.1 心身の成長期に認められる発達障害

　ひと言に障害といっても先天性の障害，中途の障害，身体障害，知的・精神的な障害とその不自由さはさまざまであるが，ここでは主に「**発達障害**」を取り上げる．その発達障害を持つ子どもの事例をとおして，障害という経験に含まれている哲学的な問題点を指摘し，障害児とその家族に対する具体的な援助のあり方を考える際の手がかりとしたい．

　「発達障害」とは文字通り発達を阻害する障害のことをさす．その原因が先天的なものであれ後天的なものであれ，18歳くらいまでの心身の成長期に認められ，その成長・発達を妨げるものであれば，それらはすべて発達障害と呼ばれる．

　通常，発達障害は脳の損傷，欠陥，機能不全に起因していることが多い．その障害は身体・運動面のみならず，広く知的・精神的機能にまで及んでいることが普通である．したがって，発達障害では，知的機能の低下から，障害という経験が必ずしも当事者によって自覚的に経験されているとはかぎらない．このことが，発達障害が知的障害を伴わない障害と大きく異なる点である．

1.2 親子関係や子育てのあり方に向けたケアと支援

　発達障害では，障害の経験は親や家族によってより深く受け止められることになる．つまり発達障害においては，障害の不自由さが初めから親と共有される程度の濃い経験といえる．通常，障害を持つ子どものケアや支援が，子どもの能力の改善にだけ向けられるのではなく，親子関係や子育てのあり方そのものに向けられている理由はそこにあるといえる．

2 ライフサイクルにおける発達障害児支援の課題

　子どもが乳児期にあって，親がまだ子どもの障害に慣れていない段階では，育児を困難にしている点を具体的に解決する．それと同時に，親による子どもの障害受容が促進されることが求められる．この点で，発達障害の告知の場となる可能性が高い大学附属病院産科，小児科，周産期センター，心身障害児総合療育センター，心身障害児通園施設などの医療関係者は，親の心情に支持的な目を向ける必要がある．

2.1 幼児期の支援の課題

　幼児期，肢体不自由児に関しては，すでに専門職による療育指導が開始されていることが多い．しかし，軽度の知的・精神的な障害に関しては，むしろこの時期になって保育園での集団生活への不適応というかたちで障害が認識されることも少なくない．

　地方自治体や保健所の母子保健を担当する保健師は，これらの子どもを適切な療育・指導機関に結びつけると同時に，ここでも親の障害の理解と受容を支援する必要がある．またこの時期は，子どもの自我が育つ時期でもある．いわゆる発達障害とはいえないが，小児科病棟の看護師は，慢性的な内部疾患のため，長期入院を余儀なくされている子どもたちの自我の形成や，こころの育成に十分配慮する必要がある．

2.2 学童期の支援の課題

学童期では，発達障害児が集団生活へと社会へと入っていくため，その社会への適応に向けた働きかけが焦点となってくる．特に子どもの体力が親を上回り，問題行動の抑制が効かなくなると，その後の子どもの行動範囲が著しく制限されてくるので，**不適応行動**を学童期の後半まで残さないことが肝心である．

この時期には，わが国では発達障害としての認識が不十分な自閉症高機能群，学習障害児，注意欠陥多動児などが教育現場への不適応というかたちで浮かび上がってくる時期でもある．学級崩壊，校内暴力，いじめ，不登校，非行，引きこもりなどの問題を持つ子どもたちの中には，精神・神経学的な問題を持つ子どもも少なくない．そして，このような子どもたちに対する指導が，学校側と家庭との相互不信感の中で暗礁に乗り上げ，深刻な事態を引き起こしていることもままある．

このような子どもたちに対して，養護教諭（看護師・保健師）の果たす役割は小さくない．医療機関など第三者の介入が可能になると，これらの問題に新たな展開が見られることが多い．家庭，学校，医療機関の三者の協業を促進する働きかけにおいても養護教諭に大きな期待が寄せられている．

2.3 学齢期以降の支援の課題

発達障害児の学齢期以降の生活は，**グループホーム**など半自立的な生活の中で一般就労が可能なものから，家庭や通所施設での保護的な環境下での作業，基本的な生活技術を学ぶ（**デイサービス**）ものまでさまざまある．そして，それまでの生活で獲得された能力，発達障害児が属する家庭や地域の福祉資源などが子どもの生活形態を決める大きな要因となる．

子どもの問題行動のために家庭生活が困難になったり，両親の介護負担が過重になる場合には，生活の場を入居施設に移さなければならないケースも出てくる．いずれにせよ，発達障害児が青年期以降，拡大した社会の中で豊かに生きていくためには所属する社会が求める能力を身につけている必要がある．

以上のように発達障害児とその家族の抱える問題は人生の諸段階において，変化・多様化し，そこで求められる支援の技術も多岐にわたる．ここでは3人の発達障害児の症例をとおして，それぞれの場面での支援の背景となる哲学（基本的な考え方）に焦点を当てながら，そこでの効果的な援助のあり方を模索する．

3 事例1：発達障害児の障害体験とその受容の意味を考える

3.1 事例紹介
(1) 力強い母親の支え

M君は，現在21歳である．兄のJ君（26歳，知的障害）と，毎日元気にデイサービスに通っている．家庭とデイサービスの往復からなる彼の日常生活は，まわりの21歳の青年の日常と比べるとかなりシンプルである．しかし，絵画，戸外活動，行事，ドライブなどデイサービスや家庭での活動を楽しんでおり，それなりに幸福で安定した生活を送っているといえる．

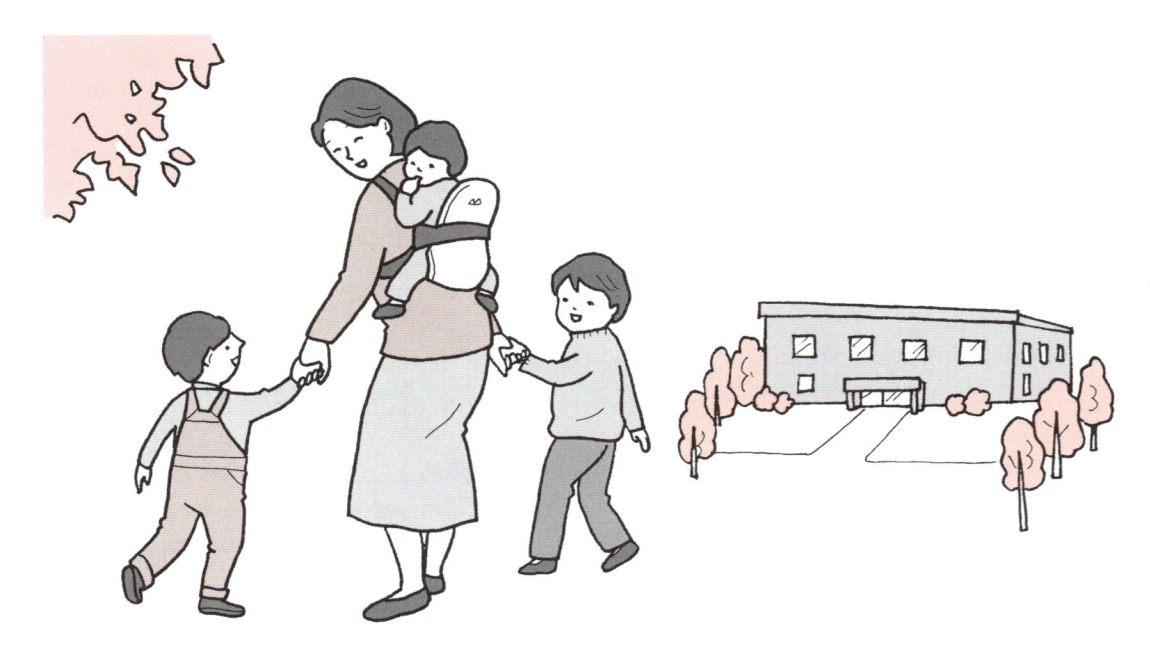

M市の療育機関の看護師Dさんは，M君の母親がその療育機関で障害の告知を受けたときの様子を今でもよく覚えている．Dさんによると，多くの母親が子どもの障害の告知を受けると呆然自失になるところ，M君の母親は少し違っていたという．Dさんがあれこれ慰めの言葉を探していると，母親が「私には二本の手がありますから」とふっと漏らしたそうである．彼女には三人の子どもがいるが，一人を背負い，二本の手であとの二人の子どもの手を引くことができるという意味だったそうである．

　「この子を治す薬や手術はないのか」「訓練をすると，普通の子どもになるのか」と切り出す母親が多い中で，Dさんはこの母親からある種の強さを感じたそうである．母親はその後，訓練が終了になるまでの5年間，自宅から1時間かかるその施設に兄弟を連れて毎週1回通い続けたそうである．

(2) 母親からも力をもらった看護師

　看護師Dさんは，現在，在宅障害児のコーディネーターの仕事もしている．最近，M君とJ君が通うデイサービスを訪れる機会があったとのことである．久しぶりにあったこの兄弟は，子どものころの面影を少し残しているものの，二人とも180cmを超えるハンサムな青年になっていたそうである．すぐにパニックを起こしていたあのM君が，甘えん坊のJ君が，それぞれ，絵画制作に没頭していたり，職員と交わっていたりする姿に，子どもの成長する力をしみじみ実感したという．

　デイサービスを訪れた日，Dさんは自宅に帰ってから，久しぶりにM君の母親と電話で話をしたそうである．その電話で母親は「Dさんが私たちの子どもをいつも可愛がってくださったこと，いろいろ相談にのってもらったこと，そのことが子育ての励みになりました」と話したという．Dさんは，少し意外な気がしたが，「自分のほうこそ，この母親から慰めと力をもらっていた」と感じ，この仕事をしていてほんとうによかったと思ったそうである．

3.2 考察：障害が意味すること

Dさんの話からは，①障害がその家族やまわりの人に意味すること，②親による子どもの障害受容への支援のあり方，という二つの主題が浮かび上がってくる．

障害の種類，内容，程度などによって，障害がもたらす不自由さもさまざまであるが，すべての障害に，「不自由をもたらす」「不可逆な状態である」「不条理な経験である」という共通の特徴が認められる．しかし，病気にも「不自由をもたらす」「不条理な経験である」という特徴が見られる．

慢性疾患では「不可逆な状態である」要素も備えているので，障害は，ある意味では人間にとって病気一般と同質な経験のようにも見える．しかし，病気には多かれ少なかれ「死」という側面がつきまとう半面，治癒する部分も多く残している．それに対して，障害では「死」は必ずしもその中心的な要因にはなっていない．その半面，回復する部分は著しく限られているという点では病気と異なる．

(1) 不自由をもたらす経験としての障害

障害（Disability）とは，文字通り「Dis-ability；何かがうまくできない」ことである．その「うまくできない」ことの原因は，からだの姿勢や運動のコントロールの問題であったり，物ごとの理解や判断など知的能力の問題であったりするが，その能力低下の程度や形態はさまざまである．

これら身体的・知的能力低下は，日常生活上，人と交わり，学校や職場で適応していくうえで，多かれ少なかれ本人や家族に不便さを感じさせるものとなる．この不便さ，不自由さが積み重なると，「うまくできない」ことが本人や家族にとって苦痛として感じられるようになり，そのことがしばしば不幸感と結びつくようになる．不便さ・不自由さと不幸感は本質的には別のものであるが，それらが結びつくところに本人や家族にとって克服すべき問題がある．それは同時に，看護をはじめとする医療・福祉職者からの支援の焦点となるポイントでもある．

(2) 不可逆な状態としての障害

著しく日常生活に不自由を強いる病気であっても，それがいつか完治し，もとの健康で正常な状態に戻る可能性を残すならば，人は治癒や回復に希望を持ち，その痛みや不自由さに耐えることができる．しかし障害の場合は，その不便さ，不自由さは生涯にわたるもので，治癒を支えにしてもそれを耐えることはできない．

子どもに障害があることがわかった当初には，家族が治癒や回復に希望を託し，それを励みに子どもの療育に熱心になる場合も少なくない．しかし，事実を否定し，真実を見ないところに問題の解決がありえないように，事実に抵抗すればするほど，不幸感からの解放は遠のくことになる．

脳性麻痺を持つ子どもには姿勢調節や運動の不自由さを，知的障害を持った子どもには知的な遅れや混乱を生涯をとおして内に抱き，障害と付き合いながら生きていかざるを得ない現実がある．前述のように「障害が不可逆である」事実が，障害を苦痛として体験させる大きな要素になっているが，またそれを認めることの中に，その苦痛からの解放の可能性が示唆されているともいえる．

(3) 不条理な体験としての障害

昔から人は，経験の意味を因果論的に解釈する傾向を持つ．大病に罹患すると，人は「あんな無茶をしていなければ……，もっと自分のからだのことをいたわっていれば……」と，病気に至

った経過を振り返り，そこになんらかの原因を見いだそうとする．障害の場合も，親は「あのとき，ああしなければ……，こうしなければ……」と，原因と思われることを際限もなく反芻し，自罰的になることがしばしば見られる．

このことは，「何も悪いことをしたわけでもないのに，どうしてこのような子どもが授かったのか」というような障害の**因果応報的理解**と表裏をなしているともいえる．多くの災難がそうであるように，障害も個人に何の落ち度がないにもかかわらず，何の前触れもなく訪れるという点で，このうえもない不条理な経験といえる．また，障害児を持つという経験においては，経験の意味を因果論的に考えることの限界が示されている．

3.3　障害をいかに受け止めるか
(1) 社会との関係の中で解決できない障害受容
差別的な社会・時代と，人権が尊重される社会・時代とでは，障害児を持ったことに対する家族の感じ方は当然異なってくる．しかし，障害の本質が，不自由をもたらすこと，不可逆な状態であること，不条理な経験であったことを考えれば，どんなに理想的な福祉社会になっても，障害そのものの不自由感が解消されるわけではない．その意味では，**障害受容**の問題は，本質的に社会との関係の中で完全に解決されるものではなく，あくまで本人とその家族が克服しなければならない問題として残されていることに気づく．

個人的な経験の意味すること，そのものが問題であるならば，障害は即苦痛や不幸感に結びつくものではなくなる．それは，受け止める側のこころのありようによって現実の意味が異なってくる問題といってもよい．事実，障害児を持った当初の親の悩みをつぶさに見てみると，子どもの障害というよりは，自己の悲しみを悲しんでいるようなきらいがある．

したがって，個人の中で障害児を持った親の気持ちが変化し得るきっかけがあるとすれば，それは子どもの障害の事実を「悲しく感じてしまう」感じ方，「不幸と感じてしまう」受け止め方に親自身の目が向けられることにあるように思われる．

(2) 事実を測る自らの価値観の変更
もともと個人の持つ価値観は，個人が属する社会一般の通念や，それを支えている価値観と無縁ではない．それは所属している社会のさまざまな有形・無形の影響を受けながら形成されるものといってもよい．そういう意味では，障害児を持ったことに対する親の悲しみもまた，社会の大多数が持つ一般的な価値観にその核を持つものであり，社会の価値観の反映ともいえるものである．

子どもの障害の受容とは，障害という事実の受け止め方の変更，さらにいえば事実を測る自らの価値観の変更やその再構築ともいえるのである．

(3) 事実を事実として受容する姿勢
Dさんは，M君の母親の「私には両手があります」という言葉に力強さを感じたという．兄弟がそろって障害を持つということは，療育の現場ではそれほどめずらしいことではない．M君の母親は，おそらく兄のJ君の障害に気づいたときに，すでに障害児を持った事実を受けとめる自分自身の感じ方に目を向ける経験をしていたのかもしれない．あるいは，それ以前に悲しみや喪失体験に対する自分なりの身の処し方を持っていたのかもしれない．

明治時代の自由律俳句の天才，尾崎放哉は，その最後の時期を小豆島の札所の堂守をして過ご

している．彼の句に「入れものが無い，両手で受ける」という句がある[1]．そこには遍路さんが恵んでくれた豆を受ける器さえなかったその貧困と同時に，それを受ける放哉のこころのありようが読み取れる．M君の母親の「私には両手がある」という言葉にも，事実を事実として引き受けるという，人間の最も人間らしい部分を感じさせる響きがある．

(4) 個人の経験を超えた普遍的なもの

経験の意味や価値とは，人が自分でつくり出すものではない．まず，事実が先に存在し，その事実を引き受けることの中に見いだされる．そうして見いだされた意味が，その人にとっての現実となっていくと思われる．

Dさんの感じた母親の強さとは，経験に対する人間の主体的な姿勢に対する人間としての情緒的な呼応であったのかもしれない．また，Dさんが「この母親から慰めと力をもらった」と感じたのは，障害児を育てるという個人的な経験が，個人の経験を超えて普遍的な意味を持ち得る経験であるためである．

3.4 障害受容に向けた家族への支援

(1) 育児を困難にしている問題を一つひとつ解決

障害の受容にはいくつかの段階があり，それは終末期医療患者における死の受容の過程にも通じる共通性があることが指摘されている[2]．本章では，それぞれの段階における心理的特徴についてふれる余裕はないが，障害の受容過程の特徴は，以下のように考えられる．
①本人や家族が自ら昇っていく過程であること．
②自己の内的世界に気づかせてくれる経験であること．
③人間が経験をとおして変わり得る存在であることに気づくこと．
④紆余曲折する行きつ戻りつする過程であること．

障害の受容が，この①であり，かつ②であれば，障害受容への支援は，障害児の療育に携わる人々からの働きかけによって実現されるものではないこと，ましてや障害児の親としての理想像を語ることではないことを医療職者は知る必要がある．親が育児に疲れていると，子どもの将来に明るい見通しを持つことが難しく，自己の内面に目を向ける余裕も生まれなくなる．したがって，まず育児を困難にしている問題を一つひとつ解決していくことが重要になってくる．

(2) 発信者の経験を受け止める感性

人は相手の善意に触れることで，自分に内在する力をよみがえらせることがある．親が自分自身を変えていくという点で，まわりの人々の働きかけは，障害の受容過程を昇るためのきっかけになる．障害児の療育に携わる人びとからの働きかけが，親に対してなんらかの慰めや励ましの効果を持ち得るとすれば，その効果は，親の悪戦苦闘ぶりをつぶさに眺め，親の訴えを聞き，それに応えようとするまわりの人々の対応によるものと思われる．

二人の障害児を抱えて悪戦苦闘しているM君の母親の様子を，常に畏敬の念を持って眺めていたのは，Dさん自身の感性でもあった．その感性が伝わっていたからこそ，M君の母親は，「子育ての励みになりました」といったのであろう．伝えようと思っても伝わらないことがあり，伝えようと思わなくても伝わってしまうこともある．励ましや慰めとは，なんらかのメッセージを伝えることというより，発信者の経験を受けとめる受信者の感性が自然に伝わっていくことと思われる．

4 事例2：超重症児の生存の意味を根本的に問う

4.1 事例の背景
(1) 重症心身障害を持つIちゃん

　Iちゃんは現在8歳で，重症心身障害児施設に入院している．出生直後のCT所見で大脳皮質がほとんど存在しないという脳の奇形が指摘された**超重症児**である．未熟児で生まれ，そのまま地域の周産期センターに運ばれ，数ヶ月を保育器の中で過ごしたのち，近県の大学病院小児科に転院になっている．

　大学病院では生命維持レベルでの危機が何回かあったが，Iちゃんはそのつどなんとか持ちこたえてきたそうである．大学病院では24時間酸素テントが使用され，栄養も鼻腔チューブからとっていた．ときおり，首の伸展や回旋に伴って四肢の屈曲・伸展運動が見られたが，呼びかけなどに対する随意的な反応はまったく見られなかったという．大学病院からの強い要望で，4歳のときにG県の重症心身障害児施設に転院となり，現在に至っている．

(2) 声かけにニコッと笑った

　転院先の重症心身障害児施設では，生命維持機能を管理できる病棟で生活を送っている．この病棟にIちゃんをよく可愛がる若い男性の看護師がおり，なるべくIちゃんの身体を動かすようにしているうちに，短い時間ではあったがモニター装置から離れていられる時間が徐々に増えていったそうである．確実に毎日離床する機会がつくられたことは，長期間臥床を余儀なくされてきたIちゃんにとって画期的なできごとであった．

　2年が経過したある日，若い看護師が「Iちゃんが笑った，笑った」と騒いでいたので，みなが何ごとかと聞いてみると，「Iちゃんに声をかけたところニコッと笑った」というのである．現在，週2回の院内での訪問教育も受けており，病棟職員以外の人との接触も増えるにつれて，Iちゃんの笑顔の回数も増えつつあるとのことである．

(3) 家族の対応

　しかしながら，Iちゃんに対する家族の接し方は，入院当初からあまりかんばしいものではなかった．入院当初は1ヶ月に1度ほどの面会があったが，それがやがて2ヶ月に1度となってきた．Iちゃんの弟が生まれてからは，ほぼ夏・冬以外は，Iちゃんは帰省できなくなっている．ソーシャルワーカーによると，ここ1年ほどは家族は夏・冬の帰省にも難色を示すようになっているとのことである．

4.2 考察：生命をめぐるさまざまな議論
(1) 先端医療における生命に対する理念

　Iちゃんのように，生命維持レベルでの24時間の監視体制が必要な子どもを「超重症児」といい，なかには人工呼吸器を一時も離せない子どもも少なくない．周産期医療が進歩した現在では，多くの**低体重出生児**も生存できるようになったが，それと同時に，生命維持レベルでの問題を持つ重度の障害をもった子どもが増えてきている．

　前世紀には，平均より能力の劣ったものを減少させ，優秀な能力保持者の出産の増加をはかることによって，国民全体の遺伝素質を改善・向上させることができるという優生学的な発想が存

在した．このような発想の中では，Iちゃんの生命を支えるという働きかけが存在するとは思われない．

そういう意味ではIちゃんがいる**重症心身障害児施設**と，そこでの働きかけが存在すること自体が，現代が人のいのちをより重要視する時代になった証しともいえる．「いのちは地球より重い」とよくいわれるように，21世紀の現在においては，人のいのちは，姿かたち，年齢，性別，人種，能力にかかわらず同価で，最も大切にされなければならないものという理念が定着したかのようにみえる．

(2) 人為的操作の是非

理念としての生命の平等性に異論をはさむ人がいるとは思われないが，具体的な場面における人のいのちの意味と価値に関する人びとの判断はさまざまである．一つの意見に人々のコンセンサスが集まっているわけでもない．20世紀の終わりには，ヒトゲノムDNAの塩基配列順の解明が終了した．それと同時に**再生医療，生殖補助医療，遺伝子医療**などの最先端に注目が集まりつつある．特に再生医療，生殖補助医療では，人の生命の意味や価値にかかわる問題を含んでいるが，いずれにおいてもその是非を問う議論が存在する．

再生医療とは，壊れた細胞や臓器を再生する細胞（**ヒトES細胞**）をつくり出すヒトクローン胚を人の中につくり，神経細胞や臓器を新生することによって，病気や障害を治そうという試みである．クローン胚は細胞の集合にすぎないものであるから，人の操作が及び得る範囲であるという意見と，人の生命であるから，人為的に操作できないという意見が対立している．

(3) いのちがモノ同様に扱われる時代

体外受精などの生殖補助医療は，文字通り人間を生み出す技術で，人の生命に対する倫理的な判断がさらに直接的に問われることになる．体外受精では，配偶者間で体外受精をし，その受精卵を妻の子宮に移植して出産する．配偶者間体外受精のみがわが国で認められているが，非配偶者間体外受精が認められている国々もある．非配偶者間体外受精では，第三者の精子，卵子が使われるので，そこに親の好みが反映され，生命のかたちが選択の対象となる可能性が出てくる．

また代理出産（代理母，借り腹）では，遺伝上の親（依頼した夫婦）と法律的親とが異なるので，そこに倫理的な問題が生まれる危険がある．これらが認められている海外では，実際に代理出産で生まれた子どもを依頼者の夫婦に渡すことの拒否や，生まれた子どもが期待と違っていたことから依頼者による引き取りが拒否されるという事例も報告されている[3]．これでは「人のいのちは何ものにも勝る」といいながら，まるでいのちがモノと同様に扱われていないかという批判が起こってきても当然である．

(4) いのちの価値観もさまざま

本来ならば，あるコンセンサスが得られた考え方がまず存在し，それをもとに生命にかかわる技術の推進がはかられるわけである．しかし，現在は事実が先行し，生命にかかわる議論や法的な整備が後追いするかたちになっている．国単位で見ても，クローン胚の作成や，体外受精に関する許容範囲はさまざまである．それぞれの国内においても，必ずしもどちらかの意見が圧倒的優位というかたちで存在しているわけではない．このような事態は，21世紀の現在においても人の生命の意味と価値に関する判断はさまざまである，ということを如実に物語っている．

4.3　人権を求める中での生命の位置づけ
(1)　人権とは何か
　生命の意味や価値に関する考え方は，当然死をめぐる議論や**出生前診断**の是非をめぐる議論の中でも問題になってくる．近年，延命だけを目的とした終末期における治療への批判が高まり，オランダやアメリカ・オレゴン州には**安楽死**に関する法律が成立している．また，それの延長線上の問題として，自殺や出生前診断への是非をめぐっての議論もある．この出生前診断や安楽死条例の制定は，人権運動の中で展開されてきたものである．しかし，この両者に「それでは人権とは何か」と再び問わざるを得ない事態が起こっていることも事実である．

(2)　中絶の道具にもなりうる
　オランダでは病気ではなく，生きる望みを失った人に致死薬を投与した医師の無罪が認められた判例が存在している．また出生前診断では，その実施目的が多くの国で問われている．つまり，現在では胎児の異常の診断と治療に大きな乖離がある．診断はできても，それを治療することができないというのが現状といえる．

　わが国においては胎児が異常とわかった場合でも生む，というケースは欧米に比べきわめてまれである．このように，治療の可能性がかぎりなく低い状況の中での出生前診断には，人工妊娠中絶するための道具，ということになる危険性がある．

(3)　人道的であることの中身
　人の生存は，人間らしく生きることとは分離できないとするのが，出生前診断を是とする人々の理論の根拠となっている．これを非とする側は，生命の質とともに，生命自体が存在することの価値を問題にしようとする．つまり安楽死や出生前診断に対する賛成・反対の両意見がともに人権に根ざして「人道的であること」を標榜している．しかしこのことは，議論の焦点が実は「人道的であること」「人間らしさ」の中身そのものにあることを示唆する．

　安楽死や出生前診断に対する判断も，先端医療における生命をめぐる議論と同様，国によってさまざまである．ある程度の判断基準や条件を示している国もあれば，この問題は国や法律が決めることではなく当事者の判断によるものとする国もある．1998年にWHOは，出生前診断のガイドラインとして，両親が決めるべきこと，妊娠の中絶・継続の意思は最大限尊重されるべきことを示している．このことはこの問題が，われわれ自身によって深く考えられるべき問題であることを意味している．

4.4　生命をめぐる議論の本質
(1)　個人の生命に対する価値観
　出生前診断をめぐる議論は，卵子診断，精子診断では倫理的問題が起こらないように「受精卵はどこから人間になるのか」という問題として議論されることが多い．しかし，究極的にはこれとて科学的な根拠から判断しえるものではなく，個人の生命に対する価値観，さらにいえば人間としての「幸福」をどう理解するか，ということにさかのぼる問題を含んでいるといえる．

　プラトン（Platōn B.C.427-347）の『国家』第3巻に医学についての議論があり，病者や障害者に対する差別的な記述が見られる．アリストテレス（Aristotelēs B.C.384-322）の『政治学』第7巻にも，障害児を育てることを禁止する法律を擁護する記述が見られる．知的な遅れや随意に身体を動かすことができない障害児は，確かにギリシャ世界における「人間らしさ」にはほど

遠いもののように映る．

　しかし，現在においても他者に対する愛情（家族に負担をかける迷惑の除去）という視点から，終末期患者の自殺を肯定・教唆するアメリカの医療倫理学者の意見がある．障害を背負って生きていくことは，本人や家族にとって苦痛であるから，人工妊娠中絶もやむなしとする意見も，本質的には本人と家族の苦痛や負担の除去という点でこれに類するものである．

(2) 人権保障を迫られる社会の限界

　わが国だけではなく，世界の多くの国々が障害児の療育を積極的に推し進めているが，同時に障害があるとわかった時点での人工妊娠中絶の決定を両親の判断に委ねている．

　生命の価値に関する一貫性が欠ける施策のようにもみえるが，これは障害児の人権と自己決定する親の双方の人権保障を迫られる社会の限界ともいえる．いずれにしても生命の価値や意味が投げかけられた問いであり，そのボールを投げ返すことが個々人に求められている問題ということができる．

(3) 「人間らしさ」の中身が変わるとき

　人間らしさの中身を，人並みな生活を送り，人と交わり，自己の望みを実現し，世の中の仕組みを維持することに限定する考え方がある．その中では，障害を持って生きることは本人と家族にとって苦痛である．他者に迷惑をかけるものになりかねない．

　家族にも棄てられつつあるIちゃんは，重症児施設の職員たちによって文字通り生命を支えられている．しかし，Iちゃんを可愛がっていた若い看護師の中では，Iちゃんは，決して間違って生まれてきた存在などとは思っていないと想像される．Iちゃんが存在すること．その存在の仕方のいかんにかかわらず「無」より価値があるものである．生きているのだから死んではならない，殺してはならないという発想がもしあり得るとするならば，障害児のいる事実の中でその人の持つ「人間らしさ」の中身が変わるときであるように思われる．

5 事例3：強度行動障害者の人間らしさとは何かを問いかける

5.1 事例の背景

(1) 徐々に抑制困難になるAさん

　Aさんは24歳の女性で，現在，重症心身障害児施設で生活を送っている．重症心身障害児施設には，肢体不自由の程度が軽度か存在しないが，知的な遅れが著しいいわゆる"動く重症児"と呼ばれるような人々も入所している．Aさんはこの中の一人で，適応上の著しい困難があり，**強度行動障害**とも診断されている．

　家庭での療育が困難という理由で，Aさんは3歳のときから**知的障害児施設**に入所している．その後，別の施設に転院になったのち，18歳でG県の重症心身障害児施設に転院している．知的障害児施設では小さい子どもを踏みつける危険から，終日サークルベッドに入れられ，行動範囲が規制されるようなこともあったという．学童期から，自・他傷行為が目立つようになり，体力が増加するにつれて，これらの抑制も難しくなってきたそうである．

(2) 拘束もやむを得ない状況

　この施設でも，3ヶ月前からAさんの他傷行為が激しくなってきている．デイルームには連れ

出せず，日中でも個室で過ごすようになっている．しかし，部屋の中でも他傷行為はいっこうに終息する様子もなく，行動が制限されることでかえって破壊行為がエスカレートしてしまったような印象さえある．

ある日，着替えをさせようと入室した保育士が，Aさんに髪の毛をつかまれ，その拍子に転倒してしまうという事件が起こった．幸いにして大きなけがには至らなかったが，それを契機にAさんは，一時緊急的に個室のベッドに拘束されることになってしまった．限られたマンパワーの中で，他の施設利用者・職員に危害が及ぶかもしれない状況となっては，**拘束**もやむなしというのが病棟責任者の判断であったようだ．

(3) 病棟でも議論の中心に

同系列の病院の精神科病棟勤務から，重症心身障害児施設に移ってことしで3年目になる看護師Nさんは，精神科病棟でも暴れた患者の拘束があったことを思い出した．しかし，一つ違う点は，精神科病棟では，ほとんどの興奮が鎮静剤ですぐに効果があり，何日も拘束するということはなかったことである．

今のところ，Aさんには鎮静剤が増量され落ち着いてはいる．だが，今後彼女の処遇をどうするかが病棟にとっての大きな課題になっている．拘束に対する不満や批判が特に生活の介護を担当する指導員や保育師の間にあることを，Nさんは知っていた．一方，病棟の運営に責任を持つ病棟師長の，Aさんを拘束するという判断もわからないではなかった．

(4) 作業療法の導入

このところ療育会議でもAさんの問題をめぐって喧々囂々（けんけんごうごう）の議論が続いている．ある日，作業療法士の個別指導で問題行動を抑制するようにしたら，その回数が徐々に減ってきたという報告があった．

そのことから，とりあえず病棟でも部分的に拘束を解き，マンツーマンの対応をする時間をとろうということになった．日常業務から一人を割き，問題行動が起きそうになったらすぐ止められるような体制をとった．その結果，Aさんは午前中の1時間デイルームで過ごすことができるようになっている．いまだ大きな変化が現れているわけではない．しかし，Aさんの処遇をめぐる議論が当事者の病棟職員間で起きており，一定の方針が出てきたことが，Nさんには好ましく思われた．

5.2 考察Ⅰ：育ちの構造と療育に携わる職種の責任

(1) 人とうまく暮らしていく学習が必須

発達障害児の指導や療育に携わる人々は，常に将来を見越した子どもの適応を念頭においておく必要がある．発達の援助とは，子どもが発達の過程で，そのつど遭遇する困難を解決していく現実的な取り組みとなる必要がある．発達が阻害された結果としての適応障害が解決されないと，それがさらに発達を阻害するという悪循環を引き起こすこととなる．

特に破壊行為，他害行為，不潔行為は，子どもの行動範囲を著しく制限するものである．これはなにも，就職できるような高機能群の発達障害児だけに求められることではない．入居施設においても他の利用者がおり，そこで適応していくためには，人とうまくやっていくスキルが求められる．人間らしい世界に住むためには，人とうまく暮らしていく学習が必須であり，そこに教育が発達の初期段階から必要となる．

(2) 学校を終了する時期までに不適応行動を解決

今は親が望めば，ほとんどの発達障害児が高等部まで進学できるような時代である．しかも学齢期は，ほぼマンツーマンに近いかたちでの指導が可能になるほど，マンパワーが整備されてきた．それに対して学齢期を過ぎ，福祉作業所，授産施設，デイサービスセンターなどに行くと，障害児一人あたりの職員数は極端に少なくなるの現実がある．

特に知的障害児の入居施設では，時間帯によっては一人で10人以上の子どもを見なくてはいけない場面も多々ある．それゆえ，マンパワーが整備されている学校を終了する時期までに，是非とも不適応行動を解決しておくことが重要である．発達の初期段階で子どもの療育に携わる専門家はそのことをよく自覚しておく必要がある．

(3) 構造的な問題行動

これまで他の利用者に危険が及ぶおそれがあるため，行動を抑制し，壊されるようなものは病棟からすべて排除するといった対策がAさんにとられてきたのであろう．しかし，行動が抑制されると一種の感覚遮断の状態が起こる．不足した感覚刺激を補うために，自・他害行為などがさらにエスカレートすることも考えられる．

Aさんの他害行為，破壊行為は，もともとの行動障害が根底にある．それに加え，成長の過程において将来を見越した適切な援助を受けてこなかったヒストリーもある．その意味では，Aさんの問題行動には単なる症状というよりは，成長の過程で獲得されてきた構造的な側面もある．そうしたことをふまえると，20年間にわたるに施設の生活の中で学んできた誤学習の総決算ともいえる．

(4) 年月がもたらす意思

Aさんに対応できる施設がほかになかったので，重症心身障害児施設に来たのであろう．そのことを考えると，現在彼女がいる重症心身障害児施設はおそらく彼女が生涯をとおして過ごす場所と思われる．

しかし，他の施設にバトンタッチすることもできない背水の陣のような状態は，あながち悪いものではない．Aさんの不適応行動が20年間かけて形成されたものなら，もう20年かけてでも適応行動を学習させようという職員の共同の意思が生まれる可能性もある．これらは通常，そういう状況の中からしか生まれない発想と思われるからである．

5.3 考察Ⅱ：発達障害児の療育における意思決定と協業のあり方

(1) 静観・抑制という正反対の対応

発達障害児に携わる専門職種も，医師，看護師，保健師，理学療法士，作業療法士，聴覚言語療法士，臨床心理士，教師，保育士，指導員，ケースワーカーなどと多彩になってきている．このことは発達障害児が多方面から取り組まれるべき対象として理解されてきたことの反映といえる．固有な視点が複数存在すると問題が多方面から眺められ，それだけ問題に対する取り組みもきめ細かくなる．

しかし，子どもの持つ問題に関しては，共通の理解が存在していなければ，ばらばらの対応になってしまい，そこに子どもの学習が起こりにくくなる．人をたたいたり，物を破壊したりするという行為に対して，それはストレスの結果だから静観するという理解と，それが期待される行動ではないことを行動の抑制をとおして教えなければならないという意見は，まったく正反対の

対応を示唆する．

(2) 正しい意思決定であっただろうか

　Nさんのいた病棟で，Aさんの処遇に直接携わる職員の間でこの統一した見解をつくることができたことは大変重要なことである．Aさんへの拘束は，おそらく部外者の非難をかうものかもしれない．しかし，これは人権を楯に非難すれば解決する問題でもない．Aさんの生活に義務と責任を負う人々，つまり病棟職員の間で，自分たちの問題としてとらえ議論が起こってきたときにのみ，初めて解決への手がかりが見いだされるものである．

　特に自らによる意思決定の表出が困難である発達障害児では，誰かが子どもの権利やニーズを正当に代弁しなければならない．しかし，親だからといって子どものニーズを正当に代弁するとはかぎらない．Aさんのように，施設や病院などで多数決で決まった内容も，常に正しいとはかぎらない．

　発達障害児のニーズの理解において，意思決定の方法だけでなく，その内容においても正しい選択が行われなければならない理由は，それが常に「代弁」という形式をとおしてしか表に現れてこないからである．

(3) 問題解決に向けた目標の共有

　発達障害児の目標の設定や療育方法の決定に際しては「子どもがこうなってほしい」という目標が職員間，職員と家族間で共有されると問題解決がスムーズに運ぶように思われる．病棟の責任者は，この協業のシステムをつくり，それを活性化させる組織づくりの点においても重要な役割を負っている．

　通常，発達障害児の療育チームに療育への気概や理想がみなぎっている組織では，子どものニーズに反するような事柄が自然に排除される．これに対して理想が欠如した組織では，いかにその決定過程に民主的な方法がとられようとも，子どものニーズは常に危機に曝される可能性がある．長期の見通しを持ち，子どもに対する期待や目標を共同で確認することによって，そこに共同の意思が出現し，目標の実現に責任を持とうとする意欲がチーム全体にみなぎってくるのである．

まとめ

　障害の本質が，不自由をもたらすこと，不可逆な状態であること，不条理な経験であったことを考えれば，理想的な福祉社会になっても，障害そのものの不自由感が解消されるわけではない．障害受容は，本質的に社会との関係の中で完全に解決されるものではなく，あくまで本人とその家族が克服しなければならない問題として残されている．子どもの障害の受容とは，事実を測る，自らの価値観の変更やその再構築ともいえる．マンパワーが整備されている学校を終了する時期までに，不適応行動を解決しておくことは重要であり，発達の初期段階で子どもの療育に携わる専門家はそのことをよく自覚しておく必要がある．発達障害児の指導や療育に携わる人々は，常に将来を見越した子どもの適応を念頭においておく．長期の見通しを持ち，子どもに対する期待や目標の確認から，そこに共同の意思が出現し，目標の実現化に責任を持とうとする意欲が出てくる．

[学習課題]

□発達障害とは具体的にどのようなものでしょうか．説明してみましょう．
□発達障害を持つ人とその家族への支援のポイントを説明してみましょう．
□療育にかかわる医療関係者にはどのような姿勢が必要か考えてみましょう．

キーワード

発達障害　不適応行動　グループホーム　デイサービス　因果論的理解　障害受容　超重症児　低体重出生児　重症心身障害児施設　再生医療　生殖補助医療　遺伝子医療　体外受精　出生前診断　安楽死　強度行動障害　知的障害児施設　拘束

引用文献

1) 尾崎放哉（1997）尾崎放哉句集，p,118，弥生書房．
2) Droter, D（1995）The adaptation of parents to the birth of an infant with a congenital malformation ; A hypothetical model, Pediatrics, vol56, no.5.
3) 青野由利（2002）先端医療の現状，p.10～11，Imidas '02，集英社．

参考文献

1．中岡成文（2002）生命はだれのもの「人は，なぜ自殺してはならないのか？」，p.22，Imidas '02，集英社．
2．柳澤桂子（2002）「いのちの始まり」と「死ぬということ」，p.8-9，Imidas '02，集英社．

15

加齢に向かう臨床の哲学

[学習目標]

- □高齢者は個人差が大きく,年齢だけでは推し量れないことを認識する.
- □自尊心を尊重したケアの実践について理解を深める.
- □高齢者の個別性を考慮した精神的な支援の具体的な方法について理解を深める.
- □生き甲斐が見つけられるような支援について理解を深める.
- □一般論として高齢者を論じることは避けなければならないことを認識する.

1 高齢者のQOL向上に向けて

1.1 他の年齢層に比較して個人差が大きい高齢者

加齢とは，文字通り年齢が加わっていくことであり，生物が年齢を経る過程で自然に起こる現象である．老化とは年をとるにつれて生理機能が衰えることであり，加齢過程の最終段階で生じる身体的・社会的・心理的変化をさしている．さらに，**高齢**とは年齢が高くなることであり，近年，高齢社会といわれるように高齢者人口が増大している．

その中で，65歳以上から74歳までを前期高齢者と呼び，75歳以上を後期高齢者と呼んでいる．こうした歴年齢で高齢者を区分しているが，高齢者は他のどの年齢層に比較しても個人差が大きい．90歳でも現役で働き活き活きと生活している高齢者から，65歳で社会生活から引きこもり，老化現象が強く現れている高齢者まで，個人差が大きいものである．

都会の高齢者と地方の高齢者（特に農林漁業など第一次産業にかかわっている高齢者）では，生活様式や生き方に違いがみられる．また，戦争を体験したり物のない時代に育った高齢者と戦後の経済成長期に育った高齢者とでは，考え方や価値観に違いがみられる．このように，社会・文化背景，時代背景，家庭環境，過去の体験からくる人生観や価値観，遺伝子に基づく個別性や性別などにより個人差が生じてくる．

1.2 消極的・積極的な生き方における違い

老化現象としての身体・生理機能の低下は，万人に共通して生じるもので，老いの先に死があり，それは何人にも避けられないことである．しかし，この老化による身体・生理機能の低下も，個人の考え方や社会環境に強く影響され，元気な高齢者とそうではない高齢者との差は大きい．

精神・社会的機能においては，社会的に責任ある立場から引退し，気分的に解放される人もいる．その一方で，将来に希望を見いだせず，生き甲斐を持つことができないでいる人もいる．あるいは，自分の能力を活かした仕事についていることや，ボランティア活動などに生き甲斐を見いだしている人もいる．

このように消極的あるいは積極的な生き方をしているかという点で違いがある．自己存在の価値を見つけるか否かによるところが大きいのかもしれない．第二次世界大戦前の高齢者は，彼らがつちかってきた生活の知恵や人生観などを若者へ伝授することにより，家庭の中で権威を持ち，敬われていた．それは，**自尊心**や**生き甲斐**につながっていたと思われる．しかし，現在のような核家族化の進展やIT関連の高度技術化は，高齢者の知恵を必要としない社会を形成した．コミュニケーションがとりにくい状況になってくると，高齢者の自律や自尊心を維持するのが難しくなる．高齢者自身が権利擁護を求め，**自己存在の価値**を見つめ，**自己概念**をしっかり持つことが求められている．

1.3 自分にとってのQOL，"well-being"とは何か

平均寿命の伸展による人口構成の比率（3〜4人に1人が高齢者）の変化，高度成長による産業構造・社会環境の変化等とともに，高齢者の立場が変化している．そこで，これまでの急速な高度成長による物質文化に対する反省や分析を含めて，高齢者の存在について考えることが必要

ではないだろうか．

　一人の人権を持った人間として，また長い間社会に貢献した存在として高齢者の権利を社会が守ることは大切である．同時に，高齢者自身が自分たちの権利を守っていく方法を探ることも重要である．これから高齢者の仲間入りをしようとする人は，個人の権利を要求するとともに，柔軟な思考で社会変化に対応できる術を自分なりに学習しておく必要がある．それには，身体・精神状態，社会状況などを考慮しつつ，自分にとっての **QOL** あるいは "**well-being**" とは何かということを認識し，それに向けて努力することが重要である．そこから，自分なりの生き方を探すことが可能となろう．

1.4　高齢者に対する肯定的認識

　高齢者は人生の達人である．長い人生の中で苦楽を体験しながら生きてきたこと，これは品物や金銭では代えられない貴重な財産である．彼らには人間の知恵や知識が蓄積されていることを人々は再認識し，そこから学ぶ姿勢が大切である．高齢者は身体・生理機能は低下するが，精神やスピリチュアルティ（自分の存在の究極的価値や意味にかかわるもので，霊性，霊的力などと呼ばれている．場合によっては宗教ともつながる）はより発達するものである．

　この，高齢者に対する**肯定的認識**を社会全体に広めていくことが大切である．特に高齢者のケアにあたる者は，高齢者に対する肯定的認識の重要性を十分に認識し，実践していくことが求められる．高齢者がこれまでにつちかってきた知恵や知識，あるいは人生観を若者に伝授することに生き甲斐を見いだし，自尊心が持てるような場をつくることが必要であろう．

　高齢者のケアにおいては，一般的に身体・生理的，精神的，社会的，スピリチュアルなニードを総合的に評価し，個別性を重視し，個人にとって何が優先課題であるかをアセスメントすることが大切である．このようなアセスメントに従って，高齢者のQOLや "well-being" が高められるよう支援をしていくことが大切である．ここでは，疾患を持つ高齢者の2事例を紹介しながら，看護の実際，ケアの要素を哲学的視点から考えてみることとする．

2　事例1：認知症の初期症状が見られる独居高齢者

2.1　事例紹介

患者：Aさん，87歳，女性．
診断：認知症の初期症状，大腿骨頭部骨折．
家族状況：夫は20年前に死亡，子どもはなく，現在は一人暮らし．兄弟姉妹は他界しており，夫の兄弟ともつきあいはない．姪（妹の娘）はいるが，遠方（北海道）に住んでおり，必要時，電話連絡はとっているが，物理的に行き来はほとんどない．Aさんは社会に出て仕事をしたことはなく，夫が生存中は自宅で茶道を教えていた．夫の死後はそれもやめており，一人暮らしができる資産（自宅と貯金）と国民年金で生活している．1年前までは，一人で自立した生活を送っていた．

〈経過〉
　最近，親しくしていた友人2人を亡くした．周囲に親しく話をする人がいなくなり，自宅に引

きこもりがちになっていた．そのうちに，Ａさんは物忘れをするようになり，ときどき道に迷ってしまうことがあった．買い物に行き，自宅と反対方向に歩くといった状態が出現したり，財布をなくしたというような初期の認知症症状がでていた．

地域の民生委員夫妻（ともに65歳）が面倒をみるようになり，訪問介護サービスを受けるようになったが，民生委員のできる範囲は限られており，「民生委員としてはこれ以上のことはできない」と市の保健福祉部に申し出た．民生委員から姪に連絡をとってみたが，「忙しいので行けない，そちらで対応してほしい」という電話が入ったきり，その後の連絡はなかった．

〈手術〉

そうこうしているうちに，歩行中に転倒し，大腿骨頸部骨頭部骨折で救急車にて入院となった．身元引受人がいないため手術の承諾書はとれない状況であった．入院後5日目に，やっと姪が駆けつけ，手術の承諾書にサインをし，手術に臨んだ．

手術（内固定術）は問題なく終了したが，手術後のケアと退院後の生活の場で問題が起こった．姪は仕事を持っており，1週間の休暇をとってＡさんに付き添っていたが，その後は，帰宅しなければならなかった．

〈術後〉

Ａさんと姪はうまくコミュニケーションがとれず，今後のことについて話し合うことも難しい状況であった．術後4日目に，姪は民生委員にＡさんを託して自宅に帰っていった．その後は電話で連絡をとりあうことになっていた．

2.2　問題：術後の回復経過中に生じた出来事

術後10日目の深夜12時ごろ（準夜勤者と深夜勤者の交替時間），家政婦が眠っている間にＡ

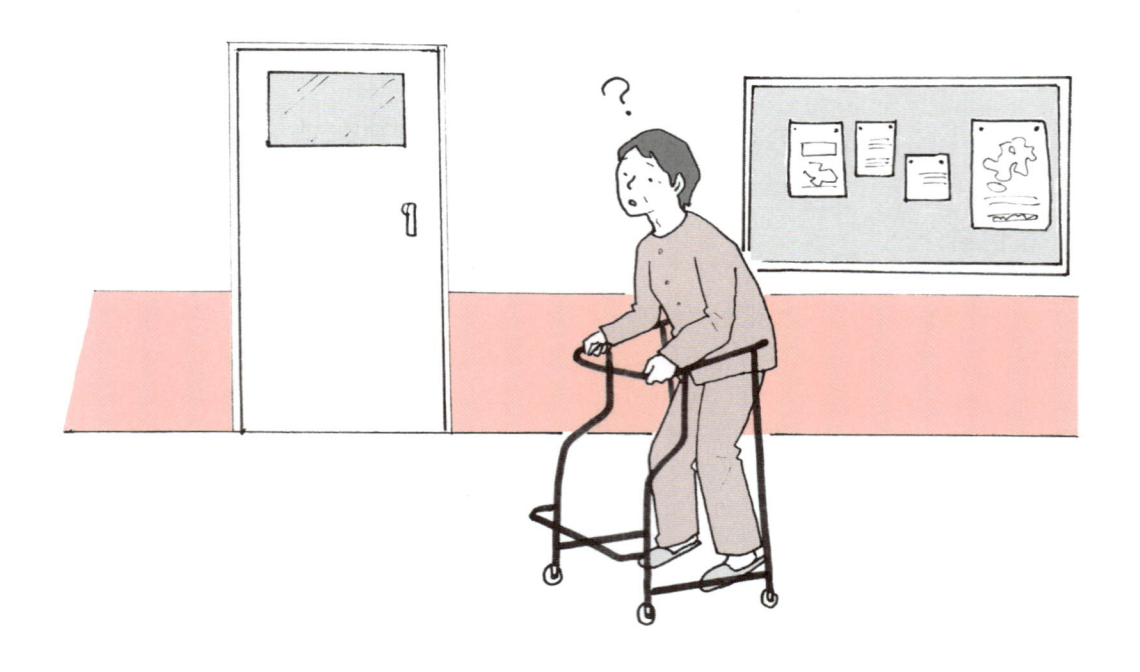

さんが一人で歩行し，廊下をウロウロしていた．準夜勤のナース1がAさんに声かけしたが，返事をしないで歩いていた．部屋に連れ戻そうとしても，聞き入れなかった．手術後4日目で，車椅子でトイレ可，手術後1週目で歩行器使用開始になっていた．入院中は家政婦が24時間付き添っている状況であった．

その際，ナース1は，Aさんに連れ添って廊下を歩きながら，トイレの前で「Aさん，トイレに寄っていきましょうか」と話しかけ，トイレに誘導した．Aさんがトイレに座っている間に，ナース1は車椅子を準備し，排尿後，車椅子で帰室した．ナース1は「今度，トイレに行きたいときは，このナースコールのボタンを押してくださいね．看護師が来ますからね」とAさんに話した．Aさんは「ありがとう」と返答し，入眠した．

同じ深夜帯の早朝6時ごろ，同じことが生じた．この時間帯は朝のケアが始まったときで，ナースは忙しくしている時間帯である．Aさんはまた一人で歩行していた．それを見つけたナース2は，Aさんに帰室するように促したが聞き入れないため，歩行器を持ってきてAさんに勧めた．Aさんは歩行器につかまり歩いていたが，トイレと間違えたか，あるいはトイレまで間に合わなかったのかわからないが，汚物室で排尿してしまった．のちに家政婦から一人で歩いたことや，トイレ以外の場所で排尿したことを注意された．Aさんはそのことを腹立たしく思ったばかりでなく，トイレ以外の場所で排尿したことを他の患者に見られたことについて恥ずかしく思っていた．「早く家に帰りたい．こんなところにいたくない．早く退院させて」と訴えている．

以上から，看護上の問題点として①と②をあげ，そのアセスメントを行った．

看護上の問題点：①トイレ以外の場所で排尿したことによる**「自尊心の低下」**
②退院後の生活における**権利擁護**の難しさ

2.3　アセスメント：①トイレ以外の場所で排尿したことによる「自尊心の低下」

(1) ナース1の対応

ナース1は，時間的に余裕のある時間帯であったため，ゆっくりAさんに対応することができた．さらに，Aさんがトイレにいきたいのではないかと判断して，トイレに誘導した．Aさんの現在の言動やこれまでの行動パターン（夜中に1～2回トイレに行くこと，方向感覚が鈍っていること）を考えあわせて，トイレに行きたいのではないかと推測したことは，ナースとしての状況判断が正しかったと考える．

(2) ナース2の対応

一方，ナース2は，朝の忙しい時間であり，ゆっくりAさんに付き添い，Aさんが何をしたいのかをきちんとアセスメントするまでには至らなかった．術後の指示である歩行器歩行にのみ意識がいってしまい「Aさんはトイレに行きたいのではないか」と考えなかったのである．歩行に必要とされている歩行器を準備するだけで，家政婦にもAさんのことを連絡しなかった．

その結果，Aさんはトイレを見つけることができず，汚物室で尿漏れを起こしてしまった．Aさんはこれまで自立して一人で生活してきており，尿漏れを起こすことなど考えもしなかったことであり，ショックであったと考えられる．自宅であれば，こんなことは起こらないと思い，早く病院の環境から抜け出したいと思ったのではないだろうか．

廊下でAさんを発見したとき，ナース2が家政婦を呼んでいれば，この事態は起こらなかったかもしれない．ナース2は歩行器が必要ということのみに意識がいき，ナース1からの夜中のA

さんの出来事の報告を気にとめなかったのだろうか．また，このような事態が起こったことに対し，家政婦はAさんの気持ちを考えずに注意したので，Aさんの自尊心は傷つけられることになったと思われる．

(3) こころの傷の大きさへの配慮

　高齢者の尊厳を考えるとき，これまでのその人なりの価値観，生き方に目を向けることが必要である．しかし，それを短期間の入院中に情報収集し，アセスメントし，実施計画を立てることは，実際問題として難しいことである．この事例のように，突然の出来事に対し，そのときの看護師の知識，価値観，人間性，これまでの経験などが統合されて，状況判断をすることになる．

　もしもAさんが転倒し，手術部位になんらかの異常が生じれば大問題になり，医療ミスとして報告しなければならない．尿漏れは報告しなくてもよいので，看護師はそれほど問題にしないかもしれない．しかし，Aさんにとってはどうであろうか．もしかしたら，尿漏れの恥ずかしさのほうが転倒よりも「こころの傷」は大きいかもしれない．

　もちろん，身体的な苦痛は大きな問題である．しかし，人によっては精神的な苦痛のほうが大きい場合もある．この出来事によって，Aさんの自尊心は傷ついたと思われる．少なくとも入院中は，同じ問題でAさんの自尊心を傷つけないように援助することが重要である．

2.4　アセスメント：②退院後の生活における権利擁護の難しさ

(1) 順調に回復していたが

　Aさんは術後4日目からリハビリテーション訓練を始めており，術後の抜鈎（ばっこう）も終え，シャワー浴も行っている．術後の経過は順調で，リハビリテーション病院や介護施設への転院を考える時期となった．

　Aさんは一人暮らしであり，リハビリテーション後の生活を考慮していく必要がある．自宅に帰っても介護してくれる人がいないため，ADL低下が生じると考えられる．そのため，一時的にリハビリテーション病院への入院だけではなく，今後の生活も含めて，Aさんの退院先を考える必要があった．病棟師長がソーシャルワーカーに連絡をとり，民生委員，姪に声をかけ，Aさんの今後について話し合う機会を持つこととなった．

(2) 三者それぞれの思い

　Aさん，姪，民生委員からは次のような確認ができた．

> **Aさん**：本人の意思は，基本的には自宅に帰り，家政婦さんについてもらいたいと思っている．しかし，自分の認知症初期症状に気づいており，物忘れがひどくなっていることは認めている．今後の生活のことを考え，認知症がひどくならないうちに信頼がおける人に財産管理をしてもらいたいと話している．そのため，個人のプライバシーが保てる場所であれば高齢者介護保健施設への入所もよいと考えている．それも，自宅のある市内での施設を望んでいる．有料のケアつき入所施設となると，かなりの金額が必要であるため，土地・家屋の処分から貴金属，貯金などの財産の査定評価から始めなくてはならない．それらのことを誰に委託するかについて，姪を含めて考えてほしいと話している．
>
> **姪**：遠くに住んでおり，Aさんの面倒はみられないので，法的に認められている「**成年後見制度**」（p.236，285参照）を利用してほしいと話している．Aさんとは子どものころに会ったこ

とがあり，その後母親（Aさんの妹）が5年前に亡くなったときに葬式で会った程度で，親密ではない．外国生活が長く，帰国後は北海道に住んでいるので，伯母を北海道に呼び寄せることは難しいと思っている．近くの住み慣れた土地で，親しくしている人たちと会えるところに住むのがよく，Aさんの面倒を見てくれる適切な人がいれば，その人にすべてを託したいと考えている．民生委員と市の健康福祉部でそのような人を探してほしいと話している．

民生委員：近所づきあいが長いので，なんとなく頼りにされ，Aさんの面倒を見ている現状である．しかし，このような複雑な問題が生じれば，自分たちのできる範囲を超えており，法的にきちんとしたかたちをとったほうがよいと思っている．今後のことは，「成年後見制度」を利用するとよいと考えている．そのことと厚生労働省が行っている「地域福祉権利擁護事業」（p.236，286 参照）についても，詳しい情報を得るための手伝いはできると話している．

(3) 権利擁護，自尊心につながる援助

これらの情報から，唯一の近親者である姪がいるが，遠方であり，かつ親密な関係ではなく，Aさんには頼りになる人がいない状況であると考えられる．他人である民生委員がいろいろな世話をしているが，法的な問題になると権利がなく，Aさんの権利擁護をする人がいない．

さらに，Aさん自身も自覚しているが，初期の認知症状が見られることにより，将来の生活に不安を抱いている．このような状況で，Aさんは自分に自信が持てず自尊心や尊厳が維持できない状況にあると考えられる．Aさんの望んでいるように，認知症が進まないうちに，財産管理や生活の面倒をみてくれる後見人を探し，Aさんが安心して生活ができるように援助することが必要である．それはAさんの権利擁護になり，自尊心にもつながっていく．

2.5　援助計画と実践

(1) 自尊心の低下に対して

Aさんの夜間の排尿時間帯にナースや家政婦が気をつけるようにし，病室や廊下でAさんを見つけたらトイレに誘導することにした．さらに，トイレの入口に目立つような赤い大きなリボンをつけ，Aさんにトイレのあり場所がわかりやすいようにした．家政婦は，Aさんの布団の端と家政婦の手首を紐でつなぎ，Aさんが動くと家政婦がわかるように工夫をこらした．

さらに，看護スタッフ全体がAさんに関心を持っていることを示すため，Aさんの話を傾聴するように努めた．そのことにより，Aさんは夜間の排尿でトイレを間違えることもなく，ナースたちともよく話をするようになり，術後の回復も順調に進んだ．

(2) 権利擁護の難しさに対して

民生委員が「成年後見制度」を利用するために，市の福祉部や**社会福祉事務所**で情報を得るために動き出した．同時に，**ケア付き入居施設**も探すことになった．それまでは，現在入院している病院で入院生活を送り，その後**リハビリテーション病院**への転院か，あるいは自宅に家政婦と一緒に退院することになった．

Aさんが望む成年後見人や適切な入居施設が見つかるかどうかは不明である．さらに，それを実行するだけの財産があるかどうかについても，Aさんを含め，姪とも電話連絡をとりながら，民生委員が下調べをすることになった．

2.6 評価：高齢者の自尊心・尊厳に配慮した援助を

(1) 個別性を考慮した精神的な支援

Aさんは初期の認知症状態にあるが，人とのコミュニケーションは十分にとれ，自分の現状認識もできる状態であった．しかし，以前から方向感覚が鈍化しており，目的地に着けないこともあった．それが夜間の汚物室での排尿につながり，自尊心が傷つけられたが，その後のナースや家政婦の協力サポート体制によって，自尊心の回復がみられたものと考えられる．

このように，高齢者の対応には医学的処置への援助だけでなく，個別性を考慮した精神的な支援が重要である．高齢者の自尊心や尊厳をどのように守るかを看護者は常に意識していく必要があると考える．入院中はこのことについては解決できた．しかし，今後さらに高齢になり，認知症が進むことが予測される．そのときに，Aさんの自尊心に配慮した支援が継続看護に活かされていくことが大切である．

(2) 尊厳の原則の大切さ

高齢者の自尊心の変化は，身体的な機能に制限が生じたり，重要他者を失ったりしたときに起こりやすいといわれている．このような場合への対処方法として，人間としての価値を年齢や社会的地位とかかわりなく評価してくれる人との相互関係によって，肯定的な自尊心が達成されるものである．

1991年に国連総会で決議された**「高齢者のための国連五原則」**がある．
①尊厳の原則
②自己実現の原則
③参加の原則
④自立の原則
⑤ケアの原則

この中の一つ「尊厳の原則」に，高齢者が評価され，虐待を受けることなく，尊厳をもち，安心して暮らせることが謳われている．このことからしても，高齢者の自尊心・尊厳について，人々はもっと意識し，生活の場での支援を工夫していくことが必要であるといえるであろう．

(3) 社会資源をいかに活用するか

現在入院中であるAさんの退院後の生活に関する問題は大きく，いろいろな方面から社会資源の活用が考えられているが，よい結果が得られるかどうかはわからない．独居高齢者が増加する社会では，このような実例が多くなることが予測される．

高齢者の人権擁護への取り組みとして，2000年4月に「成年後見制度」がスタートした．この制度は，判断能力の不十分な成年者（認知症高齢者，知的障害者，精神障害者など）に代わって，財産管理や身上監護など法律行為を伴う手続きをするものである．

また，「地域福祉権利擁護事業」も同じく開始されたが，この制度は介護保険制度をはじめとする福祉サービスの利用援助，日常的な金銭管理の支援を行うものである．政策や組織のハード面は存在するが，それがうまく機能するかはソフト面としての人々の心のありように関係していると考えられる．

(4) 人権擁護・倫理的問題に対応できる能力の育成

これらのことを考えるとき，法的，あるいは経済的視点で高齢者の権利擁護を行うとともに，高齢者が自尊心を持ち続けられるような，また精神的安らぎを持てるような社会政策が必要であ

る．日本は欧米諸国と比較して，個人主義や民主主義の発展の歴史や教育環境に違いがあり，権利主張はされにくい風潮がある．しかし，現代社会においては，人々の権利の自覚と尊重に向けた人権教育が必要であり，看護教育においても，今後こうした人権擁護や倫理的問題に対応できる能力を育てることが課題となろう．

3 事例2：家族のかかわりによる自己概念の混乱からの回復

3.1 事例紹介
患者：Mさん，74歳，男性．
診断：左脳梗塞で右上下肢片麻痺，咀嚼・嚥下困難，視野狭窄，構音障害が見られた．急性期が過ぎ，本格的なリハビリテーションを開始してから3週目を迎えていた．
家族構成：妻（70歳，健康），母親（94歳，軽い認知症が見られる），息子（36歳，会社員で独身）の4人暮らし，無職．娘2人は結婚して，遠くに住んでいる．
入院前の生活：3年前までは，会社役員をしていた．入院するまでは，友人とゴルフに月1〜2回出かけること，庭いじりや犬の散歩をすることが日常生活であった．家事は一切しない．母親の面倒も妻がみている．
現状：病気になり，それまでの生活が一変し，自分のことが自分でできず，他者の支援を受けなければならないことを情けなく思っている．

3.2 問題：回復が思うようにいかないことによる「自己概念の混乱」
リハビリテーション開始後3週目ごろからMさんの表情や態度が変化してきた．全体的に活気がみられず，日常生活動作においても途中でやめたり，投げやりになったり，いらだちを表すようになった．
このことから看護上の問題点として「自己概念（尊厳）の混乱」をあげ，そのアセスメントを行った．
看護上の問題点：回復が思うようにいかないことによる「自己概念（尊厳）の混乱」

3.3 アセスメント：「自己概念（尊厳）の混乱」
(1) 希望や生き甲斐が見いだせないこと
リハビリテーションは行っているが，Mさんが思うほどには進展せず，医師から「年単位で考えなくてはならない」という言葉を聞いて現実認識を新たにし，落胆したところが見受けられた．「このままでは家に帰れないし，帰っても邪魔になるだけだし……．自分で自分のことができないのは情けない．母親にはこんな姿を見せたくないし……．母親を見送ってから死にたいよ．愛犬タロウのことや庭の手入れがどうなっているかも気がかりだ」などと受け持ちナースに話している．
Mさんは，脳梗塞後遺症による障害のために，これまでのような活動ができないこと，自分のことが自分でできないこと，高齢であることから自宅に帰ってもこれからの生活に期待するものがないこと，楽しみを見いだせないこと，将来の希望や生き甲斐が見いだせないこと，などの現

状について話している．このことから，Mさんには自己概念（尊厳）の混乱が見られる，と考えられた．

(2) 意識を他に向けること

一方，気がかりなこともある．長く入院していることから，94歳になる母親のことを気にしており，母親より先に死にたくないと思っている．さらに愛犬のこと，庭の手入れなどのことにも関心を持っている．そこで，Mさんが自分の身体のことにのみ集中するのではなく，意識を母親，愛犬，庭の手入れなどに向けることで，自己存在の価値を見いだすきっかけになり得るかもしれないと，ナースは考え，援助していくことになった．

3.4 援助計画と実践

Mさんの気持を高めるにはどうしたらよいかを妻とともに考え，母親，愛犬，庭の写真をポラロイドカメラでとり，毎日Mさんに見せることにした．妻が面会に来るときに，毎回，その日の朝の母親，愛犬，庭の状態をポラロイドカメラで撮り，それを病室に持ってきて，自宅の様子をMさんに見せた．

最初のうちはあまり興味を示さなかったが，少しずつ母親からのメッセージや，毎日変化する写真の中の庭や愛犬の表情を見入るようになった．妻は，母親や愛犬がMさんの帰りを待っていることを強調して話した．Mさんは10日目ごろから，リハビリテーションへの意欲を見せ始めた．

その1週間後，息子の運転で土曜日から日曜日にかけて外泊した．母親や愛犬に会って楽しく過ごし，久しぶりに庭を眺めながら過ごしてきた．Mさんは「母に久しぶりに会ったが，ぼくを覚えてくれていたよ．お父さんと同じ病気だね，といっていたよ（Mさんの父親も脳梗塞であった）．母親はもっと認知症症状が進んでいると思っていたけれど，そうでもなかったので，ほっとした．家にはまだぼくの居場所があったよ．やっぱり家がいいね．早く退院するためにも頑張るよ」と受け持ちナースに話した．

外泊後，Mさんは明るくなり，積極的にリハビリテーションに取り組むようになった．趣味の園芸の本を妻に買ってきてもらい，庭の手入れを考えるようになってきた．

3.5 評価：自己概念の混乱からの回復

(1) 心理的にも落ち込む時期

この事例では，リハビリテーション開始後3週間目ごろに，回復の進展が見られず，同じことの繰り返しにいや気がさし，訓練意欲の減退が見られるようになっていた．このことは，将来に希望が持てず，やる気をなくしかけている表れと考えられた．また，3週間という期間は，心理的にも落ち込みやすくなる時期である．

(2) やる気を起こさせる介入

このような時期には，Mさんにやる気を起こさせる介入が必要であった．それは，Mさんにとって，現状での人生とは何か，生き甲斐となるものは何かを，会話の中から情報収集し，アセスメントし，**解決方法の具体策**を見つけることであった．

Mさんから，母親，愛犬，自宅の庭といった言葉が会話のなかから聞きとれた．そこで，母親を大切に思っており，母親より先に死ねないと思っていること，愛犬は散歩の友であり可愛がっていること，自宅の庭いじりが好きであること，などがわかり，それらに関心を向けるように，

毎日ポラロイド写真を撮ってMさんに見せることにした．

妻は毎朝，母親，愛犬，自宅の庭の写真をとり，それらをMさんに見せ，自宅の様子を知らせた．そのことにより，Mさんは次第に自宅での生活に関心を示すようになった．そして，早く自分もその生活に戻りたいと思い始めた．その後，タイミングをはかり，土曜日から日曜日にかけて外泊を実施した．そのことで，家庭には自分の場があることを確認でき，家族のありがたみ，家庭のよさについて現実感を持つことができた．そして，早く退院して自分の生活を取り戻したいと考えるようになった，と思われる．

(3) 生き甲斐が見つけられるような支援

結果的に，計画を実践することでMさんは明るくなった．リハビリテーションにも意欲的になり，早く退院できることを望むようになった．Mさんは，家族のありがたみ，母親の存在などから，自分の存在価値を見いだせたのではないかと思われる．それにより，自己概念の混乱も回復してきたと考えられる．

今後，リハビリテーションを継続していくなかで，このような精神的落ち込みが，再び生じるかもしれない．そのときに，その時点での精神的状態をアセスメントし，気持ちを高めるようなケアを考えていくことが重要である．特に高齢者のケアにおいては，生き甲斐ということに注目し，その人にとっての生き甲斐を見つけられるよう支援することが大切である．

(4) 自分の存在価値を実感できるように

自己概念とは，自己によって知覚された自分というものの見方および態度である．**自己の存在価値**は，他者との相互関係に左右され，ある出来事をきっかけにして自己の存在価値を肯定的（生きるに値する価値を持つ自己である）にも，あるいは否定的（生きるに値する価値を持たない自己である）にもしてしまう．

高齢者は，身体機能の変化のために，自分が従来果たしてきた役割や行動がとれなくなることによって，精神的ダメージを受けやすい．このようなとき，身体機能の低下を補う手段や，新たな役割の発見などの発想転換が大切となる．しかし，高齢者は，長い人生経験の蓄積により，思考や価値観がパターン化される傾向があり，急激な変化に対応できないことがある．確かに価値観を変えることは難しいことであるが，変化しないとはいえないので，諦めずに支援することが大切である．

自分が価値ある人間として感じられるかどうかは，自分に対する期待をどのくらい満たしているかにもよる．そのため，肯定的な他者によるフィードバック，あるいは対応があれば，それまで生きてきた自分，現在の自分，将来の自分を受け入れることができ，その役割を果たすことが可能である．以前と比較して現在のように社会秩序が混乱し始めている時期にこそ，高齢者が自己の存在価値を感じ，自己概念を維持できるような社会政策・教育が必要であろう．看護教育，また実際の高齢者のケアにおいて，それを率先して示すことが重要である．

4 事例についての哲学的考察

4.1 すべての世代が尊重される社会に

先にふれた1991年の国連総会における「高齢者のための国連五原則」が決議された翌1992年

の第47回国連総会において，**国際高齢者年**（International Year of Older Persons）を1999年に実施することが採択された．それは先の五原則を促進し，政策および実際の計画・活動において具体化することであった．国際高齢者年のテーマは「すべての世代のための社会をめざして」（Towards a society for all ages）であった．

　老人ケアの専門家であるボリンガー（T.E.Bollinger）は「すべての年齢層がそれぞれに社会にとって意味や価値があるということが明らかにされていないような社会は，どこかが間違っているとわれわれは信じる」と述べている[11]．高齢者世代を軽視あるいは排除するような「社会」はその一部が病んでいるのではなく，全体が病んでいるのである．したがって，高齢者をどのような眼差しでみているか，どのような価値判断で扱っているかは，単に高齢者についての政策の問題であるにとどまらず，その社会なり国家なりが何を原理にして動いているかを現しているのである．

4.2　高齢者への偏見・思い込み
(1)　二つの重大な間違い
　ところで私たちの現代社会は，人間を評価するとき，社会的役割をよく果たし得ること，利潤を得ること，一日一日が進歩していることを基準にすることが多い．そうすると，高齢者は役に立たないもの，つまらないもの，遅れたもの，として見られることになる．ここには二つの意味で間違いがある．

　第一に，現代社会の価値観は一つの見方に過ぎず，人間はいつもそのように生産的に生きているわけではないからである．第二に，高齢者はすべての人が非生産的であったり，病人であるかのように考えるのは思い込みにすぎないのであって，現実として正しくはないからである．前述したように，高齢になればなるほど一人ひとりの個別性は顕著になる．だから，一般論として高齢者を論じることは極力避けなければならないのである．

(2)　「攻撃者との同一視」による自己概念の損傷
　しかし，どちらかといえば私たちには無意識的あるいは意識的に，若さや健康を尊び，老いや病弱さを忌み嫌う習性がある．それは人間の自己保存の本能からいっても当然のことでもある．また，そういう心理が医療や保健の向上を可能にしてきたともいえるから，すべて否定はできない側面もある．しかし，これが過剰になると，高齢者や病人の尊厳を傷つけ，人権を損なうことに通じる危険性がある．

　ここで注目しなければならないことは，今述べたような高齢者に対する社会の側の一定の価値観に基づく差別や偏見や誤解を，高齢者自身もまた，心の底では「それらが正しいのではないか」と思い込むようになることである．これは心理学で**「攻撃者との同一視」**と呼ばれる現象である．このようにして高齢者の「自己概念」は必要以上に損傷を被ることになるのである．

4.3　相互関係の重要性
(1)　他者との関係によってよくも悪くもなる自尊心・自己概念
　「自己概念」の損傷は，病気になった高齢者の場合に特に大きな問題となる．二つの症例で見たように，高齢者に一般的な機能の減退や種々の喪失に加えて，病気においては身体的・心理的・社会的な健康の多くが制限され，スピリチュアルな次元でも自尊心がいっそう低下する可能性が

高くなる．

そこで必要な対処方法は先に述べたように「人間としての価値や年齢や社会的地位とかかわりなく評価してくれる人との相互関係によって，肯定的な自尊心」が持てるようになることである．いうまでもないことであるが，人間は**相互関係的存在**（あるいは「**間主観的存在**」ともいう）であって，自尊心や自己概念はひとりでにでき上がるものではなく，他者との関係によってよくも悪くもなるものである．

(2) 忍耐強く傾聴する姿勢が大切

この関係の成立は，互いの間にあるかもしれない不信感や警戒感，あるいは不安感のためにきわめて難しいことであるが，そうであればこそ，いっそう忍耐強く時間をかけて相手（高齢者）に**傾聴**する姿勢が必要である．科学的なアセスメントを行い，相手の個別性に応じたニーズを知ることは看護の基本中の基本である．高齢者においては，ニーズはしばしば深く秘められていて，明確な言語として表出されることは少ないから，即断は禁物である．相手のリズムを尊重し，ゆっくりと高齢者といわば「なじみ」の関係を築いていくことが必要である．

そういう関係をつくるためには，相手が大切にしてきたもの，あるいは今大切にしているものが何であるかということに目を向けることがきわめて重要である．なぜなら人間は誰であっても，その人が大切にしているもの（宝）にその人のこころがあるからである．人生の長い時間において高齢者のこころの宝は他人からは判別しがたいほど幾重にも積み重なっており，それがまたその人の「**自尊感情のひだ**」をなしている．それは先の**事例 2**にもあったように「**母親，愛犬，庭の手入れ**」といった日常的なことである場合も多いから，かえって見落とされがちなのである．

4.4 「老い」という思いがけないもの
(1) プラス・マイナスの尺度でとらえられない「老い」

高齢者の問題を考える場合，まさに「問題」としてのとらえ方が一般的であるが，そこには何とはなしに「マイナス」のイメージがつきまとっている．しかし，例えば高齢化ということを生物学的な観点から見れば，生物としての「成長期」（性成熟まで）と「生殖期」（子の養育の終了まで）を終えてからの「**後生殖期**」が著しく延長しているということである．

これは言い換えれば「遺伝的プログラムの束縛から自由になる」ことを意味する．したがって「高齢化社会とは，人間がその遺伝的プログラムからのもっとも強い意味での自立性を獲得する社会という，人類史の上での，あるいは生命の歴史の上での究極的な到達点ともみることができるのである」[8]ということがいえる．

そもそも，老いとか加齢ということを単純に「マイナス」「プラス」という尺度でとらえることはできない．一般にマイナスとされる老化に伴う機能の減退や喪失は，果たして本当に人間にとってマイナスなのかどうかは断定できない．生物としての必須の条件を超えて存在するということは，人間とは「**超生物**」であり，「**超ヒト**」であるとすらいえるのであって，そうであるなら，生物としての機能の衰退や喪失は人間に新たな自己のとらえ直しを求めているかもしれないのである．

(2) ソクラテスが恐れていたものとは

高齢者に認められる肯定的な価値として，**人格的成熟**や経験に基づく知恵といったことがあげられることが多い．それは確かなことであるが，必ずしも断定はできないのであって，例えば，

認知症をはじめとして，およそ成熟とは思われないような高齢期を迎えている人々は，人生の失敗者だといっていいだろうか．

人間の生命とは，成熟とか知恵といった物差しだけでは割り切れないような「思いがけないものの正体」であり，「老い」もまたそういうものであるからこそ，「いつ誰に『迷惑』をかけるかわからないもの，逆に，いつ誰かによって迷惑をかけられるかもしれないものなのだ」[13] といえる．

ソクラテスは若かったときに出会った老哲学者のパルメニデスについて，次のように語っている．

> ……その時あの人はもうたいへんな歳でした．そして私には，あの人はあらゆる点で高貴な，何か底知れないものをもっているように見えたのです．それですから私は，われわれがあの人の言っている言葉を理解しないことを恐れるとともに，またあの人がどういう考えでそれらの言葉を語ったのかということには，さらになおわれわれの理解の及ばぬものがはなはだ多いのではないかと恐れるのです．（プラトン『テアイテトス』183e-184a）

たぐいなき頭脳者であった天才哲学者ソクラテスにしても「底知れないもの」「理解の及ばぬこと」があることを恐れていたということは私たちに何を教えるであろうか．

まとめ

生活様式，生き方，考え方や価値観の違いもあり，高齢者は個人差が大きいものである．そうしたことをふまえ，一人の人権を持った人間として認識することが大切である，QOL向上や"well-being"に向けての努力が求められる．特に，病を得たことによる自尊心の低下，自己概念の喪失に対しては，きめ細やかな精神的援助が重要である．高齢者への偏見・思い込みを捨て，一個人として接しなければならない．高齢者は品物や金銭では代えられない貴重な財産であることを再認識し，そこから学ぶ姿勢が大切だろう．

[学習課題]

□高齢者の自尊心を尊重したケアの具体的な方法を考えてみましょう．
□精神的援助を実践していくときに必要なこころがまえについて考えてみましょう．
□老いの先に待っている「死」とは何か，哲学的アプローチを試みてみましょう．
□自己概念とはどのようなことを意味するのか，自分自身で振り返ってみましょう．

キーワード

加齢　高齢　権利擁護　自尊心　生き甲斐　自己存在の価値　自己概念　肯定的認識　自尊心の低下　心の傷　成年後見制度　地域福祉権利擁護事業　社会福祉事務所　ケア付き入居施設　リハビリテーション病院　高齢者のための国連五原則　地域福祉権利擁護制度　自己概念の混乱　解決方法の具体策　自己の存在価値　国際高齢者年　攻撃者との同一視　相互関係的存在　間主観的存在　傾聴　自尊感情のひだ　後生殖期　超生物　超ヒト　人格的成熟

参 考 文 献

1. 天野正子（1989）小説に読む老いのメッセージ，アエラ，第40号，p.48-49，朝日新聞社．
2. 奥野茂代，大西和子編（2014）老年看護学，第5版，ヌーヴェルヒロカワ．
3. フィリッポ・グロード（1984）日本のお年寄り——老人ホームの四季，YMCA出版．
4. フィリッポ・グロード（1997）おとしよりに太陽を！——SOS日本の老人福祉，旬報社．
5. 酒井一郎（1982）老い，深まりゆく表現，上智大学哲学会「哲学論集」11号，p.63-80．
6. 田畑邦治（1994）偏見から畏敬へ——高齢化社会に向かう態度とは（出会いの看護論——人間の尊厳と他者の発見，所収），p.115-116，看護の科学社．
7. 田畑邦治（1997）老いにかかわる——老人への尊敬と偏見（新訂 ケアの時代を生きる——かかわりと自己実現，所収），看護の科学社．
8. 広井良典（1996）遺伝子の技術，遺伝子の思想——医療の変容と高齢化社会，p.190，中央公論．
9. S.ボーヴォワール著，朝吹三吉訳（1970）老い，人文書院．
10. M.A.マテソン，E.S.マコーネル著，大川嶺子他訳（1994）看護診断にもとづく老人看護学4——心理社会的変化とケア，医学書院．
11. 南博文，やまだようこ編集（1995）老いることの意味——中年・老年期，生涯発達心理学 第5巻，金子書房．
12. パット・ムーア著，木村治美訳（1988）変装——私は老人だった，朝日出版社．
13. 室伏君士（1989）病む老人を診る——痴呆性老人のメンタルケアを通して，看護実践の科学，第14巻，第7号，p.23-27．

16

ターミナルケアに臨む哲学・宗教

[学習目標]

□ホスピスの思想・意味について理解する．
□ターミナルケアの本質や看護のあり方について，哲学的・宗教的視点から学習する．
□終末期患者への接し方を，事例をとおして理解する．
□「死の受容」とはいかなるものかの理解を深め，自分自身の問題として認識する．

1 ホスピスケアとは

1.1 その人なりのまなざしを大切に

　医学の進歩に伴い，病気に対する自然科学的な見方に基づく治療が進み，人は身体的な痛みから解放された．安楽に生きることが可能となり，多くの人がその恩恵にあずかっている．しかしながら，病気の主体である人の顔は見えず，その存在は"○○病の患者"としてのみ扱われている．それでも，病が疾患としてとらえられ，治癒する場合には問題は少ない．だが，現代医学の技術を駆使しても治癒が望めない疾患の場合もある．そうした場合，対象から排除された患者は，取り残されてしまうことになる．

　こうした医学のありようへの問いから生まれたのがホスピスケアである．たとえ治癒できなくとも患者を一人の人間として尊重し，その人なりのまなざしを大切にするケアのあり方である，といえよう．

　ホスピスケアの機能の一つに，死にゆく人（dying patient）へのケアがあり，それが**ターミナルケア**という言葉で表現されている．ターミナルケアに関して柏木[1]は，「人々が水にぬれてもいやな思いをしないように，こちらの岸（この世）からあちらの岸（あの世）へ渡す渡し守のような役目である」と説明している．ここには，「あの世」と表現される死後の世界の存在が規定されており，明らかな死生観が存在している．「死後の世界」の存在については，人により考えが異なるためこの考えを押しつけることはできないが，少なくとも川岸に臨むその人をひとりぼっちにしないことがケアで最も大切なことである．

1.2 人は必ず死ぬ存在である

　わが国において，今日のターミナルケアで取りざたされるのは，そのほとんどが悪性腫瘍（がん）である．悪性腫瘍は，痛みをはじめとするさまざまな身体症状の解決が問題となるため，結果として主に医療者がターミナルステージに直接かかわる割合が増えている．しかし，人生において最大の危機である死と向き合うことは容易なことではない．

　例えば，痛みを伴う進行がんの患者に対して，モルヒネをはじめとするオピオイドや鎮痛補助薬により痛みを緩和することは可能である．しかし，そこで明らかになってきたことは，痛みは医学技術によってすべて取り除かれるものではなく，痛みを感じる主体がそこに残されるということである．それは「**人は必ず死ぬ存在である**」という自明の理に気づかされるからにほかならないであろう．

　ターミナルステージとは，生と死の間で，死を見つめることをとおして，日常生活の営みに目を向け，日々を紡ぐことにより生の意味を探求するときである．そこで，この過程を援助する看護のあり方や，ケアの本質について考えてみることにする．

2 死にゆく人の死とのかかわり

2.1 長い旅路の，最後の休息が死である

　死はすべての人の宿命で，生きていくうえで回避できないことであり，しかもいつ訪れるかがわからない不確実なことである．また，死は未知のもので，死の訪れは人生の終焉を意味する．こうした「死」の持つ意味に圧倒され，人のこころは大きく揺れ動き，苦悩するのである．

　キューブラー＝ロス[2]（Elisabeth Kübler‐Ross 1926〜1998）は，死にゆく患者を気にかけ，そばにいて，話を傾聴することにより，患者と死とのかかわり合いの過程を死にゆく人の心理プロセスモデルとして発表している．この**心理プロセスモデル**についてはあらためて説明するまでもないが，ここに記しておく．
①第1段階：否認
②第2段階：怒り
③第3段階：取り引き
④第4段階：抑うつ
⑤第5段階：受容

　第5段階の「受容」という言葉の意味について上野[3]は「長い旅路の最後の休息が訪れたような実感であり，一人にしてほしいが，同時に，黙って自分のそばにいてほしいとの思いである」と説明し，最後のときが近づくのを静観することであると述べている．

2.2 生死に真摯に向き合う態度が不可欠

　死への取り組みは，時間的な経過の中で揺らぎを伴いながらも進んでいくが，最期のときまで患者に寄り添い，決して一人ぼっちにさせない他者の存在を欠くことはできない．そして，この他者の一端を看護師が担う場合には，専門的な知識に基づく適切な技術の提供はもちろんのこと，人に対する誠実な態度や生死に真摯に向き合う態度などが不可欠であるといえる．

　では，臨床ではどのようにターミナルケアが実践されているのか．死の受容の視点からの事例を紹介し，ターミナルケアの本質や看護のあり方について，哲学的・宗教的視点から考えてみたい．

3 ターミナルステージにある患者の死の受容の援助事例

3.1 卵巣がん転移のAさんの事例

　卵巣がんに罹患した女性患者が，諸症状の増強から**緩和ケア病棟**（ホスピス病棟）に入院となった．もはや死から免れないことに気づき，痛みを感じつつ，自己の死と対峙する過程での援助の実際を紹介する．

(1) 事例紹介
患者：Aさん，54歳，女性．
診断：卵巣がんの腹膜転移による腹水貯留．

症状：腹部膨満感と呼吸困難．
家族状況：会社員の夫（58歳）との二人暮らし．夫婦関係はあまりよくない．長男は結婚して独立．次男は会社の寮で暮らしている．子どもたちには病状を詳しく説明していない．Aさんの同胞との音信も途絶えがちである．
職歴：看護学校を卒業して数年間は看護師として病院で働いていた．結婚後は診療所で勤務していた．卵巣がんのため，51歳で退職したあとは無職である．

(2) 入院までの経過

8年前に卵巣がんと診断された．3年前より腹膜転移を認め，化学療法を続けてきた．約半年前に主治医より「緩和ケア」を受けることを勧められた．夫婦で2ヶ月近く悩んだ末に，4ヶ月前に緩和ケア外来を受診した．Aさんは，治療を中止したことによる敗北感と，先が見えないことへの不安を非常に強く訴えた．しかし他方では，まだ治療法があるのではないか，治癒する見込みがあるのではないか，など一抹の希望を抱いている様子もうかがえた．

1ヶ月前ころより，腹水貯留による腹部膨満感と呼吸困難が強くなり，昼夜を問わず病棟に電話が入るようになった．呼吸困難が強くなる一方であるため，自宅での日常生活が困難であると判断し，主治医が入院を勧めた．しかし，「これが最後の入院だとわかっているから……，考えたい」とAさんが答えたため，様子を見守っていた．数日後，「やっぱり家で過ごすことはもう限界だと思う．昼間は一人だし，息苦しくなると，このまま死んでしまうのかと不安になります」と連絡があり，入院となった．

4 看護の実際とその意味

4.1 闘病の意味を問う

入院後，継続的な腹水穿刺と酸素療法，薬剤投与によりAさんの身体症状は緩和され，ラジオをBGM代わりに穏やかに過ごせるようになった．

> Aさん：こうしていると，いつの間にか，うとうとしてすごく気持ちがいいのよ．がんの最後は苦しいでしょう．それはいやだなあ，と思っていたから．それでここを選びました．でも，やっぱり病気には克てなかった．もうだめね，あんなに頑張ってきたのに……．悔しい．やっぱり私の負けね．
> 看護師（以下Ns）負け？　それはどういう意味ですか？
> Aさん：病気に負けたのよ．治ると思って8年間も闘ってきたのに．とっても苦しい治療も治ると思うから頑張ったのに．ここでこうして横になっていると死刑執行を待っているみたいで……．それも仕方ないことと思うけど．
> Ns：病気に負けたと思っているのですか．それはつらいでしょう．これまで治ると信じて頑張っていらしたのに．それが難しい状況になったので，悔しいと思う気持ちはとてもよくわかりますが……．私には，Aさんが病気に負けたとは思えないのですが．
> Aさん：だってそうじゃない．現に治らなかったんだから．でもこうしていると，とても楽だから安心しています．今はこれもいいかなと思っているのよ．

> Ns：確かに病気は治らなかったけど，苦しい治療をずっと続けてこられたじゃないですか．これまでに頑張って治療して生きてきたことを全部否定してしまうようで，寂しいと思いますけど……．外来にいらしてからも，Aさんらしく頑張っていらしたと思います．それに，こうして今も一生懸命に生きていらっしゃるじゃないですか．それを負けたとひとくくりにしてしまうのはどうでしょうか．
> Aさん：もちろん頑張ってきたわよ．化学療法が効かなくなって，前の先生に緩和ケアを勧められて，主人はそんなところへは絶対行かないでくれというし．でも，入院中，まわりで死んでいった患者さんたちはとっても苦しんでいたし．主人と何日も話し合ったけどなかなか決心がつかなかったの．自分から闘うことを放棄してしまうようで．だからね，負けだと思うのよ．死刑執行を待ってるようで．
> Ns：Aさんのおっしゃっていることはよくわかります．治療を続けることは，本当に大変なことですものね．でも，だからといって今の状態が"負けた"ということではないと思っていますが．この8年間，つらいこと苦しいことを乗り越えてきたことは認めてもいいんじゃないでしょうか．Aさんお一人で頑張ってこられたのではないでしょう？ ご主人やいつも来てくださるお友達やたくさんの方が支えてくださっているじゃないですか．
> Aさん：それはそうだとは思う．本当にみんなよくしてくれているものね．感謝しているわ．先生も看護師さんもとってもよくしてくれる．本当はね，まだまだ死にたくないの．私なりにしたいこともたくさんあるしね，もっと人生楽しみたいって思っていたの．私，まだ54歳よ．まだまだ若いのに．何で私だけがこんな病気になって死なないといけないのかって．本当は死にたくないのよ．
> （看護師はうなずきながら黙って聴き続けた）
> Aさん：……それなのに死なないといけない．でも，こうして看護師さんと話していると，自分が必死に生きてきたことを思い出したわ．本当に苦しいこともたくさんあったのに，なんとか頑張ってこられたのよ．
> Ns：そうね．今も本当によく頑張って生きていらっしゃると思います．だから，もっとご自分のことを大切にしてほしいなと思っています．少し考えてみてください．私も考えてみますから．
> Aさん：わかったわ．よく考えてみるわ．

4.2 死の受け入れがたさ

(1) 緩和ケア病棟：回復の望みが絶たれる

　Aさんの場合の最期は，一般の外科病棟やがん病棟ではなく，緩和ケア病棟で過ごし，ケアも専門看護師によってなされた．このような点で，特殊な場合といえるが，ターミナルケア一般に共通する要素も多い事例であると考えられた．

　入院後，適切な緩和医療が行われてきた．Aさんの症状は緩和され，不安も軽減されたにもかかわらず，Aさんは現状を「病気に負けた．死刑執行を待っているようだ」と表現している．しかも，その言葉を繰り返していることから，この意識が強いものであったことがうかがわれた．確かに，病状悪化により緩和ケア病棟への入院を余儀なくされることは，回復の望みが絶たれた

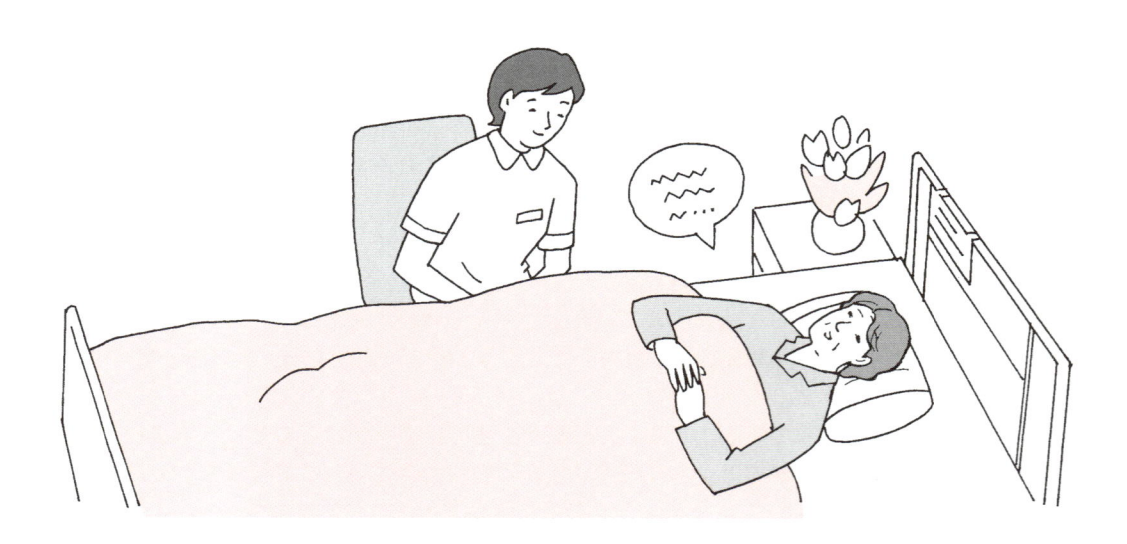

ことを意味する．このため，わずかながら抱いていた希望も失ってしまったと感じ，患者は孤独感や絶望感を感じ始める．

(2) 「死」：自然と受け入れられない

思いのほか早く近づいてくる死を，もはや無視することはできない状況に追い込まれてしまう．そのため，死を外部から与えられるものと考えることが多い．それは，死を受容するための一つの合理化であるともいえる．しかし，死は人間の自己保存的な本能にとって容易には受容しがたいものであり，そのために「外から」襲ってくる「敵」のように感じられるのである．

「死」は生物学的にみて「自然」なことであるとしても，人間の心理の本音からすれば「死にたくないのに死ななければならない」ことであり，その意味で，一種の矛盾をはらんだ不可解な事態であるといわなければならない．

4.3　否定的認識の前に必要なこと

こうした否定的な態度の時期に際しての看護の方向性は，その人なりの方法で死を含めた現状を現実として見つめていけるように援助することである．Aさんへの看護では，看護師は，まだAさんが，心身ともに不安定な状態にあることを念頭において，患者の現状に対する**否定的認識**が本当にそれでよいのかを考えられるような働きかけが必要である．

身体状況が悪化していく中での働きかけは，細やかな配慮とともに，問いかけや傾聴の姿勢を保ったうえでのふみ込みが大切である．また看護師は，Aさんとのかかわりから，今日はこれ以上Aさんの気持ちにふみ込むよりも，Aさんが考える時間が必要であると判断して，その日の会話を終えている．このような場面では，状況を読む力と判断力が必要である．

4.4　「あなたを一人ぼっちにしない」という理念

最後に，「少し考えてみてください．私も考えてみますから」と看護師が言葉を添えることで，Aさんに何が期待されているかを明らかにするとともに，看護師が一緒に意味や価値を探索していこうとする姿勢を伝えることができている．孤独感を強く感じるこの時期，「あなたを見捨てな

い．一人にはしない」という看護師の姿勢をしっかりと伝えることは，これからの道のりを患者とともに歩んでいくために欠くことのできない援助である．

　イギリスで始まったとされるホスピス運動の中心的な理念の一つは「**あなたを一人ぼっちにしない**」ことだといわれる．死は他の経験とはまったく異なった究極的な「孤独」である．その孤独を解消することはできないまでも，そばに寄り添って最後まで死にゆく人の友であろうとすることが看護師や家族に望まれることなのである．

5 自ら人生を振り返る

5.1　これまでの生活を表出させる

　数日後Aさんから，話がしたいので病室に来てほしいと要望があった．

> **Aさん**：この間のことだけど，やっぱり看護師さんのいうとおりだと思うわ．
> **Ns**：負けたのではない，ということですか？
> **Aさん**：そう，あのあといろいろと考えてみたの．そうしたら私なりに，そのときどきでいろいろと悩んで，考えて，闘ってきたと思ったの．それがわかったら，やっぱり看護師さんのいうとおりだなと思って．主人もよくやってくれているしね．
> **Ns**：それはよかったですね．逃げないで，そのときどきでしっかりと病気と向き合ってこられたものね．「死刑執行」については，どう思っていますか？
> **Aさん**：やっぱり死を待っている感じはしているわ．だって，どんどん自分のことができなくなって，いちいち看護師さんを呼ばないといけないでしょう．早く楽になりたいと思うの．寝たきりで何もできないものね．みなに迷惑かけているもの．
> **Ns**：そうですね．自分のことができないのは本当につらいことですものね．
> **Aさん**：まさか私がこんなことになるなんて思ってもいなかったわ．2日前に学生時代からの友だちが4人来てくれたの．みんな忙しいのにね．そのうちの一人がつい最近離婚したって聞いて驚いたわ．この間の話をみなに話したら「あなたは病気と闘って大変だけど，それぞれ問題があって，誰もが大変なのよ」って．家族や病院で，こんなによくしてもらっているのに頑張らなくっちゃって．一人の友達なんて，うらやましいなっていうのよ．みんなにそういわれている間に，まあ私の人生もまずまずだったのかなと思ってね．
> **Ns**：それで少し気持ちが楽になりました？
> **Aさん**：そうね．上を見たらきりがないけど，先生にも看護師さんにもよくしてもらっているものね．主人も忙しいのに，家のことと私のことを本当によくしてくれていると思うわ．感謝しているの．

　このあと，Aさんは，がんと診断されて以来，夫がとてもやさしくなって驚いたことや，この8年間に夫婦で出かけた旅行の写真を見せながら思い出を語った．同時に，結婚直後に夫の実家ともめごとがあり，「嫁の代わりはいくらでもいる」といわれたことが原因で，夫婦関係がうまくいかなくなったことも話した．

　このため，子どもたちも父親とはしっくりいかず，父親は怖い存在であり，母子家庭のような

5.2　ライフ・レビューへの援助

　看護師との会話中のAさんは，ときおり涙ぐんだりはするものの，現状にいらだっている様子はなかった．むしろ，Aさんにとって，過去のつらい体験を思い出すような内容であるにもかかわらず穏やかな表情であった．看護師は，Aさんの心境の変化を感じるとともに，Aさん自身も気づかないうちにライフ・レビュー（人生の総括）を行い，人生を統合するような精神機能が働いていると感じた．今後は，Aさんの身体状況に合わせてライフ・レビューを促し，Aさんが自らの力で人生を総括していくことができるような援助が大切となる．

5.3　周囲へのまなざしの意味

　人間は，さまざまな時期になんらかの総括や反省を行って自分の人生を評価したり，変更したり，意義づけたりする存在である．とりわけ，死を前にする場合，ほとんどの可能性は断たれるので，絶望的になることは多い．しかし，家族や友人，医療関係者がかかわることでより総合的なレビューが可能になり，今まで忘れていたことが想起され，**肯定的総括**もできるようになる．

　この事例においては，まだ「死刑執行」という意識は残っている．無力感も強く，死の受容はできていないが，看護師との信頼関係が深まるにつれて，Aさん自身が自分の周囲の人々に目を向け，肯定的に考えることができつつあることに注目したい．「私が何かをする」という意味での主体性は，死の前に崩壊せざるを得ないが，それが転じてまわりの人への感謝のまなざしが深まるということは，しばしば見られることである．したがって，「死」は単なる「敗北」とはいえないのである．

6　関係の中で生きることを確認する

6.1　病気によって気づくこと

　Aさんの病状はその後もゆっくりと進行し，日中，刺激がないといつのまにか眠っているという状態であった．呼吸状態は徐々に悪化し酸素療法が続けられ，24時間セミファウラー位での臥床となった．

Aさん：本当に苦しいことがなくて助かっています．でも，自分では動けなくなりました．看護師さんたちに助けてもらって，それで助かっています．
Ns：そうですね……．何か困っていることはありませんか？
Aさん：みんなよくしてくれるから．大丈夫．でも，ときどきとても不安になる．
Ns：どんなことが不安ですか？
Aさん：……．これからどうなっていくのかしら？　このままだったら困るわ．
Ns：みんなに手伝ってもらわないと生活できない状態が長く続いたら困るということですか？

Aさん：そう，からだは苦しくなくて．こうしているとすごく気持ちよく過ごせているけど……．看護師さんもとってもよくしてくれているけどね．昨日，お通じでシーツを汚したときも，すごく手際よく片づけてくれて．ずっと笑顔で対応してくれてね．とってもありがたかった．
（看護師はうなずきながら聴いている）
Aさん：でも，これが長く続くと困るわ．あとどのくらいかしら？　わかるといいなと思って．
Ns：難しい質問ですね．Aさんはどう思っていますか？
Aさん：そうね，よくわからないけど，1，2週間かな……
Ns：正確に何日とはいえないけど，私もそのくらいだと思います．もし，そうだとしたらそれは長いなって感じがしますか？
Aさん：うーん，そうね，そのくらいならいいかな．主人もなんとか頑張れると思うわ，そのくらいなら．
（しばらくの沈黙が続いた）
Aさん：この間の日曜日に，母と兄弟が来てくれてね．私が勝手に迷惑かけているって思っていたことがわかったわ．弟もなんで自分たちをもっと頼らないのかっていうの，姉さんが勝手に迷惑かけていると勘違いしてるって怒って……．何にも連絡してこないなんて，いったい何を考えているのかっていわれたのよ．
Ns：そう，みなさん気にかけて心配してくださっていたのね．それはよかったですね．
Aさん：そうなの．また，来週も来るって．下の弟のお嫁さんも一緒だったのよ．
Ns：いいですね，ご家族って．お母様も心配されていたでしょう．
Aさん：母はね，代われるものなら代わってやりたいって泣くのよ．あの言葉はつらかった……．
Ns：そうですね．でもありがたいことですよね．
（Aさんは，うんうんとうなずいている）
Aさん：主人もよくしてくれるのよ．仕事も大変なのに．仕事の帰りには必ず寄ってくれて．
Ns：そうですね．Aさん，すごく幸せですね．病気になられたことは，とてもつらいことだとは思います．でも，病気の体験からご家族の絆が確認できたし，お友達も本当にAさんのことを思って来てくださっていますものね．
Aさん：本当にそう．以前は，ともかくよく働いてちょっとでも楽しく生きたいと思っていたからね．元気なときは同僚とカラオケに行ったり，食事しておしゃべりしたり，楽しいことがまず一番だった．子どもも小さいうちは可愛かったけど，男の子だし．中学生になると「うるさいなっ」ていう顔していたものね．それに，主人とはうまくいっていなかったし．それが病気をして，世界が変わったと思うわ．それは最初はなぜ？　なぜ？　ってずっと思っていたけど，主人もとてもやさしくなったしね．本当にそうね，幸せだと思うわ．病気のつながりでいろいろお友達もできたしね．みんな忙しいのに私のこと忘れないでくれるし……

　こう話すと，Aさんはこらえきれない様子で涙を流された．看護師はAさんの手をしっかりと握って，気持ちが落ち着くのをじっと待った．しばらくすると，Aさんは涙を拭きながら「ありがとう．最後までしんどくないように，しっかり看てね．約束してね」といわれた．看護師は

「約束します．Aさんがしんどくないように看ていきますからね．安心してください」と答えた．

6.2 患者の安心のために

この時期，Aさんは病状の悪化をからだで感じて，死が間近に迫っていることに不安を強く感じ始めていた．この不安に対しては，現在の**症状マネジメント**を継続していくことや，仮に苦痛が強くなることがあっても，医療従事者が全力でそのことに対応することを保証することが大切である．

Aさんが「最後までしんどくないように，しっかり看てね．約束してね」と懇願し，看護師がそれに対して「安心してください」と答えることができたことは，望ましい信頼関係が築かれたことを示すものである．「**最後まで決して見捨てない**」ことこそ，ターミナルケアの基本姿勢である．

6.3 関係の回復を促す

また，Aさんにとっての課題である家族関係の修復は，夫の介護や同胞のお見舞いにより徐々に回復してきていた．しかし，Aさん自身がそのことの重みに十分に気づいていなかったため，看護師が「幸せですね」という言葉をかけることで**意識化**することを促進している．Aさんは，看護師のその言葉をとおして，家族の存在の大切さや友人たちとの交流の大切さに気づき，自分が関係性の中で支えられて存在していることを認識できるようになっている．看護師は，医師と患者の間で意思の橋渡し役にとどまらず，家族と患者の間の絆を回復する役割を果たすことができるのである．

ターミナル期において，家族関係の確認や周囲の人々への感謝の意識が芽生えることの重要性は，Aさんが「病気をして世界が変わった」と述べているように，病気自体への評価が転換するほどに決定的なものである．死は孤独なものであるが，生と死の全体は，あくまでも他人との関係のうちに意味が変容するものであることを忘れてはならないのである．

6.4 社会的条件の中の死

Aさんは同時に，家族（特に夫）に対して，自分がこのままの状態で生き続けることが経済的にも重荷となることを意識し，苦悩を感じ始めている．家族の負担となることへの苦悩は患者のみならず家族をも非常に苦しませるものである．そのため，患者の認識を確認しながら，状況によっては夫も交えての話し合いが必要となる．こうして死が社会・経済的な条件のもとにもおかれていることを知っておくことは大切である．

しかしながら，Aさんは，迫りくる死や死後に関する「恐れ」についてはまだ十分に表現していないようであるため，この点へのケアが今後必要であると思われた．

7 死や死後の世界にともに思いをめぐらす

7.1 「死」への認識

3日後，Aさんの病室にうかがうと，しっかりと開眼していた．「きょうは楽そうですね」と尋

ねると，「昨夜よく眠れて，きょうは気分がいいの」とにっこりされた．

> Ns：そうですか．先生も約束してくださったでしょう．大丈夫って．
> Aさん：そうなの．それで気持ちが落ち着いてきたと思うわ．からだのしんどさはほとんどなくて，こうして話していると動けないことも忘れているくらいなの．
> Ns：それはよかったですね．きょうは調子もよさそうだし，私もうれしいですよ．
> Aさん：でも，これなら2週間より長く頑張れるんじゃないですか？
> Ns：それはうれしいってこと，それとも……
> Aさん：困るってことよ．もうそろそろお迎えがきてほしいわ．死んだら楽になれるでしょう．お金のことも気がかりだし，主人はそんなことをいうなって怒るけどね．どっちみち死ぬんだし，死んだら何もないもの．
> Ns：私には，ご主人が怒る気持ちもわかりますけど……
> Aさん：私だって死にたくないわよ，本音をいえばね．だけど，今となってはしょうがないでしょう．それなら，あまりみなに迷惑をかけないで逝きたいと思うじゃないの．
> Ns：きょうは，とてもさっぱりしていますね．いつものAさんとは別人のようですね．
> Aさん：そうかしら？　気持ちが固まったというのか，死んで「無」になるのもいいかなと思って．
> Ns：死んだら「無」になるって思っているのですね？
> Aさん：うん，そう．死んだら何も残らないでしょう．あの世はないと私は思っているの．人間にあるのはこの世だけよ．看護師さんはどう思っているの？　ここはキリスト教の病院だからキリスト教を信じているのよね．看護師さんたちはみなそうなの？
> Ns：みながキリスト教を信じているわけではありませんけど，私個人は信じているので，死ぬことは神様のところへ帰るって感じですね．「無」になるって，私にはなんだか寂しい気がしますが，そんなことはないですか？
> Aさん：寂しいわよ．でも，私は死んだらどうなるかよくわからないし，考えていると怖くなるでしょう．何もなくなるって思うと，考えなくてすむでしょう．それが楽だしね．それに何にも信じてないものね．
> Ns：そうですか．患者さんによっては，天国で祖父母や両親に会えるとか，友達に会えるとかいうけど，Aさんどうですか？
> Aさん：それもないわ．
> Ns：そうですか．どなたか身近な方を亡くされたことがありますか？
> Aさん：父がね，2年前に亡くなったけど，ちょうど治療中だったのでお見舞いにもお葬式にも行ってないの．だからあまりピンとこないのよね．でも，本当のところは怖いと思っている．
> Ns：無理に考えなさいといっているのではないのですよ．死んだら「無」になるっていっておられた患者さんもいらっしゃいます．死についての考え方はさまざまなので，これがよい・悪いというものではないと思います．Aさんが納得されていれば，それでいいかなと思います．

この後，Aさんの状態は急速に悪化し，3日後に亡くなった．このため，Aさんと死についてそれ以上深く語り合う機会はなかった．

7.2 それぞれの死生観の尊重

死や死後の世界のとらえ方は，その患者の価値観や信念・宗教などと深く結びついているため非常に多様である．看護師はまず，死が個人にとってそれぞれ異なるものであることを認めることが大切である．またその際に，看護師自身の死や生に関する考えを求められることが多いため，看護師自身も日ごろから生や死について思索することが求められる．

Aさんの場合，「無」になると思うことで，死や死後に関して思いめぐらせることを無意識にしないようにしているとも思われるが，そうした**死生観**も一つの立場であり，尊重されなければならない．しかし，「無」になるということが，本人の認識および死生観であるとしても，Aさんが「本当のところは怖いと思っている」と述べているように，依然として死が謎めいたものであることは事実なのである．

7.3 患者の感情の内面に入る

「死んで無になる」という考えは，宗教や哲学の立場からとらえなおすと，おそらく議論の余地があり，またなんらかのアプローチもあると考えられる．死に臨む人への看護という視点からは，あくまでも患者本人の価値観を大切にするという姿勢が大切である．できるかぎり患者の感情の内面に入り，患者とともに死を見つめることが看護師の基本的な態度でなければならない．

8 ターミナルケアの基本的精神

8.1 ターミナルケアとは基本的ケアの徹底である

本事例でも明らかなように，「身体症状の緩和」は精神状態にも大きなゆとりをもたらし，こころを解放させることができる．このことは，ターミナルケアを考える場合に特に重要なことである．

ターミナルケアにおいては，精神的な援助のみに意識が向けられることが多いが，そういうときにこそからだに対する基本的ケアを徹底的に行うことが大切である．ターミナルケアは基本的ケアと別物という視点より，むしろ基本的ケアの徹底と見なされるべきである．

8.2 「その人らしい」最期を

しかし，この身体的ケアにおいて，ただ患者を「安らかに」することが唯一絶対の目標であるとは一概にいえない．むしろ重視されるべきことは，患者一人ひとりのその人らしい最期を配慮することである．例えば，痛みのコントロールの場合においても，その必要の度合いは人によって異なるため，個別に応じたていねいなかかわりが前提とされる．

8.3 死の現実から目をそらさない

前述のように，終末期を迎える患者に対して個別的な対応として必要なことは，看護師自身が「死」に対してなんらかの考えを持っているということである．看護師自身が死という現実に対して目をふさぎ，ひたすらそこから逃げようとするときには，患者個人の独自な死への近づきを見逃し，画一的な対応をしてしまうことになるからである．そのような場合，看護師の過剰な不安

が患者にも伝わり，必要以上に不安を増殖する結果になるのである．

8.4 真実への権利

このことと関連して，「がん告知」の問題も考えられるべきである．つまり，この場合も画一的に告知の是非を論じることはできない．患者一人ひとりの意思や性格，そして家族などの意見や気持ちなどを総合的に考慮して判断すべきであろう．しかし，基本的には，人間の権利として病気であることの「真実」が伝えられる必要があるし，少なくとも暗黙のうちに伝わる必要はある．ここでも最優先されるべきことは，患者にとっての利益・善であって，医療関係者や家族の恐怖ではないことを念頭におくべきである．

8.5 細やかな患者理解

前述の 8.1 から 8.4 までの 4 点は，現実においてはいずれも簡単なことではない．これらを可能とするための条件は，できるかぎり患者のそばにいること，一人ひとりの個別性を重視し，その小さな意見や小声に対してていねいに耳を傾けること，そして医療チームが協力して「患者にとっての最善」を探究すること，である．単なる画一的な「病気」についての理解ではなく，「病人」そのものへの細やかな理解の積み重ねが，困難なターミナルケアを可能にするのである．

まとめ

看護師には，専門的な知識に基づく適切な技術の提供はもちろんのこと，人に対する誠実な態度や生死に真摯に向き合う態度などが不可欠である．患者が心身ともに不安定な状態にあることを念頭におき，現状への否定的な認識がほんとうにそれでよいのかを考えられるような働きかけが必要である．患者の身体状況に合わせてライフ・レビューを促し，患者が自らの力で人生を総括していくことができるような援助も必要である．「最後まで決して見捨てない」ことがターミナルケアの基本姿勢であり，看護師は，医師と患者の間で意思の橋渡し役にとどまらず，家族と患者の間の絆を回復する役割を果たすことができる存在といえる．看護師は，死や生に関する考えを求められることが多いため，日ごろから生や死について思索することが求められる．さらに，できるかぎり患者の感情の内面に入り，ともに死を見つめることが看護師の基本的な態度でなければならない．患者のそばにいること，一人ひとりの個別性を重視し，患者の声にていねいに耳を傾けること，医療チームが協力して「患者にとっての最善」を探究することが，困難なターミナルケアを可能にする．

[学習課題]

- □ ホスピスとはどのようなものでしょうか．説明してみましょう．
- □ ターミナルケアで患者に対する援助には具体的に何があるかまとめてみましょう．
- □ ターミナルケアで重要なケアであるライフ・レビューについて考えてみましょう．
- □ さまざまな社会的条件の中で患者に安らかな最期を迎えてもらうにはどのような援助が必要か説明してみましょう．

キーワード

ホスピスケア　ターミナルケア　人は必ず死ぬ存在である　心理プロセスモデル　緩和ケア病棟　否定的認識　あなたを一人ぼっちにはしない　ライフ・レビュー　肯定的総括　症状マネジメント　最後まで決して見捨てない　意識化　死生観　がん告知

引用文献

1）柏木哲夫著，柏木哲夫・藤腹明子編（2003）ターミナルケアとは，系統看護学講座 別巻10，ターミナルケア，p.28-32，医学書院．
2）E.キューブラー＝ロス著，鈴木晶訳（2001）死ぬ瞬間——死とその過程について，中央公論社．
3）上野矗著，大森美津子・田村恵子編（2002）心理学に学ぶ，TACSシリーズ 成人看護学——終末期，p.45-48，建帛社．

参考文献

1．大野順一（1983）死生観の誕生，福武書店．
2．相良亨（1974）日本人の死生観，ぺりかん社．
3．ヴラジミール・ジャンケレヴィッチ，仲澤紀雄訳（1978）死，みすず書房．
4．ヴラジミール・ジャンケレヴィッチ，フランソワーズ・シュワップ編，原章二訳（1995）死とはなにか，青弓社．
5．生と死を考える会編（2002）生と死の意味を求めて，一橋出版．
6．田畑邦治（1994）出会いの看護論——人間の尊厳と他者の発見，看護の科学社．
7．田畑邦治（1997）新訂 ケアの時代を生きる——かかわりと自己実現，看護の科学社．
8．寺本松野（1975）看護のなかの死，日本看護協会出版会．
9．寺本松野（1985）そのときそばにいて——死の看護をめぐる論考群，日本看護協会出版会．
10．プラトン，岩田靖夫訳（1998）パイドン——魂の不死について，岩波書店．
11．山折哲雄（1991）臨死の思想——老いと死のかなた，人文書院．
12．吉本隆明・河合隼雄・押田成人・山折哲雄（1994）思想としての死，三輪書店．
13．パウル・L・ランツバーグ，亀田裕・木下喬訳（1977）死の経験，紀伊国屋書店．
14．エマニュエル・レヴィナス，合田正人訳（1994）神・死・時間，法政大学出版局．
15．磯部忠正（1997）日本人の宗教観，春秋社．
16．田畑邦治（2005）悲しみを支える言葉——古事記から芭蕉まで，佼成出版社．

17

精神看護の思想と実践

[学習目標]
- □「精神の病気」という考え方や,それに基づく医療の枠組み・法制度に条件づけられ,精神看護の実践がなされているという認識を深める.
- □西欧近代と日本における精神医学,精神医療の変遷と,「こころの病」に対する考え方の変化について理解する.
- □今日の精神保健施策のポイントについて理解し,精神看護に期待される役割について考える.
- □「医学モデル」から「看護モデル」,「生活モデル」への転換とはどのようなことであるかを理解し,精神看護のアイデンティティを探求する.

1 「こころとは何か」という哲学上の難問

1.1 こころの病とは何か

　人のこころほど理解するのが難しいものはない．ひるがえって，では自分のこころが理解できるかというと，自分のこころを理解することも同じように難しい．
　「こころとはそもそも何だろう？[*1)]」と素朴に考えても，それを考えているのもまた"こころ"，もしくは"頭"なのだが，この疑問自体，哲学上の最大の難問といえるだろう．また観点を変えれば，宗教的な問いともいえるだろう．「そんな難しい問題を考えていると，それこそ頭が変になりそうだ」と思うかもしれない．ましてや，「『こころの病』とはいったい何だろう？」と考えるとますます難しくなる．
　現在いわれているところの**精神障害；mental disorders**を，「こころの病」もしくは**精神疾患；mental diseases**というように，病気または疾患として医療の対象ととらえる考え方自体，私たち人間がこれまでの歴史の中でつくり上げてきたものである[*2)]．自分のこころの中には「理性」や「感情」があると当たり前に思っていることも，人間が歴史の中でつくり上げてきた考え方である．ましてや「現代はストレス社会だ」というときの**ストレス**[*3)]という言葉，近ごろではほとんど1日に1回は聞くようなこの言葉など，まだまだつい最近，人類が考え出した概念である．

---

*1) **こころとは何だろう**
　また「『精神』となんだろう？」という問いも成り立つといえるだろう．英語の「精神医学；psychiatry」や「心理学；psychology」という言葉は，ギリシャ語で「息」「魂」を意味する「プシュケー；psychē」を語源とし，ギリシャ神話の中の「プシュケー」（アプレイウス《黄金のろば》の中の挿話『クピドとプシュケー』の主人公）の話に由来するという．絶世の美女プシュケーは素性を隠した愛神クピド（キューピッド）と夫婦となる．禁じられているにもかかわらず正体を知りたい一心で，ある夜ランプをつけて見ると夫は美青年だった．彼は逃げ出し，数々の試練ののちに二人はめでたく結ばれる．

*2) **精神障害，精神疾患**
　最近では「精神障害」「精神障害者」といういい方が一般的になってきている．精神保健福祉法上の「精神障害者」とは「精神疾患を有する者」であり，「精神疾患」とは，国際疾病分類（ICD）の「精神障害；mental disorders」の章に該当する項目のことである．この場合の「精神障害」とは別の意味で，精神疾患を有する者を障害者としてとらえる「障害モデル」の普及によっても，「精神障害」「精神障害者」という言葉が広く使われるようになってきている．ただし，この場合の障害とは，「障害者；the disabled」という際の「障害；disability」を意味している点に注意が必要である．「disorders」と「disability」の双方に「障害」という日本語訳がなされたことが原因となり，日本ではこのように「精神障害」という概念に混乱が起こっている．現在，わが国では，「精神障害」という概念に対する統一的な見解が得られていない状況である．法律上においても，「精神障害」という概念の検討が課題となっている（精神保健福祉研究会監修『改正精神保健福祉法の概要——改正事項の説明と検討の経緯』，p.27-28，中央法規出版，1999）．
　なお，英米圏では，「精神障害者；mental disabled person」から「精神障害を持つ者；person with mental disability」へと呼び名が変わっている．これは，その人のすべてが障害されているわけではなく，健康な部分があること，対等な社会人であることを強調しているいい方である（野中猛著『分裂病からの回復支援』，p.22-23，岩崎学術出版社，2000）．

*3) **ストレス**
　カナダの**セリエ**（Hans Selye 1907-1982）によって，20世紀中ごろにストレス学説が打ちたてられた．ストレスとは，なんらかの刺激（ストレッサー）によって生体に生じる生理的なひずみと，これに対する非特異的な生体の反応のことをいう．セリエは，ストレッサーに対する生体の反応は，脳下垂体前葉−副腎皮質の内分泌系によるとし，その反応過程を，警告反応期，抵抗期，疲憊期（ひはいき）の3期に分けた．現在では多くの心身症の重要な原因の一つと考えられている．

1.2 歴史的に条件づけられた精神看護

「精神看護」について考え実践するときも，意識しているかいないかにかかわらず，また好むと好まざるとにかかわらず，過去の歴史の中でつくられてきたさまざまな概念や考え方に依拠し，ときにはそれらに規制されたり，翻弄されたりしながら，考え実践していかざるを得ない．

精神医学の発展とともにつくられてきた「精神の病気」という考え方や，これまでに編み出された「看護」に対する考え方（**看護理論**）の影響を受け，知らず知らずのうちに，それらを暗黙の前提としながら，私たち看護師の実践がなされている．このような認識を持つことは，「精神看護」の実践を反省的にとらえるうえで大切である．

精神医療の枠組みや制度自体も，精神医学のみならず，広く科学技術や医学一般に関する考え方，さらには，これまでの歴史をとおして培われた思想，文化，社会・経済システムなどの影響を受けて成り立っている．精神看護は，以上のように歴史的経緯のうえに条件づけられ，さまざまな可能性と限界のせめぎ合いの中で試行錯誤されているのである．

そこで，ここではまず「こころの病」について人々はどのように考えてきたのか，また精神医療はどのようにして成り立ってきたのか，その歴史を振り返りつつ，精神看護の成り立ちとその思想的基盤について考えていきたい．そして最後に，筆者（田中美恵子）自身の経験をとおして，精神看護の基本的精神について考えていきたい．

2 近代以降の日本の精神医療の変遷

2.1 精神医療の近代化

(1) 医療の枠組みの中での看護の実践

日本の精神医療は，明治維新以降国をあげての近代化の流れの中で，近代化，すなわち西欧化されてきた[1]．日本の場合，こうした近代医療制度の中に，看護もまた組み込まれ発展してきたので，看護の実践もおのずと医療の枠組みの中に収められ考えられてきた歴史的経緯がある[2]．したがって，現代の精神看護は，よかれ悪しかれその思想的・学問的基盤の多くを近代精神医学とそれに基づいてつくられた諸制度に負っているといってよいであろう．

(2) 二つの目的の衝突

明治維新以降の近代化は，「**狂気**[*4]」を「精神の疾患」として医学的対象とする考え方を導入した．それは同時に，精神病者を治療の対象として病院に収容するという考え方を伴うものであった．その蔭では，医療本来の目的とは別に，精神病者に対する国家的な**治安対策**として，医療がはからずも利用されてきた側面があることは否定できないであろう．

精神病者の治療という医療本来の目的と，精神病者に対する治安対策という，本来相矛盾する二つの目的の衝突は，今もなお精神医療の問題を考えるうえで重要な視点の一つとなっている．

---

*4）**狂気**
　ここでは「狂気」をあくまで歴史上の用語として使用しており，差別的な意味合いで使用しているのではないことをお断りしておく．

2.2 「精神病者監護法」の成立から「精神病院法」の成立まで

(1) 精神病観に与えた，ぬぐいがたい影響

　1900（明治33）年，日本で最初の精神病者の保護に関する一般的法律として「**精神病者監護法**」が公布された．この法律は精神病者の監護義務を親族に課し，届出による「**私宅監置**」を容認するものであった．届出は，医師の診断書を添え，警察署を経て地方長官に届け出るというものであり，精神病者の治安対策に家族制度を利用するものであった．この法律は，戦後の「**精神衛生法**」の成立（1950）まで，その後50年間も精神障害者に適用され，日本人の精神病観に対しぬぐいがたい影響を及ぼした[3]．

　以来，精神病者は常に警察行政の管轄下にあり，「病者」として正当に扱われるというよりは，医療の名を借りて，社会防衛的に社会から隔離することが行われてきたというのが，明治維新から昭和にかけての，わが国の精神保健施策をとらえるときの大方の見方である[1]．

(2) 20世紀初頭の精神病者の実態

　日本における精神病学の講義の開始は，1879（明治12）年に始まるが，1901（明治34）年にドイツ留学から帰国した**呉 秀三**（くれしゅうぞう）（1865-1932）は，**クレペリン**（Emil Kraepelin 1856-1926）の診断体系と当時の西欧の脳組織病理学を持ち帰り，日本の精神医学に決定的な影響を与えた．

　1909（明治42）年に行われた精神病者実態調査では，患者数2万4000人に対して病床は2千500に過ぎず，私宅監置が3000人もあるという実態が明らかになった．これにより公立精神病院設立を求める動きが活発化したが，日露戦争から第一次世界大戦へと向かう時局の中で，財政的な理由から決議は延期された[1]．

　1917（大正6）年にも精神病者の全国一斉調査が行われ，その結果，精神病者総数は約6万5000人で，そのうち入院中のものは約5000人に過ぎないこと，精神病院の収容施設が大都市に偏在し，収容施設を持たないところが28県もあることなどが明らかとなった．

　また，1918（大正7）年には，呉・樫田らが明治43年より大正5年までの歳月をかけて，私宅監置の状況を調査した報告書『**精神病者私宅監置の実況**』[4]が出版された．医師の治療も受けないまま，動物小屋のような檻に裸同然で隔離されている悲惨な私宅監置の事例が，写真やスケッチとともに数多く収録されている（図17-1）．本書の中で呉は「我が国十何万，精神障害者はじつにこの病を受けたるの不幸のほかに，我が国に生まれたるの不幸を重ねるものというべし」と義憤を込めた言葉を残している．

　これらの調査や報告を受け，1919（大正8）年には「**精神病院法**」が成立した．この法律では，内務大臣は都道府県に精神病院の設置を命じることができることなどを規定し，精神病に対する公的責任が初めて明らかにされた．しかし，現実には公立精神病院の設置は遅々として進まなかった．

2.3　戦後精神医療の流れ──「精神衛生法」の成立と入院偏重医療の展開

(1) 戦火拡大の影響

　昭和に入り，第二次世界大戦前においても精神病床数は依然乏しかった．戦時中は戦火の拡大とともに食料事情も悪化し，入院中の精神障害者はその最も過酷なしわ寄せを押しつけられることとなった．栄養失調，胃腸障害，脚気などによる院内死亡者数が増加し，精神病院は次々と閉鎖された．1941（昭和16）年に2万4000床あった精神病床は，1945（昭和20）年の終戦時には

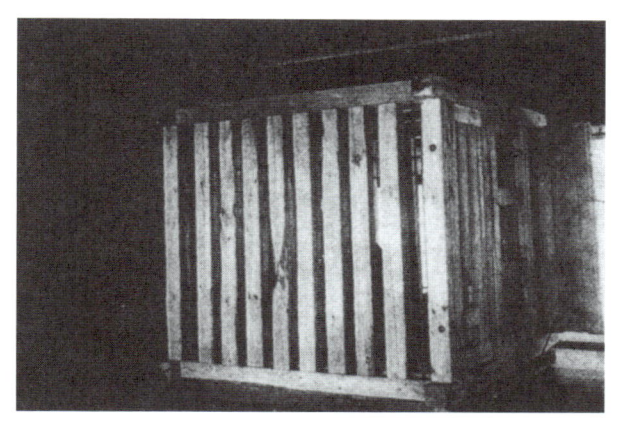

図17-1　私宅監置（日本精神衛生会編（2002）図説日本の精神保健運動の歩み）
＊「観察例中最佳良ナルモノ」として，「富裕ナル資産ヲ有ス」農家の戸主（45歳，男性）の実例

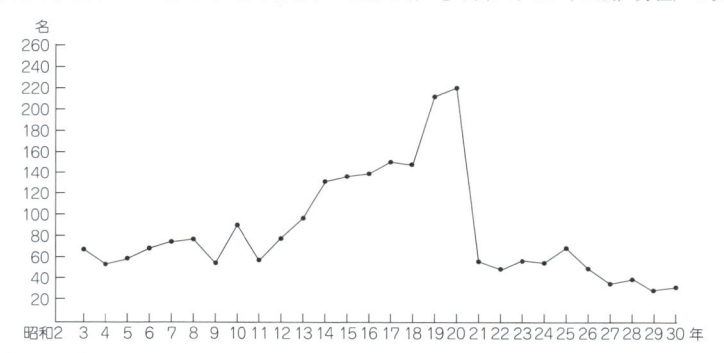

図17-2　井之頭病院における年間死亡者実数；1928～1955（昭和3～30）年
（八木剛平，田辺英（2002）日本精神病治療史，p.134，金原出版）

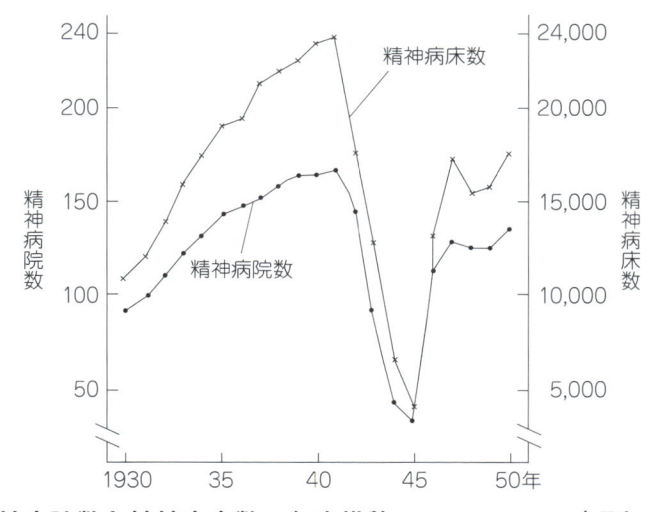

図17-3　精神病院数と精神病床数の年次推移；1930～1950（昭和5～25）年
（八木剛平，田辺英（2002）日本精神病治療史，p.136，金原出版）

4000床にまで激減した（図17-2，図17-3）[5]．

(2) 精神衛生法の成立と「精神病院ブーム」

戦後に至り，1950（昭和25）年に「**精神衛生法**」が成立し，初めて精神衛生にまでふみ込んだ法が施行されることとなった．以後，1954（昭和29）年の「精神障害者全国実態調査」を経て，民間精神病院の設立と運営に関する国庫補助の規定が設けられ，これを契機に，いわゆる「**精神病院ブーム**」が現出した．昭和30年代から40年代の好景気にも支えられ，精神病床は私立精神病院を主体に飛躍的に増加した[*5]．

(3) 入院偏重型の精神保健医療

以後わが国では，諸外国でも例をみない**入院偏重型**の精神保健医療施策が展開されてきた．欧米では，1950年代から，施設収容型の精神医療に対する反省が起こり，病院精神医療から地域精神医療へと大きな転換が始まった[*6]．しかし，わが国では1964（昭和39）年の「精神衛生法」の改正による「**地域精神保健活動**」の整備を経てもなお，精神病院の乱立によって入院中心の精神医療へと，ひとり先進諸外国とは逆の道を突き進んだのである．

2.4 地域精神医療への志向とこれからの看護の役割

(1) 適正な医療および保護，社会復帰の促進

戦後の精神医療は，精神衛生法の成立（1950）に始まり，「宇都宮病院事件[*7]」という患者虐待事件で幕を閉じた．この事件を契機に，精神障害者の人権に配慮した適正な医療および保護と社会復帰の促進をはかる観点から法改正が行われ，「**精神保健法**」が1987年に公布された．この法律で初めて，患者の自由意思に基づく任意入院の制度が定められたほか，入院時告知[*8]，精神保健指定医[*9]制度など，患者の人権を確保する枠組みがつくられた．1993（平成5）年には，「**障害者基本法**」が成立し，精神障害者も身体障害者，知的障害者と並んで，障害者としての位置づけを法のもとに正式に獲得した．

(2) ノーマライゼーションの達成へ向けて

この間，1952年のクロールプロマジン（chlorpromazine）の発見に始まる向精神薬の開発と薬物

[*5] **精神病床の飛躍的増加**
民間精神病院が精神病院全体の80％，病床数では90％を占めるという，先進国の中では特異なわが国の精神医療の供給体制がかたちづくられた．

[*6] **地域精神医療への転換**
イギリスでは，1944年にジョーンズ（M. Jones）の「**治療共同体**」，アメリカでは1954年にカプラン（G. Caplan）の「**予防精神医学**」が提唱され，1964年にはケネディ大統領が「**精神病および精神遅滞に関する教書**」で病院精神医療から地域精神医療への移行を宣言し，1963年に50万5000床弱あった精神科病床を，8年後の1971年には27万6000床へと半減させた[1]．

[*7] **宇都宮病院事件**
栃木県宇都宮市の医療法人報徳会宇都宮病院で，1983（昭和58）年に，入院患者が看護助手らの暴行により死亡した事件で，1984（昭和59）年3月に新聞報道され大きな社会問題となった．

[*8] **入院時告知**
精神保健法（現・**精神保健福祉法**，1995年成立）の定めるところにより，精神病院の管理者は，入院に際し，患者に退院請求などの事項を書面で知らせなければならない．また措置入院などの強制入院の場合は，その入院措置をとる旨を書面で患者に知らせなければならない．これを入院時告知という．

[*9] **精神保健指定医**
措置入院等の強制入院の要否の判定，行動制限（隔離・身体拘束）の必要性の判定を行う権限を持つ医師で，一定の経験を有し研修を受けた医師のうち，厚生労働大臣が申請に基づき指定する専門の医師．

療法の飛躍的な進歩に支えられ，精神医療は，施設収容から開放化へと，また社会復帰から社会参加へと，精神障害者の人権の確保と**ノーマライゼーション**の達成へ向けて，その方向を大きく転換してきた．

わが国の精神看護は，医学の対象としての「精神疾患」に対する看護，すなわち「精神科看護」を出発点とし，病院精神医療を主たる拠点とし成立してきた[6]．しかし，1997（平成9）年の保健婦助産婦看護婦学校養成所指定規則の改正による看護教育カリキュラムの改正により，「**精神看護学**」として初めてカリキュラム内で独立した柱として位置づけられることとなった．また，これにより「医学モデル」から「看護モデル」への本格的な転換が求められることとなった[7]．

このような時代の動きの中で，精神障害者の人権を尊重した医療の提供と精神障害者の当たり前の生活の確保のために精神看護に何ができるのか，真に問われる時代に突入してきたといえるであろう．

3 西欧近代精神医学の成り立ちと発展

3.1 西欧近代における「理性」と「狂気」

(1) 精神医学の成り立ち

では，さかのぼって，日本の精神医学・精神医療の母胎となった西欧の近代精神医学の成り立ちはどのようであったのだろうか．精神看護の実践について考える前に，ここでいま一度，日本の精神医学・精神医療を規定してきた西欧近代の精神医学の成り立ちを振り返ってみたい．

前述したように，これまでの精神看護は，その思想的・学問的基盤の多くを精神医学とそれに基づく諸制度に負ってきたといってよいであろう．そして，その根幹をなす近代精神医学は，ヨーロッパを中心に18世紀末ごろから形成されてきたといわれている．この時代はまた，現代の社会・文化を構成する重要な思想的基盤が形成され始めた時代でもある．

精神医学もまた，こうした時代・文化・社会とのかかわりの中で，その影響を受けて変化発展を遂げてきた．現代の私たちが持つ「精神病観」「こころの病」に対する認識やイメージも，こうした時代の動きと精神医学の発展との交錯の中から生まれてきたといえるのである．

筆者注）
西欧精神医学の歴史については，さまざまな成書があり，それぞれの視座の違いによって，その歴史解釈も微妙に異なるが，ここでは小俣和一郎の『近代精神医学の成立』[8]を主たる参考文献として，以下に西欧近代精神医学の変遷についてまとめ解説したことをお断りしておく．

(2) 「狂気」排除の歴史

西洋近代は，**デカルト**（René Descartes 1596-1650）の「我思う，ゆえに我あり」（『**方法序説**』1637）の言葉に象徴される「理性への絶対的な信頼」から出発している．このような「理性への絶対的な信頼」に支えられた近代は，おのずと「狂気」の排除の歴史を歩んできた．「理性」では理解し得ないこと，つまり理性の対極に「狂気」が配置されてあったことになる．

(3) 精神世界への注目

18世紀ヨーロッパとは，17世紀のデカルトの**合理主義**（Part 2 第5章-Ⅰ参照），またイギリスで発展した**ベーコン**（Francis Bacon 1561-1626），**ロック**（John Locke 1632－1704）らの**経験主義**（Part 2 第5章-Ⅰ参照）を基盤に，17世紀初頭のケプラー（Johannes Kepler 1571－1630）の天

文学，17世紀後期のニュートン（Isaac Newton 1642-1727）力学の発展を受け，事物の具体的な観察と実験に根拠をおく自然科学が新展開を見せた時代でもある．一方で社会的には，**啓蒙思想**が流布し，絶対王制が滅び，フランス革命（1789），そして**人権宣言**の公布へと至る時期でもある[8]．

18世紀は，思想的には中世の神および非科学的迷信への信奉の世界から，個別的事象や物体へと関心が移り，唯物論的哲学が登場した時期でもある．このような時代の思潮を背景に，18世紀後期になると，**カント**（Immanuel Kant 1724-1804）哲学（Part 2 第5章-Ⅰ参照）が登場し，外界の事物だけでなく，人間の内界（**精神世界**）にも注意が向けられるようになった．

(4)「理性」または認識の障害としての「狂気」

精神世界への注目の前提として，自然科学の発展を背景とした「こころはひとつの実体」であり，客観的・経験的に把握できるという考えがあった．カントは人間が物ごとを認識するプロセスに注目し，人間精神の理解を試みた．人間の精神を「**理論理性**」と「**実践理性**」という二つの概念でとらえ，人間の思考を規定するものを「理論理性」と呼んだ．さらにそれは，「悟性；概念・判断・推理能力」と「感性；感覚・直観」からなるとした．一方，「実践理性」は，宗教，道徳や意志に関与するものとした（『純粋理性批判』『実践理性批判』『判断力批判』）．このように人間の精神を理解する一方で，カントは「狂気」を「悟性」（理性）または**認識の障害**としてとらえたのである[8]．

カントにおいて，「狂気」は，「心気症」「メランコリー」「発熱のない妄語」の三つに区分され，このうち「発熱のない妄語」，すなわち「静かな狂気[*10]」が，理性の障害として「精神病の中核」と考えられ始めたのである[8]．

3.2 精神病院の発祥からピネルの「鎖からの解放」まで

(1) 精神病院の発祥

病院そのものの発祥は，ヨーロッパでは，12～13世紀にさかのぼる．十字軍の遠征以降，巡礼の道における巡礼宿として「Hospital」「Hotel；Hôtel Dieu＝神の宿」が生まれ，旅先で病に倒れる人などを介抱していた．それが修道会の手で整備され，病院の発祥となったといわれている．

16世紀になると**ルター**（Martin Luther 1483-1546）の宗教改革によって，カトリックの修道院

---

*10) 静かな狂気

カント以前の「狂気」の概念はどのようなものであったのだろうか．古代ギリシャでは，「狂気」を「メランコリー」「マニー」「ヒポコンドリー」という三つの名称でとらえていた．この時代は**「体液説」**が主流で，それによると人間の体液は，血液，粘液，黄色胆汁，黒色胆汁からなるとされ，これらの四つの体液に応じて四つの気質，すなわち多血質，粘液質，胆汁質，憂うつ質があるとされた．例えば黒胆汁が頭脳をおかすとメランコリーが生じると考えられた[9]（Part 2 第3章-Ⅱ参照）．このうち「マニー」が，その後「狂気」を表す代名詞として，広く一般的に使われるようになったが，これは今日の躁病にみられる「騒々しさ」や「興奮」などを主とする精神症状をさしていた．

また，カント以前は，「狂気」とは，外部の何物かによる影響とする「憑依論」が支配的であり，その原因は不信心や不道徳行為であると考えられていた．したがって治療は主に，エクソシズム（悪魔祓い）が主であった．その後，「自然的狂気観」という立場が生まれ，薬草や漢方薬が治療手段として使われ，病因を体外に排出しようとする考えから治療が行われた．「自然的狂気観」では，「狂気」の原因は身体内部のどこかにあると考えられ，発熱に伴う「せん妄」のように身体疾患に伴う精神症状として認識されていた．カントに至り，それまでの「マニー」に代表される「騒々しい狂気」に対し「静かな狂気」が析出されたのである[8]．

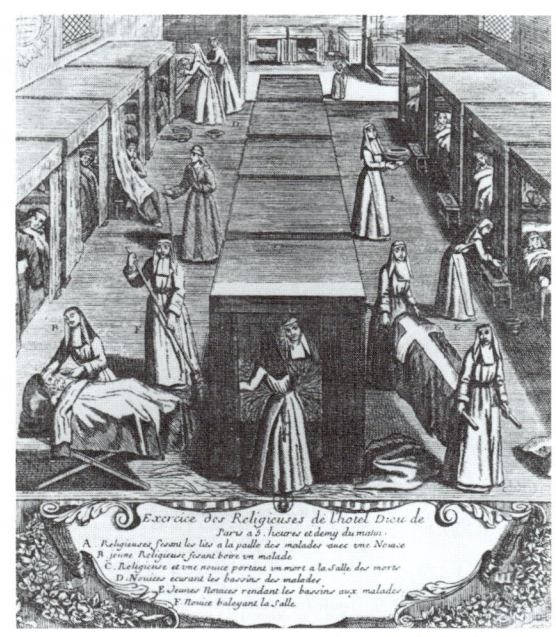

図17-4　オテル・デュー（パリ）

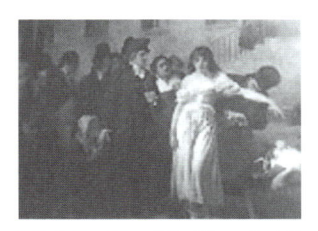

図17-5　フィリップ・ピネルによる鎖からの解放

は廃止され，それらが病者を収容する施設となった．また，そのうちのいくつかが，のちに精神病者を収容するようになったといわれている．パリ・シテ島にある「**オテル・デュー；Hôtel Dieu＝神の宿**[*11]」などがその代表として有名である（図17-4）．17世紀から18世紀にかけては，絶対王制のもと，大都市部では治安対策として精神病者の**拘禁施設**が誕生したといわれている[8]．

(2) 啓蒙思想に基づく道徳療法

　こうした中，フランス革命直後の**フィリップ・ピネル**（Philippe Pinel 1745-1826）による精神病者の「**鎖からの解放**」の神話は有名である．ピネルは，1793年パリの一般施療院の医長に命じられ，看護人ピュッサン（Pussin）とともに，患者を束縛していた鎖を廃棄することに決めた．以後ピネルの「鎖からの解放」は神話的に語り継がれることとなった（図17-5）．

　ピネルは「精神病は治る」とする当時の啓蒙思想に影響を受けていたといわれ，「**道徳療法；moral treatment**[*12]」を創始したが，そこには啓蒙思想に根拠をおいた「人間の理性」に対する信頼を見ることができる[9]．

(3) 目に見えぬ道徳という鎖による拘束

　しかし，このようなピネルの逸話を，そのとおりに受け取れないものとして批判をしたのがミ

[*11] オテル・デュー；Hôtel Dieu＝神の宿
　ここに精神病者が収容されるようになったのは17世紀以降のことであるといわれる[8]．

[*12] 道徳療法；moral treatment
　西欧近代の啓蒙主義においては，狂気を「誤」とする考えが根本にある．したがってその誤りを正すことが，道徳療法（モラルトリートメント）の原意である[8]が，それは道徳を説くものではなく，病者のうちに理性の残存を発見し，その原理に基づき療法を行うという，正義への意志に基づく善意とある種の厳しさを結びつけたものであった[9]．

シェル・フーコー（Michel Foucault 1926-1984）である．フーコーは『精神疾患と心理学』[10] において，フランス革命以前，すなわち近代以前の精神病者が多くの拘禁施設で鎖につながれていたものの，革命期のピネルによる「鎖からの解放」によって自由を取り戻し，人道的な精神病院施設が発達したとする歴史観に批判を唱えた．

フーコーによれば，精神病者は近世の拘禁施設に隔離される前までは，もともと自由な存在であり，精神症状もまた，自由闊達な表現の一つとして許容されていた．ピネルの行為は確かに精神病者を鎖から解放はしたものの，今度は精神病院の中で患者として「目に見えぬ道徳という鎖」によって拘束してしまったという．そして近代精神医学とはこうした患者の新たなる拘束を前提として出発したという考えを示した．

(4) 今日の私たちへの問題提起

ピネルの「鎖からの解放神話」とそれに対するフーコーの批判は，今日の私たちに対する問題提起をも含んでいる．確かに，精神医学は「精神病」という概念をもとに，それに対する診断と治療の科学を発展させてきた．しかしその半面，同時に「病気」というレッテルと施設収容という処遇が，精神病者に対する**差別と偏見**を助長してきた側面も否定できない[11]．

はたして，社会に適応した理性的な人間という生き方のみが人間の生き方として尊重されるべきなのか，こころの病を生み出す社会の側のあり方はどうなのか．精神に障害を持つ人も同じように尊重され生きていける社会とは，などさまざまな問題提起がそこから浮かび上がってくるのである．

3.3 ドイツにおける近代精神医学の発展

18世紀にフランスで主に発展した精神医学は，19世紀前半にはドイツに輸入された．ナポレオン戦争後のドイツ（プロイセン）では，1805年に近代的精神病院が建設され，**治療可能か治療不能か**の見きわめのため，ドイツ精神医学独自の疾病分類が発展していくことになる[8]．

(1) 精神病の原因は脳にあるという考え

こうした中，グリージンガー（Wilhelm Griesinger 1817-1868）は，精神病を「治療可能」と「治療不能」の二つのグループに大別し，疾病学の基本的枠組みを提示した．それと同時に，精神病を初めて「**脳病**」とし，精神病の原因を脳に位置づけた．こころを唯物論的にとらえるという点で批判を受けることもあるが，「精神病も臨床医学の対象であり，精神病者も医学の対象として取り扱われるべきであるとする」考えは今日につながる画期的なものであった[8]．

(2) クレペリンの二大精神病論

その後，カールバウム（Karl Ludwig Kahlbaum 1828-1899）の「**緊張病**[*13]」の発見，ヘッカー（Ewald Hecker 1843-1909）の「**破瓜病**[*14]」の発見と続いた．そして，クレペリンによる精神疾患の体系化（教科書第6版，1899）により，精神病を「**早発性痴呆**[*15]」と「**躁うつ病**」という大きくは二つに分類する「**二大精神病論**」に至る．これは今日世界的に普及している疾患分類，**国際疾病分類**（International Classification of Diseases；**ICD**[*16]）やアメリカ精神医学会の診断分類（Diagnostic Statistical Manual；**DSM**[*17]）に受け継がれていくこととなる．

(3) 「生物学的精神医学」の確立

この間，19世紀後期は科学技術の進歩に伴い，顕微鏡の精密化や組織染色法の進歩などに支えられ，脳の病理解剖が発展し，これにより大脳生理学研究が登場した．さらに19世紀後半は，細

菌学の発展がめざましく，20世紀に至ると，梅毒スピロヘータの発見やワッセルマン反応の開発等により，それまで精神病の主を占めていた進行麻痺克服への道を開いた．

このようにして，精神病の身体論・器質論が加速され，身体医学的立場に立脚する今日の「**生物学的精神医学**」が確立されることとなった[8]．

明治維新以降，日本から，榊俶（さかきはじめ），呉秀三らが相次いでドイツに留学し，盛んにドイツ精神医学が日本に取り入れられ，日本の近代精神医学の基礎がかたちづくられることとなった．

3.4 20世紀における精神医学

一方，このような科学技術の進歩に支えられた華々しい精神医学の成果の蔭で，20世紀には，第一次・第二次世界大戦に象徴されるように，近代思想・近代科学に支えられ発展してきた社会がさまざまなかたちでそのひずみを露呈するようになってきた．そして，「人間の理性」に絶対的な信頼を寄せる近代の人間観・世界観に対して，哲学を代表とするさまざまな学問分野から，懐疑の声があがるようになってきた．

(1) 了解可能と了解不能の区別

19世紀末から20世紀初頭にかけ，人間の不安を基軸として，人間の理性が及ばない**無意識の世界**をとおして，人間の精神を解明しようとした**フロイト**（Sigmund Freud 1856-1939）の試みも，当然その一つに加えられるであろう．

ドイツ精神医学においても，現象学の影響を受けた**ヤスパース**（Karl Jaspers 1883-1969）の「**記述現象学的精神病理学**」が登場し，病者の表す精神症状を，了解心理学的手法によって理解しようとする試みが開始された[12]．

ヤスパースの用いた了解心理学的手法は，正常心理では理解できないとされる精神症状の中にも，理解できるもの（「了解可能」）と，そうでないもの（「了解不能」）を区別していくところから出発する．このため，具体的には患者の語る言葉を正確に記述し，その内容を現象そのままとして受け止める手法が使われる．これがヤスパースのいう**記述的現象学**である[8]．ヤスパースの

---

*13）**緊張病**
硬直した表情，姿勢などを特徴とする意欲-行動の異常を中心とした疾患または症状群．カールバウムにより独立した疾患として記述されたが，その後クレペリンによって，彼の「早発性痴呆」の一亜型とされた．

*14）**破瓜病**
統合失調症の一亜型．ヘッカーによりはじめて記載された（1871）が，のちにクレペリンによって「早発性痴呆」の代表的な一病型とされた．破瓜期（青春期）に発病することが多いことからこの名が生まれた．

*15）**早発性痴呆**
人生の早期に発病し，急速に痴呆化する一群の精神病をさして，フランスのモレル（A. Morel）によって最初に使われた病名．クレペリンも1893年『精神医学』（第4版）からこの概念を使い始め，1899年の第6版では，「早発性痴呆」と「躁うつ病」を二大精神病と位置づけた．「早発性痴呆」は今日いうところの「統合失調症」に対し始めて病名としてつけられた呼称であり，その後1911年に，ブロイラー（E. Bleuler 1857-1939）がこれに代わって名づけた「統合失調症；schizophrenen」という病名が，一般的に使われるようになった．

*16）**ICD**；International Classification of Diseases
WHO（世界保健機構）の疾病分類．このうち第Ⅴ章が「精神および行動の障害」として，精神障害の分類にあてられている．わが国の正式病名として採択され，疾病統計等に利用されている．1993年より，その第10改訂版；**ICD-10**が使われている．

*17）**DSM**；Diagnostic Statistical Manual
米国精神医学会の精神疾患診断分類．現在はその第4改訂版の修正版である**DSM-Ⅳ-TR**が最新版として使われている．

記述現象学は，病者の内面を心理的に理解しようとする試みであることは確かだが，結果的には それを「了解可能」と「了解不能」とに分けて，「理性」では了解不能なものを「狂気」としてい く点で，カント以来の「狂気観」を受け継ぐものともいえる．またこうした点で，「狂気」の排除 をより徹底化する働きを果たしたともいわれる[13]．

(2) 人間学的見地からの病者の理解

しかし，病者の内的世界を心理的に理解しようとするヤスパースの考え方は，その後，現象学 の影響を受けた**「現存在分析」**などに発展し，病者の体験を，その内側から人格的・状況的に理 解しようとする試みに受け継がれていった．

ビンスワンガー（Ludwig Binswanger 1881-1966）や**ボス**（Medard Boss 1903-1990）など現存在 分析の学派に属する人々は，**フロイト**の精神分析学を評価しつつ，方法論的には**フッサール** （Edmund Husserl 1859-1938）の**現象学**（Part 2 第 5 章-Ⅱ参照）や，**ハイデガー**（Martin Heidegger 1889-1976）の**存在論**（Part 2 第 5 章-Ⅱ参照）を取り入れ，精神疾患の体験を人間学 的見地から理解しようと試みた．これはまた，精神症状の意味を心理的観点から理解しようとし たフロイトの**力動論的見地**にも通ずるものである．

以上のように「狂気」を「理性」と対極にあるものとして排除するのではなく，病者の体験を 人間的な出来事として相互主観的に理解しようとしたところに，現代の精神医学の大きな流れの 一つがあるといえよう．それはまた，科学技術の進歩に支えられた生物学的精神医学の流れと並 行するかたちで，現代の精神医療や精神看護に大きな影響を及ぼしている．

(3)「生物・心理・社会的なモデル」の発展

第二次世界大戦以後，1970 年以降になると，精神病に対する生物学的な知見の集積や薬物療法 の進歩に伴い，精神障害者に対する**「生物・心理・社会的なモデル」**が発展してきた．これとと もに，精神病者は病者であると同時にリハビリテーションの対象としての障害者であるという **「障害モデル」**が登場し，精神障害者に対する**生物・心理・社会的リハビリテーション・アプロー チ**[*18]が盛んに行われるようになってきた[14]．

このような時代の流れの中で，精神看護は，精神障害者に対し生物体として客観的・科学的に 対象化するアプローチと，病者の体験を相互主観的に理解していこうとするアプローチの双方の 狭間のなかで葛藤しつつ，「**医学モデル（疾患モデル）**」から「**看護モデル**」また「**生活モデル**」 への道を模索しているのである．

4 現代における精神看護

精神看護は，これまで述べたような西欧近代精神医学とそれに根拠をおいた医療制度の枠の中 で，時代に巻き込まれ，ときに翻弄されながら，これまでの歴史を形成してきたといえるであろ う．しかし現実には，看護は常に病者の最も身近にあって，その生活を具体的に援助してきたこ

---

*18) 生物・心理・社会的リハビリテーション・アプローチ
特に**脳内ドーパミン仮説**（脳内神経伝達物質であるドーパミンの過剰な活動があるとする仮説） の提唱により，精神疾患の代表である統合失調症は，生物学的な素因としての心理的脆弱性に， 心理・社会的ストレスが重なり合うことで発症したり再発を繰り返したりするという考えが起こっ てきた．このため薬物療法と併用しながら，心理・社会的にリハビリテーションを行うことが 有効であると考えられるようになってきた．

とも確かである．したがって，さまざまな観念的な議論を超えたところで，ずっしりと地に足をつけて，病者のありのままの生に寄り添ってきた側面を持っているともいえる[15)16)17)]．

4.1 「精神科看護」から「精神看護」へ

日本における精神看護は，精神病院付属の養成所で多くの看護師が教育され「精神科看護」から出発した[6)]（図17-6）．しかし，前述したように1997年の看護教育カリキュラムの改正に伴い，精神看護は単に病院内での精神障害者への看護ばかりでなく，精神の健康の保持増進から地域リハビリテーションまで，広く第一次，第二次，第三次予防を網羅した精神保健活動をその焦点とすることが期待されるようになった[18)]．

1987年の「精神保健法」成立以降の地域精神医療へ向けた急激な施策の転換や昨今の多様な精神保健問題の顕在化も，この動きを後押しするかたちで働いている．医学モデルに準拠した「精神科看護」を脱した今，「精神看護」の**アイデンティティの確立**と専門性の向上がますます求められるようになってきている．精神保健医療領域における多種多様な専門職の成立と参入も，これに拍車をかけるかたちとなっている．

4.2 精神看護理論の発展

このような動きの中，日本における「精神看護」は，他の看護分野と同じく，その教育の中味においては，多くをアメリカの看護理論の発展の恩恵にあずかってきた．具体的には，**ペプロウ**（Hildegard E. Peplau）の『人間関係の看護論』[19)]（Part 1 第 2 章参照）を，日本の看護実践に当てはめ，翻案・修正した**外間邦江，外口玉子**の『精神科看護の展開』[20)]は，人間関係の展開を看護実践の中核に位置づけ，看護独自の機能を明示した書として，日本の精神看護の実践を長い間導いてきた．

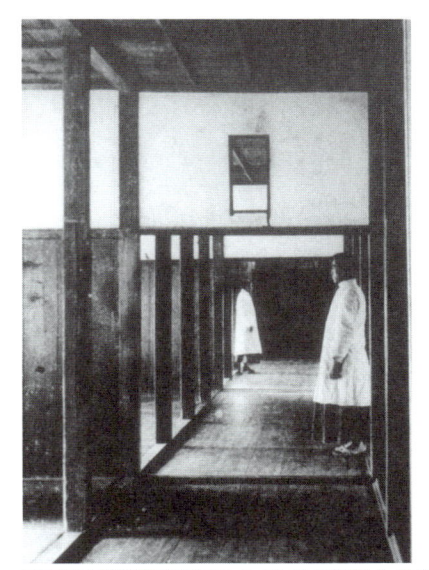

図 17-6　東京府巣鴨病院における看護人の勤務状況
（日本精神衛生会編（2002）図説日本の精神保健運動の歩み，精神科医療史研究会提供）

1980年代後半には，**オレム**（Dorothea E. Orem）の**セルフケア理論**（Part 1 第 2 章参照）[21]を修正した**アンダーウッド**（Patricia Underwood）の**セルフケア看護モデル**[22]が紹介され，日本の精神看護の現場に盛んに導入されるようになった．またこれにより，セルフケアを焦点とした生活への働きかけが「精神看護」のアイデンティティの重要な一側面であると認識されるようになってきた．

4.3　「精神看護」のアイデンティティの探求

この間，入院中心のわが国の精神保健施策に風穴を開け，精神障害者の**社会復帰・社会参加の促進**を看護の手で少しでも担おうと，地域における保健師・看護師による地道な活動も展開されてきた[23][24]．

これらは総じて「医学モデル」から「看護モデル」への転換と軌を一にした，「精神看護」のアイデンティティ探求のための行為であったといえるであろう．そこには常に，精神の病をどのようにとらえるのか，精神の病と社会との関係をどのようにとらえるのか，精神の病を抱えつつ安心して生活できる社会はどのようにしたら実現できるのか，そのために看護職に何ができるのか，といった思想的ともいえる問いが背中合わせに内包されてきたのである．

5　新人看護師の体験──精神看護実践の場における事例

5.1　こころを通わせるとはどういうことだろう

精神看護の現場は，ドラマにあふれている．そして看護の醍醐味はなんといっても「**人と人とのふれあい**」の中にある．ことに「精神看護」の醍醐味は，通常こころを通わせることが難しいと思われている人々とこころを通わせようとするところにある．このような看護の本質上，看護を語るときに最もリアリティにあふれた方法は，「私のこころ」をとおして語ること，すなわちストーリーをとおして語ることである，と筆者は考えている[25]．

そこでここでは，筆者が看護基礎教育を終えて初めて精神科に勤めたときの出来事をストーリー形式で書いていくこととする．

〈新人看護師の体験；筆者の場合〉

私自身，看護の基礎教育を終えるとすぐに迷うことなく精神病院に就職した．私が看護学校を卒業した今から約25年前には，新卒ですぐに精神科に就職する私のような存在はかなり珍しいほうだった．ここ10数年確かに精神医療は幾度かの法改正によって急激に様変わりしている．しかし一方で，今でもやはり25年前と大差ない状況が依然として続いている事実に直面して，愕然とすることがある．そこでこれから書くことは，一面では昔のことであるが，今なお日本の中で厳然としてある事実として書いていこうと思う．

■**鍵をかける必要はあったのだろうか？**

就職して初めて配属された病棟は女子閉鎖病棟であった．10年，20年と入院されている方がほとんどで，一

＊19）**統合失調症**
日本精神神経学会は，2002年にschizophrenenの訳語である「精神分裂病」という病名を「統合失調症」に変更することを決定した．これは「精神分裂病」という病名が社会的偏見を助長するという観点，およびブロイラーが考えた「連想機能の分裂」が必ずしもこの病気の中心症状とはみなされないという観点などを考慮して決定されたものである．

番長い期間入院していたのは，確か38年の患者さんだった．入院患者の病名のほとんどが統合失調症[*19]であった．

閉鎖病棟という名のとおり，病棟の入口には鍵がかかっていた．しばらく働いてわかったのだが，実際には，入院している患者さんのほとんどが鍵をかける必要などない人たちによって占められていた．つまり，鍵などによって閉じ込めたりせず，自由な出入りを可能にしていても，ご本人にとっても周囲にとってもなんらの危険のない人がほとんどだったのである．この鍵というのは，ただ習慣を打破できないことだけが，それを存続させている唯一の理由ではないかと思われた．働いてしばらくしてから，この病棟を開放病棟にしてはどうかという話が看護師の間で持ち上がったが，病棟の看護スタッフたちだけで勝手に変えられるような力もなく，結局それは実現せずに終わった．

そのときぶち当たった見えない壁のようなものは，「事故を起こさないことが一番」という医療者自身の「自己保身」と「事なかれ主義」だったように思う．これは精神医療に限らず，当時日本中にまん延していた精神風土だったのかもしれない．しかし，精神医療の現場ではこれが特に強かったように思う．それはおそらく，精神病院が基本的に社会防衛的な役割を担わせられてきた歴史に関係してのことなのだと思う．

■ 目の前の患者さんと抽象的な知識が結びつかない

さて，念願の精神看護（当時は精神科看護，以下同様）の実践が始まったのだが，実をいうと，私にはどうすれば精神看護となるのかさっぱりわからなかった．確かに学校では精神医学の授業も精神科看護の授業もあったのだが，頭の中にはほとんど何も残っていなかった．他の領域の看護に関しては，もう少しこうすれば看護だ，というような実感がつかめていたように思う．ところが，精神看護に関してはまったく五里霧中の状態であった．

心理学や精神医学の本を読んではいたのだが，そうした本で読んできた抽象的知識と目の前の患者さんとがちっとも結びつかない．特に入院患者の大半を占める統合失調症に関しては，その病気の本態を実感を伴ってとらえることができなかった．しかし一方で，身体疾患の患者さんの看護には何か物足りなさというか，違和感のようなものを感じていた．

■ こころとこころのふれあいが，どこかにあるはず

私が看護の基礎教育を受けたころには，「看護を科学とする」ということが至上命題のような風潮があった．しかし科学的といわれる看護に対しては，私の中で何か違和感のようなものがあった．科学的といわれる看護を学習すると，確かにあるところまで早く学習できるのだが，そこではなぜか，看護の本質がザルから水がこぼれ落ちるように抜け落ちていってしまう感じが否めなかった．実習でも私が本当に体験した看護は「看護計画の外」にあるといつも感じられた[26]．

そのころの私には，唯一，精神看護だけが，それとは違う看護の可能性を開けさせているように思えた．つまり，そこでは「こころとこころのふれあい」が看護の実体としてまずある（はず）と思えたからである．したがって，ほぼ五里霧中の精神看護の実践において，唯一の指針となったものは，患者さんとのこころのふれあいをめざすということ，すなわち患者さんの気持ちを理解しようということであった（もう少しカッコよくいえば，精神療法的なアプローチを志向していたともいうこともできるだろうが……）．

50人の患者さんの，ほとんどの顔と名前が今でもはっきり思い出せる．とにかく個性的な人ばかりである．病棟のどの場所に誰がどんな居住まいでいたのかも記憶の中に染み込んでいる．誰と誰が同室者で，病棟のどのあたりの部屋にいたのかも思い出せる．それほど新米看護師であった私にとって，この病棟での体験は強烈であった．

■ ある夜，ふと声をかけられて

この病棟に勤務し，2年が過ぎたころ，ある準夜帯に，こんなことがあった．私は準夜帯が特に好きだった．夕食も終わり，就眠前の服薬も終わると，消灯前までは特に重症な患者さんがいない場合には，1日の中でも一番落ちついた時間帯である．何人かの患者さんはテレビの前のソファーに座ってくつろいでいる．一緒にテレビを見ながらおしゃべりをすることもあれば，部屋を一つひとつ回って様子を見ながら，途中で立ち寄った部屋で話し込むこともある．

私が消灯前の1日の終わりのひととき，各病室を見ながらひと回りをしていると，Aさんがめずらしく私に

「看護婦さん，手伝ってくれませんか？」と声をかけてきたのである．Aさんは当時60歳代だったと思う．しかし，すっかり白くなった髪と，向精神薬の副作用のせいか，すでに歯がなく総入れ歯にしていたこともあって実際の年齢よりずっと老けて見えた．

顔立ちの整った品のよい老婦人といった感じの方だった．日中はいつも食堂ホールのテーブルで自分が食事をする定位置に静かに座り，ときどき目が合うと恥ずかしそうに微笑む．洗濯場から他の患者用の布おむつが届けられ，いつものように卓球台の上に置かれると，看護師や看護助手がおむつを畳むのをそっと近寄ってきて手伝ってくれる．食事中は同じテーブルについている2人の知的障害の患者さんの世話を何くれとなく焼いてくれる．まるで娘の世話でもしているかのように．

もう入院して20年以上経っていたが，そんなAさんに統合失調症による激しい症状があった時期があったことなど，誰にも信じられないくらいだった．

■大切にしまっておいた一通の手紙

そんなAさんは，自分の身の回りのことはすべて自分でできていた．手を焼かせるようなことは何一つなく，自分から看護師に話しかけてくることもめったになかった．ただときおり，知的障害の2人の患者さんに何か起こったときだけ看護師に話しかけてくるくらいだった．

そんなAさんに突然「看護婦さん，手伝ってくれませんか？」と声をかけられたので，私はちょっと意外に思いつつも，喜んで部屋の中へ入った．Aさんの部屋は，6畳ほどの畳敷きの2人部屋．ちょうど同室者は留守だった．みるとAさんは，畳の上に便箋を出し，なにやら手紙らしきものを書こうとしていた．

そしてもう一度「看護婦さん，手紙を書くのを手伝ってくれませんか？」という．私が少し面食らっていると，無言で自分のほんのわずかしかない荷物が置いてある三段ボックスのところへ行った．そして，上に置いてあったお菓子の空き缶を開け，中からすっかり黄ばんだ手紙を出してきた．見るとそれは入院直後に家族から来た手紙だった．Aさんは，それに返事を書こうとしていたらしい．Aさんが持っていた家族とかかわる品はこれ一つだったに違いない．これを20年も大切に持っていたのかと思うと胸が熱くなった．

Aさんの書きかけの手紙を見ると，「お元気ですか．仏壇に毎朝お水をあげてください」というところまで書いてあった．私はそれを読んで，申し訳ないと思ったが，涙が出てくるのを抑えることができなかった．

「うん，手伝う，手伝う……」といいながら，Aさんに気づかれないように下を向いていたが，手紙の横の畳の上に，大粒の涙がぼたぼた落ちるのをどうすることもできなかった．

■夫との面会を果たして

翌朝，このことはすぐに申し送られ，看護師のカンファレンスも開かれた．とりあえず家族と連絡をとってみようということになり，家族のことも調べられた．

Aさんは結婚して，女の子と男の子，2人の子どもをもうけたが，40歳代で発病してここに入院した．以後20年，家族とはまったくの音信不通になっていた．先輩の受け持ち看護師が，まずご主人に連絡をとってくれた．そして1ヶ月くらいしてからか，ご主人が面会に見えた．杖をつきつつ，弱々しそうに見えた．Aさんと面会したが，特に何を話すわけでもない様子だったが，Aさんの穏やかな様子をじかに見て安心されたのか，それからしばらくして，今度は娘さんが面会に来ることになった．

■娘さんが面会にやって来た

その日私は日勤で，朝から緊張していたのを覚えている．

午後になってついに娘さんがいらした．娘さんはAさんに似て色白できれいな方だった．私はうれしくてうれしくて，病棟の入口で出迎えると「本当によく来てくださいました．本当によく来てくださいました」と思わず娘さんの手をとり，Aさんの部屋に案内した．

畳の部屋でAさんと娘さんの20年ぶりの再会である．Aさんはただニコニコ笑っているだけで何も話さない．でもその笑顔を見るだけで，とても喜んでいるのがよくわかった．私は，Aさんが手紙を書こうとしたあの準夜帯のことを話した．これまでのいきさつ，病棟での普段のAさんの様子などを話しているうちに，自然に目頭が熱くなってくるのをこらえきれなかった．

最初のうち，娘さんはとても緊張していたが，私の話を聞いて気持ちがほぐれてきたのか，娘さんも一気にこれまでの自分の思い，人生を語り始めた．

■堰を切ったようにあふれた長年の思い

「母が病気になったのは，私が10歳のころのことでした．父は何もいいませんでしたが，自分には母が精神病であることはわかっていました．ただ，そのことを幼い弟にも誰にもいうことができず，学校でも誰にもいわずにいました．突然の入院で，母がいなくなったことを一人でじっと黙って耐えてきました．しかし，母のことを忘れたことはありません．そして初めてこのことを話せる人に出会えて，その人と結婚しました……」

娘さんの話は，長年の思いが堰を切ったようにあふれ，とどまることを知らなかった．

私はその話を聞き，泣かずにはいられなかった．娘さんと2人で手を取り合い，本当においおい声を出して泣き続けた．Aさんにはとても申し訳なかったと今でも思うのだが，Aさんは泣き続けている私たちのかたわらで，ずっと穏やかな笑顔で居続けた．

後にも先にも病棟でこんなに泣いてしまったことはない．娘さんは「こんなにも母のことを考えてくれる看護婦さんがいてくれて，母は幸せです．」といってくれたが，そうではない．私たちはもっともっとAさんのことを考えてあげなければいけなかったのだ．

その後，Aさんは娘さんの家の近くの老人ホームへ入所するために退院していった．

5.2 患者の中に人間を感ずること

最初に精神科に就職したとき，私は，まさに日本のこれまでの精神医療のあり方が負債のごとく凝縮された病棟に勤めたのだと思う．**トラベルビー**（Joyce Travelbee）は『人間対人間の看護』の中で，初期の患者との出会いにおける看護師の職務として「患者というカテゴリーを断ち切って，患者の中に人間を感ずること」をあげている．「関係性を確立するのはカテゴリーでもなく，レッテルでもなく，ただ人間のみである」[27]とも述べている．

私が最初の臨床で出会った人々はまさに，患者というより，精神病という病気によって人生を大きく変えさせられた一人ひとりの人間だった．新人看護師だった私は，この病棟でこのほかにもたくさん，こころを揺り動かされる体験をしたが，それは間違っていなかったと思う．そして**ベナー**（Patricia Benner）と**ウリューベル**（Judith Wrubel）の次の言葉に同意する．

看護師を看護師たらしめるためには，単なるテクニックと科学的知識だけでは不十分であり，ケアリング（気づかい：caring）こそ，効果的な看護実践のよりどころである[28]．

この病棟での私の経験が，その後もずっと私が歩くべき精神看護の方向性を導いてくれているように思う．

まとめ

「傷ついた人，おなかを抱えて苦しんでいる人を見過ごせないところに看護が始まる」[29]と中井は述べている．これは，こころの病であっても同じである．こころの病に苦しんでいる人に手を差し伸べたいというのが，看護としての動機である．そして，さまざまな既成の学問的な枠組みを超えたところで，もし正しい言葉があるとしたら，それはなによりもまず，精神障害を経験している患者自身の言葉である[30]～[33]．手垢のついた先入観を振りはらい，ともに病み得る人間として，今，目の前にいる患者の経験に学び，同じ視座から理解しようとするところに精神看護も精神医療も成り立つと考える．

[学習課題]

□精神看護の限界と可能性について，歴史的経緯から考察してみましょう．
□社会の近代化がもたらした，精神の疾患に対する偏見について考えてみましょう．
□人間の「理性」と「狂気」に対する考え方の変遷を，歴史的背景，哲学的観点をふまえ，考察してみましょう．
□精神障害者の人権擁護，社会復帰の促進のための具体的方策を考えてみましょう．
□精神看護のアイデンティティ確立のための具体的方策を考えてみましょう．

キーワード

こころの病　精神障害　精神疾患　ストレス　精神看護　看護理論　狂気　治安対策　精神病者監護法　私宅監置　精神病院法　精神衛生法　精神保健法　精神保健福祉法　入院偏重型　地域精神保健活動　障害者基本法　ノーマライゼーション　精神看護学　合理主義　経験主義　人権宣言　精神世界　理論理性　実践理性　オテル・デュー　拘禁施設　鎖からの解放　差別と偏見　脳病　緊張病　破瓜病　早発性痴呆　躁うつ病　二大精神病論　統合失調症　ICD　DSM　無意識の世界　記述現象学的精神病理学　記述現象学　現存在分析　現象学　存在論　力動論的見地　生物・心理・社会的モデル　看護モデル　生活モデル　社会復帰・社会参加の促進　人権擁護　人と人とのふれあい

引用文献

1) 昼田源四郎（2001）日本の精神医療史（昼田源四郎編，日本の近代精神医療史），精神医学レビュー 38，p.9，ライフ・サイエンス．
2) 小玉香津子（1995）日本の近代看護（井上幸子，平山朝子，金子道子編，看護学大系 1，看護とは 1，看護概念と看護の歴史），p.149-165，日本看護協会出版会．
3) 浅井邦彦（2001）病院精神医療の歩み（昼田源四郎編，日本の近代精神医療史），精神医学レビュー 38，p.47，ライフ・サイエンス．
4) 呉秀三，樫田五郎（1973）精神病者私宅監置ノ実況及ビ其統計的観察（復刻版，創造出版，1918）．
5) 八木剛平，田辺英（2002）日本精神病治療史，p.133-137，金原出版．
6) 櫻井清（2001）精神科看護の歩み（昼田源四郎編，日本の近代精神医療史），精神医学レビュー 38，p.62-67，ライフ・サイエンス．
7) 看護問題研究会監修（1997）新訂看護教育カリキュラム――21 世紀を担う看護職員の資質の向上に向けて，第一法規出版．
8) 小俣和一郎（2002）近代精神医学の成立――鎖開放からナチズムへ，人文書院．
9) ジェラール・マッセ他，岡本重慶・和田央訳（2002）絵とき精神医学の歴史，p.18，星和書店．
10) ミシェル・フーコー，神谷美恵子訳（1970）精神疾患と心理学，みすず書房（ただし，この翻訳は，原書第三版の全訳）．
11) E.ゴッフマン，石黒毅訳（1984）アサイラム――施設収容者の日常世界，誠信書房．
12) カール・ヤスパース，西丸四方訳（1971）精神病理学原論，みすず書房．
13) 森山公夫（1989）和解と精神医学，p.11，筑摩書房．
14) 蜂矢英彦（1991）精神障害者の社会参加への援助，金剛出版．
15) 浦野シマ（1982）日本精神科看護史，牧野出版．
16) 宮内充（1997）：時代と精神医療，創栄出版．
17) 金城祥教他（2003）座談会・私の歩んできた精神科看護，精神科看護，第 30 巻，第 8 号：p.52-59．
18) 野嶋佐由美（1997）精神看護学の位置づけ，保健の科学，第 39 巻，第 6 号，p.364-369．
19) Peplau, H.E.（1952），稲田八重子ほか訳（1973）人間関係の看護論，医学書院．
20) 外間邦江，外口玉子（1967）精神科看護の展開――患者との接点をさぐる，医学書院．
21) Orem, D.E.（1985），小野寺杜紀訳（1988）オレム看護論，医学書院．
22) 南裕子・稲岡文昭監修，粕田孝行編（1987）セルフケア概念と看護実践――Dr.P.R.Underwood の視点から，へるす出版，1987．
23) 外口玉子（1988）人と場をつなぐケア――こころ病みつつ生きることへ-，医学書院．
24) 中山洋子（2000）地域保健福祉システムの現状と展望，病院・地域精神医学，第 43 巻，第 4 号，p.351-355．
25) 田中美恵子（2003）語りを通して体験を知る（第 2 回日本看護科学学会学術集会シンポジウムⅡ質的研究はどのように看護実践を変えるか？）日本看護科学会誌，第 23 巻，第 2 号，p.57-59．
26) 田中美恵子（1998）私の看護の原体験としての臨床実習，看護教育，第 39 巻，第 12 号，p.1076-1080．
27) Travelbee, J.（1971），長谷川浩，藤枝知子訳（1974）人間対人間の看護，p.193-194，医学書院．
28) Benner,P & Wrubel, J.（1988），難波卓志訳（1999）現象学的人間論と看護，p.5．医学書院．
29) 中井久夫，山口直彦（2001）看護のための精神医学，p.6，医学書院．
30) 田中美恵子（2000）ある精神障害・当事者にとっての病いの意味――地域生活を送る N さんのライフヒストリーとその解釈，看護研究，第 31 巻，第 1 号，p.37-59．
31) 田中美恵子（2000）ある精神障害・当事者にとっての病いの意味―― S さんのライフヒストリーとその解

釈：スティグマからの自己奪還と語り，聖路加看護学会誌，第4巻，第1号，p.1-20.
32) 田中美恵子（2003）ある精神障害・当事者のライフヒストリーとその解釈（第1部）——地域生活を可能とした要因および個人における歴史と病いとの関係，東京女子医科大学看護学部紀要第5巻，p.1-15.
33) 田中美恵子（2003）ある精神障害・当事者のライフヒストリーとその解釈（第2部）——病いの意味：自立と自己の存在の意味を求めての闘い，東京女子医科大学看護学部紀要，第5巻，p.17-26.

参考文献

1．岡田靖雄（2002）日本精神科医療史，医学書院．
2．笠原嘉編（1978）ユキの日記——病める少女の20年，みすず書房．
3．神谷美恵子（1981）限界状況における人間の存在——癩療養所における一妄想症例の人間学的分析，神谷美恵子著作集7，精神医学研究1，みすず書房．
4．G.シュヴィング，小川信男，舟渡川佐知子訳（1966）精神病者の魂への道，みすず書房．
5．M.セシュエー，村上仁・平野恵訳（1955）分裂病の少女の手記，みすず書房．
6．日本精神衛生会（2002）図説日本の精神保健運動の歩み——精神病者慈善救治会設立100年記念，日本精神衛生会．
7．社団法人日本精神科看護技術協会編（2002）精神科看護白書2002-2003，中央法規出版．
8．クリフォードW.ビアーズ，江畑敬介訳（1980）わが魂にあうまで，星和書店．
9．ミシェル・フーコー，田村俶訳（1975）狂気の歴史——古典主義時代における，新潮社，．

付録：用語解説

哲学	哲学（philosophy）という言葉の語源は，ギリシャ語のフィロソフィア（philosophia）である．意味するところは知恵（ソフィア＝ sophia）を愛し求める（フィリア＝ philia）ということであるから，直訳すれば「知への愛」ということになる．この場合，知とは世界と人間の根本原理にかかわる認識をさす．したがって哲学とは，世界と人間の根本原理を思索によって探求する知的営みのことである．西洋哲学と東洋哲学とに大きく分かれるが，一般的に「哲学」といった場合には，西洋哲学をさすことが多い．
ソクラテス （Sōkratēs B.C.470/69-399）	古代ギリシャの哲学者．「徳（＝人間としてすぐれていること）とは何か」という問いを生涯にわたり言論によって問い求めた．アテナイで賢人と呼ばれた人々を次々に訪ね，対話を行ったが，結局，知っていると言い張っている相手が実は知っていないということを暴くことになり，憎まれる．このため，裁判にかけられ，結果的に死刑を言いわたされる．逃亡・亡命も勧められたが拒否し，刑死する．この経緯は弟子であるプラトンの著作『ソクラテスの弁明』『クリトン』『パイドン』に詳述されている．ソクラテス自身は著作を残さなかったが，物ごとの本質を吟味する方法や，知らないことを知らないと自覚する独特な知（＝無知の知）についての考察は，後世の哲学に大きな影響を及ぼした．
プラトン （Platōn B.C.428-348）	ソクラテスの弟子で，アリストテレスの師．アカデメイアに学校を開き，それゆえプラトン主義はアカデメイア派と呼ばれ，西洋神学の哲学的背景となる．目に見える感覚的で可変的な世界はそれだけで自立するものではないとし，そのもとになる，完全にして真実の世界（＝イデア界）の存在を主張するとともに，生涯にわたってイデアの存在を吟味し続けた．ソクラテスが主要人物として登場する「対話編」と呼ばれる特異な文学形式をもった哲学的作品を多く執筆した．
アリストテレス （Aristotelēs B.C.384-322）	マケドニア生まれの古代ギリシャ哲学者・科学者．プラトンに師事し，当時のあらゆる学問の総合と分類を行ったため，万学の祖と称される．主語と述語との構造分析を通して存在論的探求の礎を築く一方，自然学の中では生物学にすぐれていた．アテネに「リュケイオン」という学校を開き，長年にわたって研究・教育を行った．アリストテレスの理論は後世長く学者たちによって「権威」とされ，それは近世初期まで及んだ．膨大な講義録が残されており，その分野は，形而上学・自然学のみならず，論理学・倫理学・政治学・詩学・博物学など多方面にわたる．
フローレンス・ ナイチンゲール （Florence Nightingale）	近代看護の創始者．看護婦で病院改良家．イギリス人の裕福な家庭の次女としてイタリア・フローレンス（フィレンツェ）で生まれる．ドイツのプロテスタント婦人奉仕団病院で，正規の看護婦訓練を受ける．「看護活動は技術無視の

召使の仕事」といわれた時代に，科学的な高度訓練を受けた看護婦がいかに重要であるかを学んだ．ロンドンの病弱婦人病院長になったが，1854年のクリミア戦争勃発に伴い，看護婦を率いてクリミア戦争に従軍する．きわめて劣悪な衛生条件の中，伝染病の続発する陸軍病院の改善に努めた．イギリスへ戻った後は，ロンドンの聖トマス病院にナイチンゲール看護学校を設立．看護婦の社会的地位向上に貢献した．

看護覚え書
フローレンス・ナイチンゲールの代表的著書，初版本は1859年刊行．「看護の社会化」を促し，専門職としての「看護婦」の確立と，組織としての看護制度の創設とに，多大な影響を与えた．クリミア戦争でのナイチンゲールの功績は，広く知られているが，戦争帰還後に書かれた総数150点にも及ぶ論文の量にも圧倒される．多分野にわたってなされた提言の「今日性と現代性」は注目すべきであろう．

現象学
知の成り立ちを，既成の理論や日常的な信念に依拠して説明するのではなく，あくまでも具体的な経験において事象そのものが自ら現われ出る仕方に即して解明しようとする哲学的立場のこと．例えば，常識的には，今手にとっているこの本の実在性を疑うことはないが，現象学では，本としての経験が成り立つ様子に着目し，本の実在性についてその知的身分を吟味する．創始者は，エドムント・フッサール（Edmund Husserl 1859-1938）．

クリティカルシンキング
「クリティカル」とは，批判的ということ，すなわち，物ごとや意見を一般通念や常識のままで事足りるとせずに，徹底的に吟味する態度であり，決して非難したり裁くことではない．クリティカルシンキングを組織内で活用することにより，計画立案や問題解決そして意思決定の基盤を築くことができる．メリットとして，実践的選択肢を生み出せる，実践可能な解決方法を導き出せる，より高度な評価の枠組みをつくることができる，などがあげられる．

イマヌエル・カント（Immanuel Kant 1724-1804）
私たち人間にとって知りうることと知りえないこととの境界を明確にするために，私たち自身の認識能力である理性を批判的に吟味した．理性は経験を可能にする条件でありながら，それ自体は経験に先立って私たちに与えられている．そのため，理性は，普遍性と必然性をもった知識を根拠づける原理であるとともに，必然的に誤りを生み出してしまう装置であるとも見なされた．主著として『純粋理性批判』，『実践理性批判』，『判断力批判』がある．

ヒポクラテス
紀元前5世紀ごろ小アジアのコス島に生まれた．世襲の医師であった父から，医学の手ほどきを受けたといわれている．エーゲ海近隣の都市で医術の腕をふるい，内科と外科の医学を教え，時代を代表する名医の一人となった．迷信や魔術と手を切り，体系的な観察によって，生命機構の不調の原因を熱心に追究したヒポクラテス学派の医師たちによって，現代医学の第一歩が踏み出された．医師が何よりも先に，患者に責務を負っていることを宣言する一連の倫理原則を遵守した，医学思想の父といえる存在である．現在でも医師になるにあたって「ヒポクラテスの誓詞」を誓わせる学校が多くある．

四つの体液
ヒポクラテスは，人間の身体は粘液，血液，黄胆汁，黒胆汁の四つの体液からなっているとした．それまでの，一種呪術的な医術の立場から人々を解放し，

科学的な（機械論的な）医学を立てたとして評価されている．人間は季節によって変化するし，病気の種類も変化すれば，薬も変えなければならない．また，人によってはそのバランスの崩れが恒常的になっている場合があり，それが性格（気質）や体質の起因であるとした．

自然治癒力	すべての生命は，さまざまな環境の変化を乗り越え，現在に至っている．生命体は環境や体内の状態を常に感じ，自分の身体の状態を環境に適応するよう対応させて生命活動を行っている．このような，環境に合うように身体の状態を変化させる力，身体の状態が悪化すれば，それを元に戻し，自然の摂理に従った状態，つまり「健康」になろうとする力を，自然治癒力という．
パスカル （Blaise Pascal 1623-1662）	フランスの哲学者，数学者，物理学者．広汎な分野に業績を残した．幼少のころから天才ぶりを発揮し，17歳のときに徴税官である父の仕事を楽にするために，機械式計算機の製作を試み，2年後に完成させたというエピソードがある．確率論の基礎を開き，パスカルの原理を提唱した．死後，遺稿が整理されて出版された，著書『パンセ』は「人間は考える葦である」「クレオパトラの鼻，それがもう少し低かったら，大地の全表面は変わった」などの言葉でも知られる，卓抜な人間洞察の書である．
啓蒙主義 （enlightenment）	17世紀末から18世紀にかけての西欧の典型的な思想．言葉の意味からいえば啓蒙とは，理性の光によって迷信と偏見の闇を打ち破り，人類の進路を照らし出すことである．宗教のもつ不寛容さや伝統的な権威の独善ぶりを批判し，経験と理性に重きをおいて，自由な社会の実現をめざす進歩主義的な思想運動をさす．代表する思想家に，モンテスキュー，ルソー，ヴォルテール，ディドロ，ダランベール，ヒューム，スミス，カントなどがいる．
社会契約説	国家の起源と政治権力の正統性を個人間の相互契約に求める立場で，17～18世紀に西欧で有力であった理論．主要な主張者にはイギリスのホッブズ，ロック，フランスのルソーがいる．民約論，契約説ともいわれ，近代個人主義の精神を背景に持つ．
宗教改革	教会は資金集めのために，どんな罪も許されるという免罪符を販売した．このことを批判し，1517年にマルチン・ルターによって95ヶ条の意見書が出され，宗教改革は始まった．聖書のみに忠実な教会，純粋な信仰のみによる内的救済，それに神の前での平等の3つがその主な原理である．ルターは，聖書をわかりやすい言語に翻訳し，人々にとって聖書を身近なものとしたが，これには，グーテンベルクが発明した活版印刷が大きな役割を果たした．
デカルト （René Descartes 1596-1650）	フランスの哲学者，数学者，自然学者．「われ思う，ゆえにわれあり」（Cogito ergo sum コギト・エルゴ・スム）という洞察によって近代的自我を確立するとともに，心身二元論を提唱し近代科学の基礎づけに貢献した．平面上の点を座標で表したり，線分を方程式で表現したりして，幾何学と代数学とを結びつける方法も，デカルトによって発明されたものである．主著として『方法序説』，『哲学原理』，『情念論』などがある．
ニヒリズム	ニヒリズムの「ニヒル」nihilはラテン語で「無」を意味し，それゆえニヒリ

ズムはしばしば「虚無主義」と訳される．いったい何が「無」となったことを主張するかといえば，「最高の諸価値」が崩壊したことである．ニーチェはこう語っている．「ニヒリズム＝目標の欠如であり，『なんのため』に対する回答の欠如．ニヒリズムは何を意味するか＝最高の諸価値が無価値化されるということである」．人間存在に意味を与えてきた世界観的，人生観的な諸価値が実は「無」に過ぎないと看破された結果，ニヒリズムが白日のもとにさらされるようになったのである．

ニーチェ
（Friedrich Nietzsche
1844-1900）

現代哲学に深甚な影響を与え続けているドイツの哲学者．私たちが自分のことを理解するときに最終的な尺度として働いている価値規範そのものが実は欺瞞に満ちている．ニーチェはこれでもかというほど，さまざまな仕方でこの事実を暴きたてた．しかし彼が意図したのは，ニヒリズムへの居直りなどではなく，むしろ，なおも生きるに値する生があるとすれば，それはどのようなものであるかについての誠実な探求であった．ニーチェが探し当てた解答は「永劫回帰」というものであったが，それが何を意味するかについては今後も多くの解釈をよぶことであろう．著作の多くは，アフォリズム（警句）の集成という特異なスタイルをもつ．主著に『悲劇の誕生』，『ツァラトゥストラはかく語りき』，『善悪の彼岸』などがある．

ハイデガー
（Martin Heidegger
1889-1976）

20世紀を代表するドイツの哲学者．生涯にわたって，「存在するとはいかなることか」という存在論的問いかけに取り組んだ．ハイデガーの場合，この問いは常に，「存在することを知るとはいかなることか」という認識論的問いかけと結び合わされて問われた．一見抽象的に思えるこの二つの問いがどのように結び合わされるかで，「人間とは何か」についての自己理解はガラッと変わってしまう．ハイデガーは，このことを，身をもって示してくれた．主著に『存在と時間』，『形而上学とは何か』，『ニーチェ』などがある．

パターナリズム

子どもに対する父親の保護・統制という関係に見られる支配パターン．一方的な見方による保護・統制という専制的側面が優位した恩情主義と，支配的感情が入り混じった情緒的温情関係がある．「家長主義」「父権温情主義」ともいわれる．もともとは半人前で未熟な子どものために世話を焼く父親の行動をさした．十分な情報・判断材料・機会を与えず，当事者にとって最善であろうと思い込んだ選択肢を強制する．患者を子どものように扱う古いタイプの医師についてもこの言葉が転用されることがある．

インフォームド・コンセント

「説明と同意」と訳されることがしばしばあるが，それでは不十分といえる．医療者から十分な説明を受けたうえで，医療の受け手である患者自身が自由な意思表示によって最終的な診療方法を選択することが基本となる．患者を主体として考える立場の象徴的な言葉となっている．多くの施設ではインフォームド・コンセントの考えが導入され，それまでの「診療の同意のみ」を記す書類ベースから「診療の内容を細かく明記した説明と同意書」へと変化してきている．

バラモン教

古代インドの民族宗教．聖典『ヴェーダ』を天啓として絶対視し，犠牲（ヤジュナ）を中心とする祭式を尊重，さらに司祭階級であるバラモンの特権的地位を強調した．明確な教理はないが，梵我一如とウパニシャッド哲学に基づき，

「ブラーフマン（梵）」と呼ばれる神から与えられた不滅の原理を最高のものとした．4世紀ごろにはヒンズー教へ発展・継承された．

因果応報

前世での行為の結果として現在における幸・不幸があり，現世における行為の結果として来世における幸・不幸が生じるとした．つまり「よいことをすれば報いられ，悪事を働けば罰を受ける」という考え方である．因果とは，こころの行いに生じて培われた個々の性質，歪んだ精神，性質，個性などが混合一体となった人間の業とした．これらを併せ持った人間界の住人が再びこの世に出づるとき，その性質が火を噴いたように残り，自責の念がない者たちへの報いとして表された言葉である．

輪廻転生

インド古代思想や仏教の根本思想の一つ．車輪が回転してとどまらないように，人間が前世・現世・来世の三世にわたって死と再生を繰り返すとした．生きとし生けるものは，死んだ後も永遠に姿を変えて生き続けるという教えに基づいている．生まれ変わる先は，前世の行いによって，天上界，阿修羅界，畜生界，餓鬼界，地獄界などに分かれる．人は輪廻転生の輪から解放され，解脱し，仏となって永遠に天上界に生きることを願ってきた．

四苦八苦

四苦とは，生きているというだけで必然的に味わう，生・老・病・死をいう．生苦；生まれる苦しみ，老苦；老いる苦しみ，病苦；病気になる苦しみ，死苦．死ぬ苦しみをさす．これに加えて，
愛別離苦；愛する者と別れなければならない苦
怨憎会苦；怨み憎む人と出会わなければならない苦
求不得苦；求めても得られず希望が達せられない苦
五陰盛苦；認識などの心理作用が盛んに湧き起こる苦
　　を八苦という．

孔子
（B.C.551頃-479頃）

中国・春秋時代の思想家で，儒教の創始者．王族に連なる家の子として生まれたが幼くして両親を失い，孤児として苦学して学問を修めた．それまでのシャーマニズム的な原始儒教を体系化し，一つの道徳・宗教に昇華させた．その根本義は「仁」であり，仁が様々な場面において貫徹されることにより，道徳が保たれると説いた．しかしその根底には，中国伝統の祖先崇拝があることを見逃してはならない．そのため儒教は仁という人道的な側面と，礼という家父長体制を軸とする身分制度の双方を持つに至った．

道家

諸子百家の一つの思想．老子・荘子が代表的存在であることから老荘思想ともいわれる．老子は，恣意的な行動や欲望，さらに知識をもしりぞけ，自然（道）に従って国を治める無為自然の政治学を説いた．道徳や儀礼，制度や罰則によって国を治めようとした儒家や法家へのアンチテーゼであった．荘子は老子の政治理論を純粋な思想・哲学として発展させた．「道」の全体性・不可分性，つまり万物斉同を説き，現実と夢，生と死といった一切の対立は存在しないとした．道家思想は道教だけでなく，禅宗などにも大きな影響を与えている．禅の何にもとらわれない発想は，仏教の道家思想ともいえよう．

儒家思想

孔子を祖とし，仁・義・礼・智・信を基本精神とする．「人と生きる（共生）」ことを根底にすえ，「人間」を「自分と他人の共存を願う道徳的な存在」と理

解して，その本来持っている道徳心をいかに回復し発揮させるかということに主眼をおいている．「他者と自己」という相対的思考は人が社会生活を営むうえで必要である．

宋学　清代の考証学である「漢学」に対して宋代以降の思弁的哲学をいう．その中心は「朱子学」であるが，一般には清代の「陽明学」も「宋学」に含められる．「宋学」の源流といえる唐代の韓愈の論文『原道』では理想主義を宣揚しているが，この精神を継いで真に「宋学」の開祖となったのが周敦頤(しゅうとんい)である．南宋の朱子に至り集大成されることとなる．「朱子学」は仏・道の理論を摂取しつつ，これと対抗して独自の学を成立させた．朱子が「性即理」をその倫理学の要としているのに対し，「心即理」を唱えてこれに対抗したのが陸象山である．しかし，この対立が真に決定的となるのは王陽明の登場以後のことであった．「陽明学」はその展開の過程で先鋭化し，ついには「儒学」の枠そのものを乗り越えようとした．「宋学」の展開はここにおいてほぼ窮まった．ただし，体制教学としての「朱子学」は王朝体制崩壊まで続くことになった．

功利主義　行為の善し悪しは何によって決まるのか．意図の善し悪しだろうか，責任の自覚の有無だろうか．功利主義は，行為によって引き起こされる結果の善し悪しによって決まると考えた．創始者のベンサムによれば，できるだけ多くの人が，できるだけ大きな快を得られるように行為することがよいことなのである．功利主義の考えは，その後，ミル，シジウィックらによる修正を経て，現代にまで多大な影響を及ぼしている．

バイオエシックス　「生命倫理」と訳される．医療技術の進歩に伴い，解決される問題もたくさんあるが，反対に，新たな倫理的課題が立ちはだかってくることもある．例えば，免疫抑制剤の開発によって，移植医療が格段の進歩を遂げるようになる一方，人工呼吸器などの生命維持装置の普及により，脳死の状態で呼吸や拍動を続ける患者がみられるようになったため，脳死者からの臓器移植が具体的な医療として注目されるようになった．しかし，技術的に可能になったからといって，すべて行ってよいとは限らない．脳死は人の死といえるのか，そもそも人の死とは何かといった根本問題をはじめ，多くの課題がある．バイオエシックスとは，人のいのちを救うべき医療が反対に人の尊厳をおかすことにならないようにするにはどうしたらよいか，このことを具体的かつ原理的に考えるために70年代に生まれた新しい学問である．

QOL (Quality of Life)　「生命（生活）の質」の意．無益と思われる延命治療を続けることは，患者本人の人間としての尊厳を冒していると考えられる場合がある．そのため治療に際しては，生命それ自身の尊厳（SOL；sanctity of life）のみならず，生命の質にも十分な配慮を示さなければならないと考えられるようになった．ただし，患者のQOLとSOLはいつも同時に満たされるとは限らない．安楽死はその典型的なケースである．QOLとSOLとをどのように調停すべきかが問われている．

澤瀉久敬(おもだかひさゆき) (1904-1995)　文学博士，医学博士．健康ということを以下のように定義している．「朝，目が覚めたとき，体に異状を感じず，すぐに起きられるというだけでなく，また，ただ気持ちがさわやかであるというだけでなく，目が覚めるや否や，その日の

	仕事に対する熱意がわいて，じっとしておれないという状態，それが本当の健康といえる」．また医療について，こう語っている．「医学が人間を対象にするものである以上，医道もまた人間に対する正しい理解を欠くものであってはならない」．
三木成夫 （1925-1987）	元東京芸術大学教授，医学博士．「すべての生物は，太古の昔から宇宙のリズム，生命の根源的リズムを宿している小宇宙である．鮭が体内の不思議な記憶に従って産卵のため母川を遡上するように，人間にも本来大宇宙に共振する生命記憶（生の根本原理）が具わっている」という思想・生命観を持っていた．『胎児の世界』，『内臓のはたらきと子どものこころ』，『人間生命の誕生』，『生命形態の自然誌』，『生命形態学序説』，『海・呼吸・古代形象』などの著書がある．
柳澤桂子 （1938 ～）	お茶の水女子大学卒業後，コロンビア大学大学院修了．慶應大学医学部助手，三菱化成生命科学研究所主任研究員をつとめる．病に倒れてから，サイエンスライターとして，病床にありながら著述活動を行っていたが，'99 年新薬の投与により奇跡的に快方に向かった．『「いのち」とは何か』『患者の孤独──心の通う医師を求めて』などの著作がある．「人間であることの悲しみ，人間であることの限界を知る悲しみ」「涙も出ないほどの悲しみ」「存在の深淵からにじみ出る悲しみ」を怜悧な筆致でつづっている．『二重らせんの私』（1998）で第 42 回日本エッセイストクラブ賞受賞．
日野原重明 （1911 ～）	聖路加国際病院名誉院長・聖路加看護大学名誉学長．京都大学医学部卒業，京都大学大学院（医学）修了．米国エモリー大学に留学．20 世紀を生き続けた「新老人」の戦争体験と，平和への切実な願いをアピールとして世界に発信している．一人ひとりの「いのち」を尊重し，慈しむ姿勢を貫く．著書『生き方上手』はベストセラーとなった．
デモクリトス （Demokritos B.C.460 頃-370 頃）	古代ギリシャの哲学者．宇宙論・自然科学・音楽・絵画・言語・道徳におよぶ広範囲な領域について研究した．「すべての物質は非常に小さな粒子（原子）で構成される」という原子論を唱えた．世界は真空と原子からなる．世界に存在するものはすべて目に見えない無数の微少な粒子からつくられていると考えた．この不変な構成要素に分割できないものとして「アトム」と命名した．霊魂も原子であるといい，原子の分離結合によって万物の生成消滅が説明できるとした．原子論は当時，宗教的にも社会的にも危険思想とみなされた．
自閉症	心理的な原因で生じる情緒障害ではなく生まれつきの脳障害である．その原因はまだわかっていない．いくつかの要因の組み合わせによって生じると考えられている．言葉の発達遅滞，人とのかかわり方がわからない，言葉や音に反応しなかったり，逆に過敏に反応したりと感覚に一貫性がない，知的機能がかたよって発達し，描画・音楽・計算・記憶力に突出した能力を持つなどの特徴がある．
成年後見制度	判断能力が不十分な痴呆性高齢者，知的障害者，精神障害者等の日常生活を法律的に保護する制度．日常生活における損害を受けないよう，法律的に本人の権利を守っている．家庭裁判所が法律の定めに従って，後見等を必要とする人

	の判断能力の程度に応じて，成年後見人等を選任し，これに権限を付与する法定後見人制度と，本人が契約によって任意後見人を選任し，これに権限を与える任意後見制度の二つがあり，どちらを利用するかは，原則として本人の自由な選択になる．
地域福祉権利擁護事業	認知症高齢者，知的障害者，精神障害者など判断能力が十分ではない人が地域での生活を営むのに不可欠な福祉サービスの利用手続きの援助や日常的な金銭管理等を行う．各道府県社会福祉協議会を実施主体として1999年10月から実施されている．利用者の参加を得て作成する「支援計画」に基づき，実施主体が本人と利用契約を締結して個々の契約内容に基づいた援助を生活支援員が行う．2008年4月より「日常生活自立支援事業」と名称変更された．
オピオイド	麻薬およびその類似物質．痛覚伝導路を選択的に遮断することによって鎮痛作用を示す．末期がん患者の除痛に用いられる．モルヒネはその代表的存在．作用メカニズムを追究する際には，痛覚伝導路に対する遮断作用とともに，精神機能に対する調節作用を明確にすることが重要である．オピオイド受容体は，痛覚伝導路のほかに精神機能に関連する脳部位にも高濃度に分布している．
キューブラー＝ロス（Elisabeth Kübler-Ross 1926-1998）	スイス生まれの精神科医で18の博士号を持つ．末期患者を精神的に支える仕事に関する第一人者として活躍した．人はいかに生き，死んで行くかということをとおして，こころの癒しや，死後の生の存在などを記し，あらゆる人にとって死が人間としての成長の最終段階であると語っている．自らの体験と2万件以上もの臨死体験例などからいろいろな角度をとおして，生きるということの本当の意味を説いた．1977年11月，カリフォルニアに末期患者のためのワークショップ施設であるシャンティ・ニラヤ（平和の家）をつくった．
クレペリン（Emil Kraepelin 1856-1926）	ドイツの精神医学者．フロイト（S. Freud）とならんで現代精神医学の基礎を築いた．精神病についても他の身体疾患と同様に，原因，症候，経過，転帰，病理解剖の同一性を想定した．先人たちの考えや自己の観察を総合して「躁うつ病；manisch-depressives lrresein」という概念が確立されている．病の表現形態は「種族発生的」なものや種々の「既成装置」によって10種類に分けられ，病因が違っても現れる症状形態はまったく同一であり得るとした．

索　　　引

ア

愛知　38
アカデメイア　45
アスクレピオス　56
アセスメント　176
アポロン　55
アユル・ヴェーダ　118
アリストテレス　9, 49
アルス　202
アンダーウッド　272
アンビバレント（両価的）
　200
安楽死　222

イ

生き甲斐　230
意思決定　226
遺伝子医療　221
遺伝上の親　221
いのちの価値観　221
いのちの波　154
因果応報　110
因果応報的理解　218
インド哲学　109
インフォームド・コンセント
　147
陰陽五行説　115
陰陽説　121

ウ

宇宙　83
ウリューベル　275
well-being　230

エ

エピオネ　57
エリクソン　134
援助仮説　189
援助計画　189, 238
エントレイメント　202
ADL　187

オ

澤瀉久敬　153
オレム　24

カ

回復過程　164
学際的　154
学習障害児　215
カースト制度　109
家族看護過程　187
家族システム　187
価値規範　78
家長主義　146
カールバウム　268
加齢　230
カンガルーケア　202
関係存在　186
看護援助　179
看護覚え書　18
看護過程　179, 180
がん告知　257
看護師-患者関係　22
看護診断　176, 181
看護のための概念枠組　26
看護モデル　270
看護理論　16, 19, 22
観察　7
患者　72, 156
間主観性　94
観照　9
感情　71
カント　11, 88
緩和ケア病棟　247

キ

気　120
気概　47
危機意識　79
気血水　121
気功　123
記述的現象学　269
キーパーソン　205

規範的概念　78
基本的ニード　175
義務論倫理　133
キューブラー＝ロス　247
旧約聖書　66
共感・共苦　73
協業のシステム　225
共時的な相互接触　208
強度行動障害者　223
ギリガン　130
近代西洋医学　144
近代哲学　78
緊張病　268
QOL　6, 230

ク

クラウス　202
グリージンガー　268
クリティカルシンキング　10
クリムト　17
グループホーム　215
クローンベビー　142

ケ

ケア付き入居施設　235
ケアの倫理　130
ケアリング　26
経験主義　265
傾聴　241
啓蒙主義　11
ケイロン　55
言語化　172
現象学　8, 93
現象学的アプローチ　196
原子論　167
現存在分析　270
現代哲学　91
権利擁護　233

コ

後期高齢者　230
攻撃者との同一視　240
孔子　114

構成主義　87
拘束　224
拘禁施設　267
肯定的総括　252
肯定的認識　231
功利主義　133
合理主義精神　81
合理的な精神　4
高齢者のための国連五原則　236
高齢社会　230
コールバーグ　130
五行説　122
心の傷　234
古代インドの医学　117
古代ギリシャ哲学　38
古代ギリシャの医学思想　55
古代中国の医学　119
古代中国の思想　113
古代文明　108
国家　45
コペルニクス　83
固有の物語　194

サ

再生医療　221
作業療法士　224

シ

自我　134
時間的存在　193
四苦八苦　111
志向性　93
自己概念　230
自己概念の混乱　237
自己決定権　147
自己存在の価値　230
自己の真情　137
自己発見・自己更新　12
思惟　50
死生観　256
自然治癒の働き　59
自然治癒力　61, 161
自尊心　230
自尊心の低下　233
私宅監置　262
自他の相互補完的関係　209
実践行為　17
実践理性　266

自閉症児　215
死への認識　254
社会契約説　82
社会契約的な法律志向　131
重症心身障害児施設　221
集団主義　135
自由な個人　81
主客二元論　91
儒教思想　108
朱子学　116
出生前診断　221
受動性　71
障害受容　218
状況危機　207
消極的な虐待　191
症状マネジメント　254
情報収集　179
生老病死　16
助産術　41
諸子百家　114
自立した主観　81
思慮　51
ジレンマ　130
人格　155
人格的成熟　241
人権　222
人権宣言　266
人権保障　223
心身二元論　144
心身の統合体　161
身体性　95
心理プロセスモデル　247

セ

生活モデル　270
正義の倫理　136
生殖補助医療　221
精神衛生法　262
精神看護　261
精神疾患　260
精神障害　260
精神病院法　262
精神病者監護法　262
生成する媒体　102
成年後見制度　234
生物学的精神医学　269
生命至上主義　148
生命倫理　143
世界内存在　96
世界把握の原理　81, 85

セルフケア能力　163
セルフケア不足理論　24
前期高齢者　230
全人医療　145
全人的な医療　124
全体論　167
善美のことがら　40

ソ

躁うつ病　268
相互関係的存在　241
相生相克　123
相対主義志向　131
早発性痴呆　268
ソクラテス　6, 38
尊厳の原則　236
存在論　270

タ

太極拳　123
体外受精　221
体細胞核移植クローニング　142
胎児・新生児の能力　201
大乗仏教　111
対処行動　191
対人援助論　192
対人的同調　131
代理出産　221
他害行為　224
タッチケア　202
魂　43, 46
ターミナルケア　246
タレス　38

チ

地域精神医療　264
地域精神保健活動　264
地域福祉権利擁護事業　235
知性　49
知的障害児施設　223
チャールズワース　201
注意欠陥多動児　215
中国の思想　113
中庸　50
超越論性　84
超重症児　220
調理　59

ツ

積み上げ主義　166

テ

ディアイタ　60
デイサービス　215
デイビス　27
デカルト　86
適応システムとしての人間　175
哲学　4
哲人王の思想　46
デモクリトス　167
デルフォイの神託　39
天の思想　113

ト

道家思想　115
道具主義的　131
道徳性発達理論　130
東洋医学　124
東洋の思想　108
ドーシャ　118
特定病因論　160
トマス・アクィナス　68

ナ

内在主義　85
内省　156
ナイチンゲール　7, 19, 153
ナラティブ　138
ナラティブモデル　192
NANDA　181

ニ

二元論　91
ニコマコス倫理学　10
ニーチェ　99
ニヒリズム　91
入院偏重型　264
ニュートン　83
人間とは何か　153
人間の幸福　50
人間の尊厳　66
人間は考える葦である　67

人間理解の哲学　5
認知症　231

ノ

脳病　268
ノーマライゼーション　265

ハ

バイオエシックス　142
配偶者間体外受精　221
ハイデガー　26, 96
破壊行為　224
パスカル　67, 83
パッシオ　71
発達障害　214
パナケイア　57
母親の原初的没頭　201
バラモン教　110

ヒ

非言語的メッセージ　174
否定的認識　250
ヒトゲノム　144
ピネル　267
非配偶者間体外受精　221
批判哲学　11
ヒポクラテス　58
ヒポクラテスの誓い　55
百家争鳴　114
ヒュギエイア　57
病院　157
病理　4
ヒンズー教　112
ビンスワンガー　270

フ

ファミリーアイデンティティ　186
不安　4, 84
フィロソフィア　38
不可逆な状態　217
複眼主義　166
フーコー　267
不自由をもたらす　217
不条理な経験　217
フッサール　8, 93
仏陀　111

不適応行動　215
普遍化可能性　133
普遍的な倫理的原理の志向　132
プラトン　45
ブルーノ　83
フロイト　134
分利　59

ヘ

ベーコン　87
ベナー　25, 275
ペプロウ　22, 271
ペルソナ　68
ベンサム　133
弁証法　195
弁証論治　120
ヘンダーソン　22

ホ

「法と秩序」志向　131
母子関係　200
母子相互作用　202
ボス　270
ホスピスケア　246
ポダレイリオス　56
ポッター　143
ポリス　52
ホリスティック看護　162
煩悩　111

マ

マカオン　56
マクファーレン　201
マズロー　24
マタニティブルー　204

ミ

未成年状態　11

ム

無知の知　38

メ

命法　139

モ

問答法　41

ヤ

ヤスパース　269

ユ

ユニタリ・ヒューマン・ビーイングス　25

ヨ

養生法　60

陽明学　116
よく生きること　6
欲望　46
四つの体液　59
四元徳　48

ラ

ライフ・レビュー　252

リ

力動論的見地　270
理性　46
理性のはたらき　9
リハビリテーション病院　235
療育チーム　226
理論理性　266
輪廻　49
輪廻転生　110
倫理綱領　28

倫理思想　108
倫理的問題　79

レ

レイニンガー　25
連帯感　191
老化現象　230

ロ

6段階の道徳性の発達　132
ロジャーズ　25
ロック　265

ワ

ワトソン　26

< 編者略歴 >

田畑邦治 Kuniharu Tabata
　上智大学文学部哲学科卒業，同大学院修士課程修了（文学修士），聖母女子短期大学講師・助教授・教授を経て，現在，白百合女子大学学長，NPO法人「生と死を考える会」理事長．
　著書：『出会いの看護論－人間の尊厳と他者の発見』（単著・1994年・看護の科学社），『新訂 ケアの時代を生きる－かかわりと自己実現』（単著・1997年・看護科学社），『生と死の意味を求めて』（共著・2002年・生と死を考える会編・一橋出版），『考える基礎看護技術』（第3版，共著・2005年・ヌーヴェルヒロカワ）など．

田中美恵子 Mieko Tanaka
　早稲田大学第一文学部フランス文学科卒業，国立療養所東京病院附属看護学校卒業，聖路加看護大学大学院博士後期課程修了，埼玉県立衛生短期大学，聖路加看護大学を経て，現在，東京女子医科大学大学院看護学研究科教授．看護学博士．
　著書：「精神看護学－学生－患者のストーリーで綴る実習展開」（編著・2001年・医歯薬出版），「やさしく学ぶ看護学シリーズ　精神看護学」（編著・2001年・日総研出版），「精神障害者の地域支援ネットワークと看護援助－退院計画から地域支援まで」（編著・2004年・医歯薬出版），「全人的ケアのための看護倫理」（監訳・2005年・丸善）など．

哲　学
●看護と人間に向かう哲学●

編　集	田　畑　邦　治 田　中　美　恵　子	平成15年12月10日　初版発行© 平成30年12月25日　9刷発行
発行者	廣　川　恒　男	
組　版 印　刷 製　本	凸版印刷株式会社	

発行所　**ヌーヴェルヒロカワ**

〒102-0083　東京都千代田区麹町3－6－5
電話　03(3237)0221　FAX 03(3237)0223
ホームページ　http://www.nouvelle-h.co.jp

NOUVELLE HIROKAWA

3-6-5, Kojimachi, Chiyoda-ku, Tokyo

ISBN 978-4-902085-44-0

ケア従事者のための死生学

清水 哲郎 編集
島薗 進

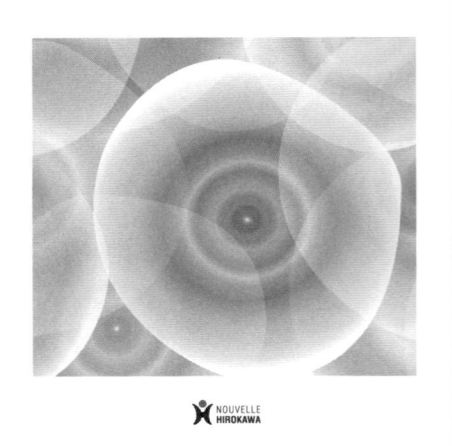

医師、看護師など、ケア従事者が直面する死生の諸問題を考察する新しいタイプの死生学の入門書。

◎主な内容と執筆者

序　死生学とは何か　　　　　　　　　島薗進／清水哲郎

第1部　ケア現場の死生学

Ⅰ章　ケア従事者に求められるもの
　　　　　清水哲郎／高橋都／松島たつ子／石谷邦彦

Ⅱ章　医療現場における生と死
　　　　　行岡哲男・川原千香子／戈木クレイグヒル滋子
　　　　　白石純子／玉井真理子／山崎浩司

Ⅲ章　介護現場における生と死
　　　　　立岩真也／橋本操／川口有美子
　　　　　岡部健・相澤出／大熊由紀子

第2部　死生学の諸問題

Ⅳ章　宗教・思想と人の死生　　　　　島薗進／安藤泰至

Ⅴ章　日本人の死生観　　　　　　　竹内整一／末木文美士

Ⅵ章　死生をめぐる心と振る舞い
　　　　　宇都宮輝夫／河正子／堀江宗正／井上ウィマラ

Ⅶ章　死生をめぐる文化と社会
　　　　　　　　　　　　　谷山洋三／中筋由紀子

Ⅷ章　死生をめぐる倫理と法　　　香川知晶／稲葉一人

A5判 上製 420頁 定価(3,000円+税)
ISBN978-4-86174-036-7　2010年9月刊行

ヌーヴェルヒロカワ

ホームページ　http://www.nouvelle-h.co.jp
東京都千代田区麹町3-6-5　〒102-0083
TEL03-3237-0221(代)　FAX03-3237-0223